病理学基础与应用

张　丽　李文秀 ◎著

中国纺织出版社有限公司

图书在版编目（CIP）数据

病理学基础与应用 / 张丽，李文秀著. ──北京：
中国纺织出版社有限公司，2020.9

ISBN 978-7-5180-7700-7

Ⅰ．①病… Ⅱ．①张… ②李… Ⅲ．①病理学 Ⅳ.
①R36

中国版本图书馆CIP数据核字（2020）第140525号

───────────────────────────────────

责任编辑：闫　婷　责任校对：高　涵　责任印制：王艳丽

───────────────────────────────────

中国纺织出版社有限公司出版发行
地址：北京市朝阳区百子湾东里A407号楼　邮政编码：100124
销售电话：010—67004422　传真：010—87155801
http://www.c-textilep.com
中国纺织出版社天猫旗舰店
官方微博http://weibo.com/2119887771
三河市宏盛印务有限公司印刷　各地新华书店经销
2020年9月第1版第1次印刷
开本：787×1092　1/16　印张：19.25
字数：410千字　定价：68.00元

───────────────────────────────────

前　言

　　病理学是医学教育中一门重要的桥梁学科,同时又是临床检验的重要内容与诊断疾病的重要手段。在医疗工作中,活体组织检查是迄今诊断疾病最可靠的方法;细胞学检查在发现早期肿瘤等方面具有重要作用;对不幸去世的患者进行尸体剖验能对其诊断和死因做出最权威的终极回答,也是提高临床诊断和医疗水平的重要方法。虽然医学实验室检测、内镜检查、影像学诊断等技术突飞猛进,在疾病的发现和定位上起着重要的作用,但很多疾病仍然有赖于病理学检查才能做出最终诊断。

　　本书共二十四章,从组织接收、取材、固定、脱水、包埋、常规切片染色、特殊染色、免疫组织化学到分子生物学技术,从手工操作到全流程自动化设备,从经验体会到质量管理,都进行了系统介绍。其中的内容是长期实践经验的总结,对病理技术工作的许多重要环节提出了规范化的要求。

　　在编写过程中,作者参考了大量参考文献,由于水平有限,某些具体环节上还存在不足之处,敬请各位读者和同道不吝赐教。

编　者

目　录

第一章　组织固定与固定液

第一节　组织固定

活体组织一旦停止血液循环和物质代谢就会因物质代谢障碍产生一系列的生物化学和组织化学的改变。固定是通过添加剂让组织中所有细胞及细胞外成分迅速死亡,以避免细胞中溶酶体成分的破坏作用,保持离体组织细胞与生活时的形态相似,并防止细菌繁殖所致的腐烂,保存蛋白质与核酸的基本结构。

固定是保存组织器官用于病理诊断、科研和教学等工作所必需的过程。

固定具有渗透、杀死细胞及其微生物和固化组织等多方面的作用。

固定是良好的组织切片的基础,若组织固定不良,在以后的标本制备过程中则无法加以纠正和弥补,特别是对后续诊断和研究工作造成的不良影响是无法挽回的,所以组织标本的固定是整个组织标本处理过程中的一个重要环节。

一、固定的目的

(1)保持离体组织细胞与生活时的形态相似,抑制组织自溶及细菌繁殖所致的腐烂。

(2)使细胞内的特殊物质定位,保持其原有结构,如细胞内的蛋白质、酶等经固定后可沉淀或凝固。

(3)保持细胞内组织抗原、DNA 及 RNA,便于进一步的特殊检查,如特殊染色,免疫组织化学染色,细胞遗传学,分子病理学以及相关科研等。

(4)硬化组织有利于切片。固定液兼有硬化组织的作用,组织固定后可使细胞正常液体状(胶体)变为半固定状(凝胶),有固化作用,增加组织硬度,易于切片。

(5)有利于染色反应,便于光镜下对细胞内不同成分进行区别。细胞内的不同成分沉淀凝固后折光率及对染料的亲和力将有所不同,染色后可加以区别。

(6)有利于诊断的准确及相关科研的开展。

二、固定的方法

1.及时固定

固定的组织越新鲜越好,手术切取下的活体组织及内镜下的活检组织应当立即投入到固定液中,有效地保存组织细胞的形态结构和抗原性。

2.及时剖开

对于手术切取的大标本应立即投入到固定液,按其自然状态钉板或剖开固定,以便让重要的检查部位得到应有的固定。

3.特殊固定

不同的组织在病理诊断中需要不同的染色方法,就需要不同的固定液来进行固定,才能达到满意的染色效果,如需做糖原染色的组织须直接采用无水酒精或丙酮固定。

4.微波固定

微波固定法固定的组织具有核膜清晰,染色质均匀,分辨清晰,组织结构收缩小等优点,目前已应用于病理诊断。但在应用微波技术固定时,应严格控制温度,根据不同的组织和组织块大小及厚度决定不同的温度和不同的时间。否则会影响组织固定的质量和效果。

三、固定的注意事项

1.适宜固定液

固定组织时一定要注意固定液的量,一般情况下要求固定液的量应为组织的 10 倍以上为好,大标本不少于总体积的 8 倍。

2.适宜的固定

适宜的固定可以在保存细胞结构和抗原性之间取得必要的平衡。不同的组织需要不同的固定液才能达到满意的效果。

3.适宜的时间

大多数组织应在固定 24h 内(时间最长不得超过 48h)进行取材,然后进入组织脱水程序,如果固定时间过长或未及时切开固定都会对后续工作的开展造成不利影响。特别是对免疫组化,细胞遗传,分子生物学等工作开展不力。

4.适宜的取材

根据组织块的大小;厚度的不同决定固定的时间,一般厚度原则上不超过 4mm(3mm 更为合适)的情况下固定时间为 3~24h(未能及时进入脱水程序的组织应保存于 70%酒精中)。

5.适宜的温度

大多数组织在室温(25℃)固定;在低温(如 4℃)固定时间相应延长。温度过高可使蛋白质凝固,不易固定,液体不易渗透,造成组织中心自溶,一般不提倡。

全自动组织脱水机可以施加恒定的温度使得在有限的时间内完成固定过程,一般情况下将固定的温度控制在 35℃左右。

6.适宜的搅拌

全自动组织脱水机通过适宜的搅拌和试剂循环功能使固定过程在组织块与试剂充分接触交流的条件下达到满意的效果。

7.适宜的容器

固定的容器要相对大些,应使用广口瓶或标本袋,防止组织固定后大于瓶口难以取出,造成损坏,影响诊断。

四、固定失当的挽救措施

由于工作的失误或固定液不佳造成固定失当,后果严重,虽采取以下补救措施,也仍达不到原有的组织固定效果。

1.组织过厚、固定液不足造成中心未固定

先将蜡块化开将组织块切薄逐级退回到 80%乙醇冲水后,再用 10%中性缓冲福尔马林固定液重新固定 3h,再进行脱水处理即可。

2.组织已经干涸的标本

组织干涸的标本可采用 AF 液作为固定剂,AF 固定剂中的乙醇能使结缔组织膨胀,再进行脱水,透明浸蜡过程中时间要缩短。

3.未固定好就直接脱水的组织

多发生于小组织,由于固定液配制后使用时间长久,已经失去作用,造成染色困难。可在切片脱蜡至水后,用丙酮液或 AFA 液浸泡 5min,再进行染色会达到一定的效果。

五、固定液的穿透力

任何固定液都必须具有穿透力,也就是渗透力。对组织各部分的渗透力相等,才能使组织得到完全的固定。有的固定液对组织有膨胀作用,有的固定液收缩力强,有的穿透力强,有的穿透力弱,可根据组织不同要求,来配制不同的固定液,以达到满意效果(表 1-1)。

表 1-1　固定液的穿透力

固定液	穿透深度(mm)		
	4h	8h	12h
10％中性福尔马林固定液	2.70	4.70	5.00
95％乙醇	1.70	3.50	5.00
丙酮	2.50	4.00	5.00
1.22％苦味酸饱和水溶液	1.00	1.50	1.75
10％醋酸	3.80	5.00	5.00
7％升汞	2.00	3.00	3.50
2.5％重铬酸钾	1.00	1.50	1.75

第二节　组织固定液

用于固定组织的化学物质称为固定液或固定剂。

一百多年来,病理学的前辈们为了良好的保存细胞核组织的不同成分,创造了许多适用于固定细胞和组织不同成分的固定液。

固定液在组织固定中的穿透力因组织的不同,或同一组织中的不同部位也有所区别。随着新技术的发展,微波固定法获得了较常规固定更好更快的效果。随着科学的发展,新型全自动密闭式脱水机问世,在固定液中施加恒定的温度、适宜搅拌和试剂的循环加压功能完成固定全过程,使组织在较短的时间内达到满意的固定效果。

固定液分为单纯固定液和混合固定液。由单一化学物质组成的固定液称为单纯固定液,由多种化学物质组成的固定液称为混合固定液。选择固定液的标准首先应考虑渗透力强,能迅速地渗入到组织内部;其次不会使组织过度收缩或膨胀,并能使组织内需要观察的成分得以凝固为不溶性物质;这是常规制片,特殊染色,免疫组织化学和组织原位杂交等技术方法赖以成功的基础。

固定液穿透力的强弱,固定液的酸碱度,固定液的收缩膨胀的改变,固定液产生的结晶色素都会直接影响病理技术工作的质量。因此我们必须充分了解每种固定液的性能,合理选择固定液,合理配置固定液,合理使用固定液。

常规固定液介绍如下:

一、甲醛

甲醛(福尔马林),极易挥发并且有强烈的刺激味,市售浓度的实际含量为 37%～40%(商品甲醛),我们通常在配制时取原液 10mL 加 90mL 水,通称 10%福尔马林液,实际上只有 3.7%～4%的甲醛浓度。甲醛水溶液渗透能力强,固定均匀,对组织收缩较少,能保存脂类和类脂体,对脂肪,神经及髓鞘的固定效果很好,但不能保存组织内的尿酸盐类结晶。甲醛原液久存可自行分解,特别是在室温低的情况下(低于零下 15℃)分解尤其明显,使甲醛产生白色沉淀副醛(三聚甲醛或多聚甲醛),此液过滤后可使用。这种溶液有甲酸产生,使液体呈酸性,原有浓度也相应降低,在配制时不加以测试会影响固定效果,造成染色不佳。如果配制成 10%的中性福尔马林缓冲固定液固定较大的组织效果会更佳,特别是对免疫组化,原位杂交,FISH;突变、PCR 等染色效果优于 10%普通福尔马林固定液和其他各种混合固定液,10%中性福尔马林缓冲固定液能避免福尔马林色素的形成。

实践证明,10%中性福尔马林缓冲固定液可以很好地保存细胞核的形态结构,同时也能够较好地保存组织细胞的大多数抗原性,是一种最理想的常规固定液。常用几种配制方法:

1.10%福尔马林固定液配制

甲醛溶液(37%～40%)1000mL,自来水 900mL,混合后在溶液中加入碳酸钙使溶液呈中性或偏碱性。

2.10%中性缓冲福尔马林固定液的配制

甲醛溶液(37%～40%)1000mL,蒸馏水 900mL,磷酸二氢钠 4g,磷酸氢二钠 6.5g,混合摇匀后 pH 7.2～7.4。

二、乙醇

乙醇固定液即酒精,为无色液体可与水配制成任何比例,固定速度较缓慢,一般不作为常规固定液使用。使用时以 80%～95%的浓度为宜,既起到固定作用又有硬化组织及脱水作用,对组织收缩较大,不宜固定过久,易变脆,核的着色不良,不利于染色体的固定。用 70%的乙醇可长期保存组织。

此液体对组织的渗透力较弱,但对保存组织中的核酸强于 10%中性福尔马林缓冲固定液,用于尿酸结晶保存糖原效果较好,一般用无水乙醇固定,但取材一定要薄。乙醇能沉淀蛋白等物质,还兼有分色和还原作用,是病理制片过程中不可缺少的试剂。

乙醇既能溶解脂肪及类脂体,又能溶解血红蛋白及其他色素,所以要证明细胞内的脂肪、类脂体及色素的存在,不能用乙醇作为固定剂。

三、丙酮

又名醋酮,极易挥发、易燃的一种无色液体,丙酮能与水,醇类,氯仿及二甲苯等多种溶液混合。

丙酮作为一种固定液适用于固定脑组织和冷冻组织切片的固定。石蜡切片因固定不佳、染色效果不好,用其重新再固定,即达到染色鲜艳、效果好。

丙酮能使蛋白质沉淀,渗透力强,一般应用于组织化学中酶的固定,特别适用于磷酸酶,酯酶以及氧化酶的固定。

丙酮也可以替代无水乙醇做脱水剂使用,适用于脂类的组织或大组织块,它对组织收缩较明显,故不适宜小组织的固定与脱水。

四、AF 液

AF 液由 95％乙醇(A)90mL,浓甲醛(F)10mL 混合配制而成。此固定液兼有脱水作用,也适用于皮下组织中肥大细胞的固定。固定后可直接用 90％乙醇进行脱水处理。

五、Bouin 液

Bouin 液由饱和苦味酸水溶液(1.22％)75mL,甲醛液 25mL;冰醋酸 5mL 配制而成,是一种实验室内常用的固定剂,对于活检的小标本固定良好,渗透力强,对组织固定均匀收缩小,此液特别适用于睾丸组织及皮肤组织的固定,能使组织细胞结构完整,而且染色效果好。

因为其中冰醋酸能固定染色质,苦味酸能使组织适当硬化,甲醛可调节前两种试剂对组织的膨胀作用,此液对脂肪的固定效果好,尤其适用含脂肪组织的淋巴结、乳腺组织和脂肪标本的固定,固定后可直接转入 95％酒精进行脱水。

六、B-5 液

B-5 液是醋酸钠—升汞—甲醛固定液,多用于固定淋巴结组织和脂肪组织,也适用于固定胰腺组织,对鉴别胰岛细胞较好。将含有上述组织的标本放入 B-5 固定液后 1～2h 后冲水再进行脱水即可。如果固定时间超过 4h,染色前需要脱汞处理。

固定液配方:无水醋酸钠或醋酸钙 1.25g,升汞 6g,蒸馏水 90mL,混合后备用。在临用时再加入浓甲醛 10mL 即可。

七、Zenker 液

Zenker 液是形态学研究常用的固定液,可用于固定多种组织,使细胞核和细胞质染色较为清晰,加热固定可以加快渗透作用。

固定液配方:升汞 5g,重铬酸钾 2.5g,蒸馏水 1000mL,3 种混合后加温至 40～50℃使其溶解,冷却后略呈棕色,用时加入 5mL 冰醋酸即可,固定时间为 12～36h,固定后要流水冲洗 12h。

Zenker 液为组织学、细胞学及病理学常用的固定剂,此液中的铬酸、醋酸和升汞都有互补的固定作用。常用于三色染色。对免疫球蛋白染色效果更佳。切片染色前需进行脱汞处理。

★脱汞方法一

(1)组织脱蜡至水。

(2)用碘液(碘 1g,碘化钾 2g,蒸馏水 1000mL)处理 10min。

(3)水洗 1min。

(4)用 70％酒精脱碘 10min。

(5)水洗 1min。

(6)用 5％的硫代硫酸钠(海波)水溶液漂白 5min。

（7）水洗。

★脱汞方法二

（1）组织脱蜡至低浓度酒精。

（2）入 70％酒精配制的 1％碘酒精中 10min。

（3）水洗 1min。

（4）用 5％硫代硫酸钠（海波）水溶液去碘漂白为止。

（5）水洗。

八、AFA 液

95％乙醇或无水乙醇（A）85mL；浓甲醛（F）10mL；冰醋酸（A）5mL，混合后立即使用。此液加冰醋酸后促使固定加快，穿透力强，并在乙醇的作用下兼有脱水作用，常用于快速脱水和固定，冷冻切片的快速固定。常规石蜡切片因固定不佳，染色效果不满意，可在染色前再用 AFA 固定 5min，染色效果会有明显改观。

九、Garnoy 液

无水乙醇 6mL，冰醋酸 1mL，氯仿 3mL。

Caenoy 固定液中的无水乙醇可固定细胞质，冰醋酸则固定染色质，并且可以防止组织由于无水乙醇固定所产生的高度收缩和硬化。

Caenoy 固定液穿透力很强，切取的 1.5cm×1.5cm×0.2cm 大小的组织块固定只需 1～2h，固定后不需水洗即可投入到 95％乙醇进行逐级脱水处理。

Carnoy 固定液适用于脱氧核糖核酸（DNA）和核糖核酸（RNA）的固定。

十、无醛固定液

无醛固定液是一种新上市的无毒无害、可自然降解的新型固定液，正在全国多家大医院进行试验和应用。

第二章　组织标本取材

病理切片观察是非常局限的,一般一张切片不超过 2cm×1.5cm 面积、4μm 厚度的观察范围,因此病理取材医师若不仔细观察,未取到病变组织部位,复查医师就不能在镜下观察到病变组织,造成漏诊;取材过大、过厚则造成组织脱水、透明、浸蜡不好,导致切片质量差无法诊断;活检组织非常小,直径通常在 0.1cm 左右,若取材时不注意,很容易漏掉黏附于器皿或滤纸上的标本;镊子等器具清理不干净,很容易造成污染,引起复查误诊。因此,取材非常重要,务必严格要求、专门培训。

第一节　组织标本常规取材的概念及要求

一、概念

取材是对送检标本进行客观描述,然后将病变部位组织切成厚薄适度的小片装入脱水盒,或将小块活检组织做好标记包好后放入脱水盒的过程。

二、取材环境

取材室由取材台、记录桌、标本储存柜、电脑查询设备等组成;取材台应含与记录桌电脑相连的录音设备和照相设备,同时必须有良好的排风、进出水、消毒系统,配备齐全的刀、剪、镊、尺、冲刷等基本工具和备用固定剂;记录桌应备有电脑、脱水盒打号机(无时应用铅笔或特殊记号笔)、记录纸张、标本脱水盒及盒盖等;标本储存柜应存取标本方便,排风、送风良好;电脑查询设备应与登记台和医师诊断记录结果的计算机相连。

为改进标本识别以及实验结果的可靠性,近年出现了新的病理信息标记和追踪系统。该系统有效提高了病理信息标记的标准化,极大地减少了病理信息标记发生错误的可能。一旦病理信息输入病理系统,该信息即可直接标记在组织盒或玻片上,"0"转登和重复输入,杜绝了病理信息标记在该流程中发生错误的可能。

(1)病理信息采集,当标本送至病理科取材时,病理软件系统通过扫描枪扫描或人工输入的方式采集病理信息,生成病理号。

(2)病理号自动传送至病理信息标记系统软件。

(3)软件将病理信息以事先编辑好的模板的形式打印在组织盒上。

(4)不同类型的组织标本可选取不同颜色的组织盒或不同的通道进行标记。

(5)标记好的组织盒自动传送到取材台旁供取材医生使用。

三、标本核对

记录者拿出一份申请单并唱出病理标本号,取材医师按病理标本号拿出一份标本,核对无误后唱出申请单编号,记录者核对无误后唱出申请单上填写的取材部位和送检标本份数及具体块数,取材医师核对无误后对标本进行具体描述。

四、对送检标本的观察和描述

可分为活检小标本(包括经内镜获取的黏膜组织、浅表或深在部位的穿刺物、子宫腔刮取物、经微创手术由器官或肿瘤中切取的不完整组织等)和手术大标本。

小标本检查:描述送检标本的数量(量少时精确计数)、大小(量少时精确测量,量多时聚堆测量体积)、色泽、形状以及质地等。

大标本检查:

(1)检查切除标本的手术类型。

(2)测量标本的大小;描述标本的形状、色泽、有无包膜或被膜及质地;必要时要在(如内分泌肿瘤)切开标本前称重;带有脏器的标本还应注意检查病变与有关脏器的比邻关系。

(3)按操作规范切开检查标本切面,如实性区域观察色泽、质地、纹理、有无出血坏死以及肿瘤肉眼浸润深度和范围;囊性区域观察囊肿壁的厚度、内外表面、内容物及其性状等。

(4)注意各系统脏器大体检查的特殊要求。

(5)必要时绘制简图说明标本大体特点和解剖关系,也可进行表面及剖面摄影,以保存大体资料。

五、组织取材

按病理诊断和研究的目的和要求,从标本上切取适当大小和数目的组织块,供后续制片和显微镜下观察用于诊断,以及相关研究。

(一)取材的一般原则

(1)认真地进行大体检查,准确选取病变部位。

(2)显示病变全貌,切取有代表性的病变区域组织,包括病变周边相对正常的组织和坏死组织等;对有肿瘤的标本应包括切缘、肿瘤包膜及转移部位等。

(3)组织块的面积通常为 2cm×1.5cm,厚度不超过 3mm。太大太厚的组织块常会固定不充分,而影响脱水和制片。组织块的数量依具体情况而定,一般以满足诊断和相关研究需要为准。

(4)骨或钙化组织需要先经脱钙处理;腔道器官及囊壁组织应立埋。

(二)取材的注意事项

(1)每例标本取材前后,均应用流水彻底清洗取材台面和所有相关器物,避免交叉污染。

(2)细小标本取材时可用伊红点染并用滤纸或纱布包裹,严防标本丢失。

(3)取材刀刃要锋利,避免使用钝刀或齿锯过度挤压组织,取材动作要轻柔,不可来回切割或过度牵拉组织,以免组织结构变形或内部细胞脱落。

(4)组织块切面应平整,如有线结和钢丝应拔除。

(5)所取组织应包括各脏器的重要结构或全层。

六、记录

大体检查和取材要由具备一定经验的病理医师进行,同时应配备专门人员进行记录。

（一）记录人员负责的事宜

（1）每例标本在病理医师进行大体检查和取材前，与其共同核对该例标本份数、内容、病变特征及其标志是否与申请单相关内容一致。

（2）病理医师在进行大体检查和取材时，记录人员根据申请单向医师报告病人基本情况、术中所见、送检医师特殊要求等，并如实清楚地将病理医师口头描述记录于电脑或记录单上，必要时绘制简图显示大体所见及标示取材部位。

（3）病理医师取材完毕后，与其共同核实取材内容，确保组织块及其编号标签准确置入脱水盒内，并在记录单和取材工作单上签名并签署日期。

（二）记录人员的注意事项

（1）准确清楚无误地将病理标本号用书写仪（打号机）或手工书写在脱水盒上方。

（2）登记的工作单号码必须与脱水盒上的号码相一致。

（3）描述记录如实、客观，字迹清楚，无差错，易于辨认。

（4）绘制标本简图应一目了然，让复查医师准确了解标本情况及取材部位。

（三）建议

取材和记录涉及医师和病理技师之间的衔接，故最好是设技术人员专门负责记录，有下列几点好处：

（1）能在医生与技术员之间进行很好的沟通。

（2）能用同一标准对不同医师的取材进行监督和指导。

（3）医师和技术员对取材进行共同核对并承担责任。

（4）一旦出现问题，方便查找原因。

第二节　用于分子生物学研究及电镜检查的组织取材

由于分子生物学研究及电镜观察均要求组织特别新鲜，故手术标本离体（切下来）后应立即取材，最迟不要超过 0.5h（如果能放于冰箱冷藏，可适当延长）。

一、用于分子生物学研究的组织取材

取材之前要准备好经充分消毒的（如用于提 RNA，必须达到破坏 RNA 酶的效果）用于盛标本的小容器（如 EP 管或特制小塑料袋等）并做好标记、清洗标本用的生理盐水或三蒸水、取材放标本的锡箔纸、取材用刀剪及陈放标本的液氮罐。标本取下后在清洁环境中（最好是无菌操作台上）放于备好的锡箔纸上，找到病变和正常组织并分别取材，取好的组织在生理盐水或三蒸水中清洗掉血迹，将标本按用途和需要分成小块分别放于有标记的 EP 管或特制小塑料袋中并迅速置于含液氮的液氮罐中保存。

注意：

（1）最好是分管保存，用时一次一管。

9

（2）经常检查液氮罐，以免液氮挥发完，所取标本腐败变质无法使用。

（3）从液氮罐中取出标本时，要注意质量不好的 EP 管和小塑料袋温度骤升有破裂炸开的可能。

二、电镜检查的组织取材

电镜组织取材要求刀片要薄、要快，故根据我们的经验用一次性刀片或刮胡刀片取材效果好（后者可每次都用新的刀片，经济实惠）。拿到组织，找到病变，切取 1mm³ 的组织块（一般一个病变取 3～4 块，避免挤压）放于 2.5%～3% 的戊二醛固定液中充分固定（若时间长，可放于冰箱冷藏）即可。

第三节　常见的外科大体标本组织常规取材简介

病理医师在进行外科大体标本的组织取材时，首先一定要熟悉相应器官的解剖结构和大体表现，能知道病变的确切部位；其次要有写作说明文的基本功底，对病变及交界部位能进行客观、详尽的描述并让其他医师明白病变大体特点；要具有一定的"刀功"，能在非常有限的时间里将病变及与正常交界的组织按技术室的要求切成平整、厚薄及大小适度的组织块放于脱水盒中。由于每个器官不同的病变取材都有一定差异，故详细叙述内容特多，因篇幅所限，每个系统仅举一类型病变进行讲解，希望读者能举一反三，以此类推。本章节主要综合北京市各大医院病理科及病理标本取材规范书写，并参考了《阿克曼外科病理学》中的外科标本处理原则。

一、消化道

以胃癌切除标本为例。

（一）步骤

（1）测量切除的胃标本（胃大弯、小弯长度，近端及远端切缘周径）。

（2）沿大弯侧剪开胃壁。

（3）找到病变并测量其距上下切缘的距离，纵向切开病变并测量其大小，观察浸润深度。

（4）寻找大弯及小弯侧淋巴结。

（二）描述

（1）全切胃还是部分切除的胃标本，胃大、小弯长度，近端及远端切缘周径。

（2）病变是单个还是多发？位于胃的贲门、胃底、胃体还是胃窦部？小弯侧还是大弯侧？距近端和远端的距离？是溃疡型、菜花状、息肉状、乳头状还是蕈伞状？病变的色泽、质地、浸润到哪一层？

（3）周边胃黏膜有无异常变化？大小弯及网膜中有无肿大淋巴结。

（三）取材

（1）用墨汁涂抹近端和远端切缘，纵形各切取一块。

（2）病变部位全层纵形切取一片组织，两侧带有交界和正常黏膜，按病变的大小分成 3～5 块。

（3）将寻找到的淋巴结按部位装入脱水盒中，如淋巴结过大，应将其剖开，切取有可疑病变的断面。

(4)画一标有取材部位的简图。

二、泌尿系统

以因肿瘤切除的肾脏为例。

(一)步骤

(1)寻找和分离任何肾周围淋巴结,特别是肾门处淋巴结。

(2)寻找并沿纵轴打开肾静脉,测量附带输尿管的长度及直径。

(3)沿矢状面从肾门对侧切开肾并打开肾盂、肾盏和输尿管。

(4)剥去肾脂肪囊,寻找被膜和肾周肿瘤浸润。

(5)将肾切成多个薄片,寻找其他皮质或髓质病变。

(二)描述

(1)标本的重量和大小(肾脂肪剥去前后);输尿管的长度和直径。

(2)病变部位和特征部位(肾上极、下极还是中间部位? 与肾门的关系? 病变中心部位在肾皮质还是髓质,还是肾盂?),大小,形状,范围(与肾被膜和肾盂黏膜的关系? 是否有肾周脂肪和肾静脉的浸润? 病变周边有无卫星病灶?),是否均质性? 有无出血、坏死?

(3)未受累的肾外表面,皮质,髓质;任何另外的局部病变?

(4)肾盂扩张? 肾盂钝圆? 有无结石?

(5)肾周淋巴结的存在,数目,大小和外观。

(三)取材

(1)肿瘤肾肿瘤至少取 3 块(包括一块带有相邻的正常肾组织);儿科肿瘤要求按直径每 1cm 肿瘤至少取 1 块组织;肾盂癌至少取 3 块带有相邻肾盂或肾实质的组织。

(2)未被肿瘤累及的肾取 1~2 块。

(3)肾盂非肾盂癌至少取 1 块肾盂组织。

(4)取肾动静脉组织各一块。

(5)输尿管断端一块,有任何异常表现的部位至少 1 块。

(6)淋巴结(如果存在)。

三、生殖系统

以切除的子宫为例。

(一)步骤

(1)因子宫内膜增生、子宫内膜癌或宫颈(原位或浸润性)癌而进行的手术,操作以前详细阅读病史。

(2)测量标本大小并称重。

(3)如果收到的子宫标本新鲜并且完整。

①从宫颈到宫角用剪刀沿两侧壁将子宫剪开;

②标记前后侧,检查子宫颈、子宫内膜及其肌壁的病变,较大病变应切开;

③固定数小时或过夜;

④将每一半组织从宫颈管上部开始,大约间隔 1cm 作平行的横切面,但不要将其切透,使之保持完整性,并仔细检查每一个切面;

⑤沿宫颈管将宫颈切几个切面,若为宫颈上皮内肿瘤或原位癌,则应展开固定,并按1～12点分别取材;

⑥如同时有输卵管和卵巢,则应按照相应器官的方法进行处理。

(二)描述

(1)子宫切除的类型:全切? 根治术? 是否附有输卵管和卵巢?

(2)子宫形状:畸形? 浆膜下隆起?

(3)浆膜:纤维性粘连?

(4)子宫壁:厚度、异常改变。

(5)子宫内膜:外观、厚度;是否有息肉(大小,形状)和囊肿?

(6)宫颈:宫颈外部、鳞状上皮与柱状上皮交界及宫颈管的外观,是否有糜烂、息肉或囊肿?

(7)肌瘤:数量、部位(浆膜下、肌壁间、黏膜下),大小,是否有蒂? 出血,坏死或钙化? 被覆的子宫内膜是否有溃疡形成?

(三)取材

(1)宫颈:前半及后半各一块,若为宫颈上皮内肿瘤或原位癌则按1～12点分别取材。

(2)宫体:接近宫底处至少取2块,并且包含子宫内膜、肌壁,如果厚度允许,还应包括浆膜;任何大体上的异常区域另取组织块。

(3)肿瘤:肿瘤至少取2块,并包含邻近相对正常组织;任何大体上的异常区域(如软、肉样、坏死、囊性)亦应取材。

(4)宫颈或子宫内膜息肉,除非特别大,应将其完全包埋检查。

(5)如为宫颈或子宫内膜癌还应取两侧宫旁软组织。

(6)如有输卵管和卵巢应分别取材。

四、消化腺

以 Whipple 手术切除的胰腺＋十二指肠＋部分胃为例。

(一)步骤

(1)在标本新鲜时分离淋巴结并将其分组(胃大小弯淋巴结,胆总管及胆囊周淋巴结,胰十二指肠淋巴结,胰腺周围淋巴结,空肠淋巴结和脾门淋巴结)。

(2)用剪刀剪开胃小弯和十二指肠游离缘,暴露并找到十二指肠乳头。

(3)找到胰腺断端和胆总管断端,并试着分别用探针向十二指肠乳头部位探入,沿两探针与十二指肠乳头形成的平面切开胰腺及十二指肠壁,充分固定切开后的标本。

(二)描述

(1)手术类型:Whipple 手术、全胰腺切除、局部胰腺切除、远端胰腺切除术。

(2)标本中所含器官及其大小,脾脏重量。

(3)肿瘤特征:累及壶腹部、十二指肠黏膜、胃、胆总管及胰腺,肿瘤大小、形状(乳头状? 扁平? 溃疡? 结节状? 边界欠清的浸润肿块?)、颜色及硬度;若肿瘤位于壶腹部:壶腹内、壶腹周围或混合性?

(4)胆总管、大的胰腺导管及其附属胰腺导管的部位及其相互关系,扩张? 结石? 肿瘤?

(5)胰腺:肿瘤侵犯? 萎缩? 纤维化? 导管扩张?

（6）脾脏：肿瘤侵犯？其他特征。

（7）局部淋巴结的部位、数量及外观。

（三）取材

（1）肿瘤：3～4 块组织。

（2）胰腺：2～3 块，其中 1 块为远切缘（或近切缘，取决于标本的类型）。

（3）胆总管：2 块横切组织，1 块手术切缘。

（4）未受累的十二指肠：2 块组织，其中 1 块为远端切缘。

（5）胃：两块组织，包括近端切缘。

（6）脾：1～2 块组织。

（7）淋巴结：分组取。

（8）其他脏器（如果有）：如胆囊，网膜，门静脉等。

五、呼吸系统

以喉切除为例。

（一）步骤

（1）把喉与根治性颈部切除标本分离开，如果伴有后者的话。

（2）在全喉或声门上喉切除标本中，沿后部中线打开喉，用线或钉将其固定在软木板上使之保持开放状态，用 10%中性福尔马林充分固定（过夜）。

（3）去除舌骨，甲状软骨和环状软骨，但尽量使软组织保持完整。

（4）用墨汁涂抹手术切缘（两侧梨状窝切缘，气管切缘，咽部切缘）。

（5）按照根治性颈部淋巴结分离的说明处理根治性颈部切除标本。

（二）描述

1.喉切除的类型

全喉切除术，半喉切除术，声门上喉切除术；梨状窝，舌骨，气管环，甲状腺和从颈部切除的器官。

2.肿瘤特征

部位（声门，声门上，声门下，或穿透声门？）受累的面（整个单侧或侵及或穿过中线？），大小，生长方式（外生性或内生性），溃疡，浸润深度，是否有喉外蔓延，非肿瘤性黏膜特征（特别是真声带）。

3.对于声门肿瘤

受累声带的长度；前后联合受累情况，是否扩展到喉室，以及按照从真声带上缘测量的声门下扩展程度。

4.对于声门上肿瘤

如果附有舌骨，肿瘤位于舌骨上还是舌骨下？是否浸润假声带，两侧梨状窝是否存在。

5.如果包括甲状腺

重量，大小和形状；是否被肿瘤累及？存在甲状旁腺或喉周围淋巴结，有无气管切开术，如果有，有无肿瘤累及的证据？

（三）取材

（1）沿整个肿瘤正确的长轴方向切取长条组织（除非肿瘤巨大，此时应取有代表性的切面），切成 2～4 块。

（2）喉的代表性切面，包括声带和会厌，1～2 块。

（3）肿瘤浸润最明显的甲状软骨部位（如果有）1～2 块。

（4）甲状腺，甲状旁腺和气管瘘口旁分别取材（如果有）。

（5）手术切缘取材。

（6）淋巴结取材。

六、淋巴造血系统

以淋巴结为例。

（一）步骤

（1）如果收到的淋巴结是新鲜的，垂直于长轴切 2～3mm 的薄片，并且：

①若怀疑或需要排除感染性疾病时应取一小部分做培养；

②用免洗的载玻片在切面上印片 4 张，固定于甲醇中，两张行 HE 染色，两张行 Wright 染色；

③将一片组织置于 B-5 固定液中以便进行组织学检查；

④疑为血液淋巴组织疾病者，提交组织进行细胞标记（通过流式细胞仪）、细胞遗传学及分子遗传学检查；

⑤如果另外还有组织，则固定于 10％中性福尔马林中用于组织学检查。

（2）如果收到的标本已经固定于 10％中性福尔马林中，切成 3mm 的薄片，选择具有代表性的切面装入脱水盒。

（二）描述

（1）注明收到的标本是新鲜的还是固定后的。

（2）淋巴结的大小及包膜情况。

（3）切面表现颜色、结节状、出血、坏死。

（三）取材

横切淋巴结，至少应包含部分被膜：依据其大小取 1～3 片组织。

七、乳腺改良根治性切除乳腺标本

（一）步骤

1.第 1 天

（1）标本称重。

（2）标本定位，以腋窝的脂肪组织作为外侧的标志，以其内侧部分对着取材者。

（3）将腋窝组织与乳腺组织分开，并将腋窝组织分成上下两部分，分别固定。

（4）判断乳腺标本的外观特点并测量之，以触摸方法检查肿块或结节，并确定肿块在哪一象限（内上下，外上下象限），通过乳头及肿块中心在皮肤面将切下乳腺一分为二，沿该切面将乳腺切成 2cm 的薄片，仔细观察各切面；将所有薄片以其原位位置固定过夜。

2.第2天

(1)淋巴结:切碎腋窝组织,分离出所有的淋巴结。

(2)切取乳头。

(3)乳腺标本。

再检查一下各切面,如果需要再切几刀。

(二)描述

最好是在第1天检查标本时做一个简短的记录,第2天口述整个病例。

(1)标本为哪一侧(左或右)及乳腺切除术的类型。称量标本的重量及大小(皮肤最大长度和宽度)。

(2)标本的外观特征。

①皮肤形状和颜色,皮肤改变的部位及范围;

②乳头与乳晕的外观(糜烂、溃疡,回缩,内陷);

③病变的部位及其他特征;

④触摸发现异常也加以描述。

(3)切面特征。

①脂肪与乳腺实质的相对量;

②囊肿及扩张导管:大小,数量,部位,内容物;

③肿块:肿块所处象限和距乳头的距离,皮肤下的深度,大小,形状,质地,颜色;坏死? 出血? 钙化? 与皮肤肌肉、筋膜或乳头的关系或附着情况。

(三)取材

(1)乳腺:肿瘤取3块;大体或X线可见的所有病变都要取材。

(2)乳头取材:从乳头中央剖开,取一块组织。

(3)手术切缘取材:皮肤周边及深部筋膜切缘。

(4)淋巴结:所有找到的淋巴结都应做组织学检查。

八、眼球取材

(一)步骤

(1)切开之前将完整的眼球在10%中性福尔马林液中固定24h(有的医院是将眼球开窗后固定,但《阿克曼外科病理学》则主张不开窗)。

(2)流动的自来水冲洗眼球1h或更长时间;也可选择将眼球放在60%的乙醇中几个小时。

(3)切开眼球前复习病例摘要及眼科检查结果。

(4)测量眼球前后径,水平径及垂直径,视神经长度和角膜的水平长度。

(5)寻找意外或手术损伤部位。

(6)打开眼球前透照眼球,即在光源上方旋转眼球,发现阴影后在巩膜上作标记。

(7)用立体显微镜的7倍物镜检查眼球,可以发现微小病变。

(8)如果怀疑有眼内异物或视网膜母细胞瘤,在打开眼球前拍一张眼球X线片。

(9)如果怀疑脉络膜恶性黑色素瘤,从4个象限中的每一个象限至少取1块涡静脉。

（10）左手拿着眼球,右手拇指和示指拿剃须刀片打开眼球,角膜朝下对着切开的部位,用拉锯的动作从后到前切开眼球;切面应从视神经附近开始,至角膜周围中止,如果找到病变,应调整切面使其通过病变。

（11）检查眼球内部。

（12）将眼球平放,仍由后向前,平行于第一个平面做第二个切面。

（13）仔细检查切好的圆盘状组织块,它应包括有角膜、瞳孔、晶状体和视神经。

（二）描述

1.完整眼球

（1）哪一侧眼球;测量眼球前后径,水平径及垂直径。

（2）视神经长度。

（3）角膜的水平径及垂直径。

（4）眼球前半部分手术切口？角膜浑浊？虹膜异常？有无晶状体？

（5）投射检查眼球所见。

2.眼球切面

（1）角膜厚度,前房深度,前房角结构。

（2）虹膜,睫状体和晶状体情况。

（3）脉络膜、视网膜、玻璃体和视神经盘情况。

（4）肿瘤的部位、大小、颜色、边缘、质地,肿瘤出血或坏死情况,眼球结构受累情况,侵犯视神经情况。

（三）取材

（1）整个眼球切面。

（2）任何（其他）异常部位。

（3）在肿瘤,特别是视网膜母细胞瘤视神经切缘横切面一块。

（4）怀疑恶性黑色素瘤从4个象限中的每一个象限至少取一块涡静脉。

（四）结束语

描述是让非取材的医师能充分理解送检标本情况,因此既要懂解剖又要有写说明文的技巧;取材则是锻炼医师对病变的识别能力和用到切取组织的动手能力。描述和取材是病理医师的基本功,只有两者都做好了,才能成为一个优秀的病理医师;同时,只有两者都做好了,病理诊断的准确性和报告的即时性才能得到保证。

第三章 组织脱水、透明、浸蜡

第一节 组织脱水

一、组织脱水的目的和原则

组织经固定后,含有大量水分。组织在透明浸蜡前必须进行脱水,就是用某些溶剂将组织内的水分逐渐置换出来,以利于透明剂和石蜡的渗入,这个过程称为脱水。

病理技术工作者要想制作出优良的切片,组织脱水是重要的环节。根据当地环境设计出一套适合本单位本科室实用的脱水程序并且熟练自如的掌握是制片好坏的关键所在。

(1)组织脱水的原则之一。将组织内水分脱干净但又不使组织过脱水。

(2)组织脱水的原则之二。脱水剂自低浓度至高浓度进行,否则造成组织强烈收缩或发生变形,不利于包埋和切片。

(3)外检及尸检、实验动物中的脑组织、淋巴结,有条件时应单独设置程序进行脱水。

(4)穿刺小标本如肾穿刺组织、胃肠镜活检组织、支气管镜活检组织、肝穿刺组织、皮肤活检组织及其他小组织,应单独设置脱水程序,最好不要与大组织同时进行脱水。

(5)脱水时间根据脱水机的运转功能及脱水剂的新旧程度确定。

二、组织脱水剂的种类

1.非石蜡溶剂的组织脱水剂

组织在脱水后必须再经透明剂透明方可浸蜡。

2.兼石蜡溶剂的脱水剂

如正丁醇、环氧乙烷、环乙酮等。组织在脱水后即可直接浸蜡,不必经中间溶剂如二甲苯之类的试剂。

三、组织脱水剂及脱水方法

1.乙醇

乙醇是最常用的脱水剂,脱水力强,能使组织硬化,并能与媒浸剂二甲苯较好的融合,但容易使组织收缩、变脆,尤以无水乙醇为最甚。不要让组织在高浓度乙醇中停留时间过长或温度过高。充分了解乙醇的特点,就能在使用机器脱水或手工脱水过程中自如运用。使用乙醇进行组织脱水通常是由低浓度向高浓度的梯度进行,常用的脱水顺序是:70％乙醇、80％乙醇、95％乙醇Ⅰ、95％乙醇Ⅱ、无水乙醇Ⅰ、无水乙醇Ⅱ、无水乙醇Ⅲ。脱水环节处理得好,透明和浸蜡才能更好地进行,从而得到优质的切片。

2.丙酮

脱水作用比乙醇强,但对组织块的收缩较大,价格高。一般组织的脱水很少用,主要用于快速脱水或固定兼脱水,也常用于冷冻切片的固定及冷冻切片免疫组化染色的固定。

丙酮也可作为染色后的脱水剂,因脱水速度快,不易退去切片的颜色,常用于碱性复红染色和甲基绿—派洛宁染色显示 DNA 及 RNA。

第二节　组织透明

一、组织透明的目的和原则

组织脱水后,必须经过一种即能与乙醇相结合,又能溶解石蜡的溶剂,通过这种溶剂的媒介作用石蜡浸入组织。这种溶剂使组织呈现出不同程度的透明状态,这个过程称为透明。

组织透明在制片过程中常常因为透明时间掌握不好出现透明不足或过透明。任何一种透明剂的媒介作用是结合乙醇并使石蜡浸入。在乙醇被透明剂置换的这个环节要根据组织块的大小厚薄、液体的新旧,室温的温度来决定透明的时间。如果乙醇不能完全被置换,透明就不彻底,石蜡也就不能完全浸入。反之如透明剂过度地浸泡就会使组织变脆、发干,即便浸蜡时间充足也不会得到满意切片。尤以胃肠镜取材、穿刺小组织更要防止过透明。

二、组织透明剂的种类及方法

1.二甲苯

二甲苯是最常用的透明剂。二甲苯为无色透明的液体,易挥发,折光率为 1.497,透明力强,使用不当易使组织收缩变脆。

二甲苯也常用作切片染色后的透明剂和中性树胶的溶剂。

在进入二甲苯透明前,需要先经过无水乙醇和二甲苯的混合液 30min。二甲苯Ⅰ和二甲苯Ⅱ透明的总共时间必须控制在 1.5h 以内。如果使用脱水机透明要适当缩短透明时间,尤其对小组织、小动物组织标本,更要缩短透明时间。

2.苯甲酸甲酯

难溶于水,溶于醚,折射率 1.517。组织块脱水至 95％乙醇后,可直接转入苯甲酸甲酯透明,其透明时间较长,12～24h。它对组织块的收缩及硬化甚微,可用于火棉胶切片。

第三节　组织浸蜡

一、组织浸蜡的目的

组织经过脱水、透明后用石蜡、火棉胶、明胶等支持剂浸入组织内,使组织变硬并将组织包裹在内,有利于切片。这个过程称为浸蜡。

浸蜡首先的目的是置换组织中的透明剂,代之的石蜡渗入组织内部,把软组织变为硬度合适的蜡块,以便切成薄片。

二、组织浸蜡的方法

浸蜡方法是将透明后的组织块移至液状石蜡中,经数次石蜡浸泡后(一般为3～4个步骤)置换出组织内的透明剂,使纯净的石蜡浸入组织内。浸蜡的时间要根据组织的类型、大小、温度而定。浸蜡用的石蜡熔点一般为58～60℃。如果浸蜡的温度适宜,浸蜡时间就可每步50～60min,3～4步即可。

三、浸蜡剂的种类

1.石蜡

是现代病理技术室使用最广泛的浸蜡剂。市售的石蜡品种很多,但所用石蜡必须质量上乘,纯净无杂质,硬度和韧性一定要达到要求。普遍应用的石蜡熔点为58～60℃。穿刺小组织、小动物组织采用的石蜡熔点要低一些,56～58℃比较适宜。

2.火棉胶

为三硝基纤维素的商品名,目前使用火棉胶包埋组织较少。

3.明胶

有片型及粉型,均以淡黄色的质量较好,作为支持剂现在使用的较少。

第四节　全密闭程序控制自动组织脱水机

一、全密闭式程序控制自动组织脱水机的结构

自动组织脱水机的名称较多:有的称全自动密闭式脱水机、也有的称真空渗透处理器、全密闭程序控制自动组织脱水机。

全自动组织脱水机生产厂家较多,不论哪个厂家生产的此类型机器都设有4个主要部件:控制面板、处理槽、石蜡箱及试剂柜。

(1)控制面板:有中文版面和英文版面两种。由显示屏和小键盘组成。机器软件可编辑20种以上不同程序。分别用于人体各种组织、动物或植物组织标本的固定、脱水、浸蜡和清洗。可以将组织处理程序设为立即开始模式和延时模式;可以将组织处理时间、温度进行设置;也可以启动P/V循环(压力和真空交替)和混合循环。操作步骤及出现故障均有中英文提示。

(2)处理槽:组织块处理的容器。型号不同的机器处理槽大小不同。

(3)石蜡箱:将熔化的石蜡保存在石蜡箱中待用。一般有3～4个恒温蜡箱。

(4)试剂柜:装有处理组织试剂和清洗机器试剂的柜子。

(5)为了保证组织处理无刺激气味,设有活性炭过滤器。

二、全密闭式程序控制自动组织脱水机的功能

全自动组织脱水机是集固定、脱水、浸蜡于一体的现代化机器。处理程序自动化、操作方便、安全可靠、性能优良,是病理科必备的仪器。使用掌握好脱水机就要充分了解它的功能,并且要利用好,维护好。

(1)可设定密码,防止他人误操作。

(2)处理小组织标本可立即开始,当日完成。

(3)延时功能可设定。

(4)补液功能:脱水机中的相应液体不足可从后一缸中补充,脱水机的两侧设有无水乙醇、二甲苯的储备液,浸蜡也是如此,最后一缸蜡容量大,可提供补充液,使组织在脱水中不会因液体不足而受到影响。

(5)加温功能:使每步试剂处理温度达到设定所需的温度。

(6)P/V循环(压力和真空交替)压力和真空的交替使试剂透入彻底,这是手工操作不可能做到的。此功能的使用与时间温度配合好是最关键的。

(7)混合循环:将试剂每隔一定时间进行泵出泵入,加速分子运动,并可有慢、快、连续的设置。

(8)遇有停电等故障,机器可自动调配,使组织块浸泡在试剂中不干涸。

(9)报警功能:如出现故障,有中英文提示,并可按提示的故障原因和解决方法而处理。

三、全密闭式程序控制自动组织脱水机程序的设置

自动组织脱水机程序的设计分为大组织日常工作程序、小组织日常工作程序、双休日大小组织工作程序、小长假及节假日大小组织工作程序等。

现代科学技术的发展和进步,带来了医学的发展和进步,病理学也是如此。特别是20世纪90年代,大量的现代化病理设备在病理科的广泛应用,不仅大大提高了病理技术效率,降低了病理技术人员的工作强度,同时,也改变了传统病理技术的工作流程、提高了病理技术的工作质量。但大量的机械化、自动化设备的应用,降低了传统病理技术的经验性控制。例如目前在病理科普遍使用的脱水机,虽然减轻病理技术人员的工作强度,但病理组织的脱水由病理技术人员的经验控制,转变成为设备程序化控制,给我们带来了一些新的问题。

在日常工作中,由于病理组织标本的种类较多,在集中处理病理标本时,往往有一些标本在后期制片时会感到明显的困难,例如皮肤、子宫以及含有脂肪的组织。另外,由于大小标本集中处理,经验告诉我们会给小标本制片带来一定风险,可能会使小标本过度处理。因此,为了降低风险,在集中处理标本时,往往会采取比较"温和"的处理程序,以保证小标本的安全,从而牺牲了大标本的最佳处理。

公休节假日的增多对病理科工作流程的影响也比较突出,目前国内大多数病理科都实行的法定节假日值班工作制。节假日公休日前一天的标本处理与平日(周一至周四)的标本处理程序有明显差别,而且在节假日与公休日也有差别。通常的做法是根据脱水机延迟启动功能,增加标本(取好材的)在固定剂的时间,而不改变组织在脱水、透明、浸蜡的时间。但最近有些技术专家认为组织在固定剂的时间过长,会影响某些抗原的阳性表达效果,影响HE染色效果,提出以延长组织在低浓度乙醇(70%~95%)内的时间,来减少组织在固定剂内时间过长的弊端。

如何利用全自动密闭式脱水机来有效地控制不同组织的脱水,是病理技师逐步进入机械化、自动化必须解决的问题。目前在病理科广泛应用的全密闭式程序控制自动组织脱水机可实现自行设置时间和温度,并能够同时通过启动P/V循环和混合循环程序,来增强处理强度

和缩短处理时间。同时可以向软件中输入 20 几个处理程序。根据笔者经验,现介绍各种组织在日常和节假日期间不同的脱水程序及时间表(表 3-1～表 3-10),仅供参考。

表 3-1　小标本日常工作程序时间表

溶液	浓度(%)	时间设定(h)	温度(℃)	P/V 循环	混合循环
中性甲醛	10	3	35	+	+
乙醇	80	1		—	—
乙醇	95	1		—	—
乙醇	95	1		—	+
无水乙醇	100	1		+	—
无水乙醇	100	1		—	—
无水乙醇	100	1		—	+
无水乙醇＋二甲苯	各半	30min		+	+
二甲苯		40min		—	+
二甲苯		40min		+	—
石蜡		1	58	—	—
石蜡		1	58	+	—
石蜡		1	58	—	—
石蜡		1	58	—	+

截止时间:第 2 天/7:00am。

一般为下午取材,截止到下班前(五点半左右)将组织放入脱水机启动即可。

表 3-2　大标本日常工作程序时间表

溶液	浓度(%)	时间设定(h)	温度(℃)	P/V 循环	混合循环
中性甲醛	10	3	35	+	—
乙醇	80	1.5		—	—
乙醇	95	1.5		—	—
乙醇	95	2		—	+
无水乙醇	100	1.5		+	—
无水乙醇	100%	1.5		—	—
无水乙醇	100%	2.5		—	+
无水乙醇＋二甲苯	各半	40min		+	+
二甲苯		40min		—	+
二甲苯		40min		+	—
石蜡		1	58	—	—
石蜡		1	58	+	—
石蜡		1	58	—	—
石蜡		2	58	—	+

截止时间:第 2 天/9:00 am。

当天大标本送到病理科进行剖开固定,第 2 天上午取材,下午两点前将组织放入脱水机启动即可。

表 3-3　单休日小标本工作程序时间表

溶液	浓度(%)	时间设定(h)	温度(℃)	P/V 循环	混合循环
中性甲醛	10	3	35	＋	＋
乙醇	80	6		－	－
乙醇	95	6		－	－
乙醇	95	8		－	＋
无水乙醇	100	1		－	－
无水乙醇	100	1		－	＋
无水乙醇	100	1		－	＋
无水乙醇＋二甲苯	各半	30min		＋	＋
二甲苯		40min		－	＋
二甲苯		40min		＋	
石蜡		1	58	－	－
石蜡		1	58	－	－
石蜡		1	58	－	－
石蜡		1	58	－	＋

截止时间:第 3 天/7:00am。

表 3-4　单休日大标本工作程序时间表

溶液	浓度(%)	时间设定(h)	温度(℃)	P/V 循环	混合循环
中性甲醛	10	3	35	＋	＋
乙醇	80	6		－	－
乙醇	95	6		－	－
乙醇	95	8		－	＋
无水乙醇	100	2		＋	－
无水乙醇	100	2		－	－
无水乙醇	100	2		－	＋
无水乙醇＋二甲苯	各半	30min		＋	＋
二甲苯		40min		－	＋
二甲苯		40min		＋	
石蜡		1	58	－	－
石蜡		1	58	＋	－
石蜡		1	58	－	－
石蜡		1	58	－	＋

截止时间:第 3 天/9:00 am。

表 3-5　双休日小标本工作程序时间表

溶液	浓度(%)	时间设定(h)	温度(℃)	P/V 循环	混合循环
中性甲醛	10	3		+	+
乙醇	80	12		-	-
乙醇	95	12		-	-
乙醇	95	12		-	-
无水乙醇	100	1		-	-
无水乙醇	100	1		-	-
无水乙醇	100	1		-	+
无水乙醇+二甲苯	各半	30min	+	+	
二甲苯		40min	-	+	
二甲苯		40min	+		
石蜡		1	58	-	-
石蜡		1	58	-	-
石蜡		1	58	+	-
石蜡		1	58	-	+

截止时间:第 4 天/7:00 am。

表 3-6　双休日大标本工作程序时间表

溶液	浓度(%)	时间设定(h)	温度(℃)	P/V 循环	混合循环
中性甲醛	10	3		+	+
乙醇	80	12		-	-
乙醇	95	12		-	-
乙醇	95	12		-	-
无水乙醇	100	2		-	-
无水乙醇	100	2		-	-
无水乙醇	100	2		+	-
无水乙醇+二甲苯	各半	30min	+	+	
二甲苯		40min	-	-	
二甲苯		40min	+	-	
石蜡		1	58	-	-
石蜡		1	58	+	-
石蜡		1	58	-	-
石蜡		1	58	-	+

截止时间:第 4 天/9:00 am。

表 3-7　小长假(3 天)小标本工作程序时间表

溶液	浓度(%)	时间设定(h)	温度(℃)	P/V 循环	混合循环
中性甲醛	10	3		+	+
乙醇	80	20		-	-
乙醇	95	20		-	-
乙醇	95	20		-	-
无水乙醇	100	1		-	-
无水乙醇	100	1		-	-
无水乙醇	100	1		-	+
无水乙醇+二甲苯	各半	30min	+	+	+
二甲苯		40min	-	+	
二甲苯		40min	+	-	
石蜡		1	58	-	-
石蜡		1	58	-	-
石蜡		1	58	+	-
石蜡		1	58	-	+

截止时间:第 5 天/7:00 am。

表 3-8　小长假(3 天)大标本工作程序时间表

溶液	浓度(%)	时间设定(h)	温度(℃)	P/V 循环	混合循环
中性甲醛	10	3		+	+
乙醇	80	20		-	-
乙醇	95	20		-	-
乙醇	95	20		-	-
无水乙醇	100	2		-	-
无水乙醇	100	2		-	-
无水乙醇	100	2		+	-
无水乙醇+二甲苯	各半	30min	+	+	
二甲苯		40min	-	-	
二甲苯		40min	+	-	
石蜡		1	58	-	-
石蜡		1	58	+	-
石蜡		1	58	-	-
石蜡		1	58	-	+

截止时间:第 5 天/9:00am。

表 3-9 大动物组织工作程序时间表

溶液	浓度(%)	时间设定(h)	温度(℃)	P/V 循环	混合循环
中性甲醛	10	10	35	+	+
乙醇	80	40		—	—
乙醇	95	40		—	—
乙醇	95	40		—	+
无水乙醇	100	30		—	—
无水乙醇	100	30		—	—
无水乙醇	100	30		+	—
无水乙醇＋二甲苯	各半	20	+	—	—
二甲苯		20	—	—	—
二甲苯		20	—	+	—
石蜡		30	58	—	—
石蜡		30	58	+	—
石蜡		40	58	—	—
石蜡		40	58	+	—

将已经固定好的组织取材后,早上一上班放入脱水机后立即启动,下午 4 点左右进行包埋即可。

表 3-10 小动物组织工作程序时间表

溶液	浓度(%)	时间设定(h)	温度(℃)	P/V 循环	混合循环
中性甲醛	10	10	35	+	+
乙醇	80	30		—	—
乙醇	95	30		—	—
乙醇	95	30		+	—
无水乙醇	100	20		—	—
无水乙醇	100	10		—	—
无水乙醇	100	10		—	+
无水乙醇＋二甲苯	各半	10	+	—	—
二甲苯		20	—	—	—
二甲苯		20	+	—	—
石蜡		20	58	—	—
石蜡		20	58	—	+
石蜡		20	58	—	—
石蜡		20	58	+	—

将已经固定好的组织取材后,早上一上班放入脱水机后立即启动,下午2点左右进行包埋即可。

不建议设定长假(7~8天)的脱水程序,主要是为了避免组织固定、脱水时间过长造成后续工作的困难,一般建议在3天之内必须完成脱水包埋的工作。

四、全密闭式程序控制自动组织脱水机液体的更换规律及原则

脱水机液体更换最佳时机和方式,各个医院病理科随意性比较大,业内也没有做过详细统计。从理论上讲每次更换液体应该将脱水机内的所有液体全部更换,这是从质量保证和医疗安全的角度出发。但在实际操作中几乎没有一个病理科可以完全做到。改进这一现状一是需要病理科理念的转变;二是需要经费的保障。

(1)一般固定液每周更换一次。若组织块较多(每天200~300块),固定液每3天更换一次。这样可以使组织在取材前固定不充分的缺陷得到纠正。固定的好坏影响切片质量,为了组织固定的彻底,可以使用脱水机的P/V循环和混合循环。脱水盒码放在脱水篮中不要过于紧密,否则会阻止固定剂、脱水剂的分子交换能力而使脱水能力降低,固定、脱水效果不佳。

(2)脱水剂梯度乙醇每星期更换一次(脱水机每天处理150块左右;如果脱水机每天处理300块左右,应该3天更换一次乙醇液体)。方法是将第二缸的80%乙醇倒弃,95%乙醇及无水乙醇依次前移,前移的第一个乙醇浓度一定要用酒精比重计测,不得超过80%的浓度,否则小组织容易出现裂隙。浓度调试要用40%的乙醇,加水容易混浊。最后一缸的无水乙醇换为新液。

(3)透明剂二甲苯10~15天更换一次。二甲苯第一缸倒弃,第二缸前移换为新液。二甲苯前面加一步无水乙醇和二甲苯等量混合液是起媒介作用,使二甲苯对组织浸透效果更佳,石蜡才能很好地浸入组织。万不可透明时间过长或强度过大(指全部使用P/V循环和混合循环)而产生过透明,组织发脆发干不利于切片。

(4)石蜡必须干净无杂质。第一缸石蜡使用时间过长,二甲苯含量会增高,建议处理1500~2000块将第一缸石蜡废弃,可将后几缸蜡液逐渐往前移,最后一缸补充新蜡。石蜡容易消耗,应经常观察添加石蜡。石蜡温度不可过高,脱水机本身有2℃的上浮,温度一般定为58℃即可。

(5)使用全自动密闭式脱水机要防止过脱水,过透明,使组织发脆发干而无法制成质量高的切片。要将脱水时间、温度,P/V循环和混合循环有机的配合好。千万不要每步脱水剂、透明剂全部P/V循环及混合循环。要根据组织块的多少、设置的脱水时间来确定。

(6)除按规定更换液体外,还要多观察天气的变化,突然降温可引起液体变稠,不利于液体的泵入和泵出,容易造成脱水机的管道被阻塞,组织脱水欠佳,影响染色效果和诊断结果。

(7)整个脱水机液体的更换,一般根据工作量的大小和组织块数的多少来决定,可以部分的更换,也可以全部更换。工作量小的医院也可以根据时间来更换,因为液体使用时间过长,不能保证液体的浓度,影响脱水透明效果。

(8)为了保证更换液体时间的准确性,每次更换液体时应进行登记(表3-11)。

现代病理设备的应用不是简单地用设备替代手工,现代病理设备如何应用,是病理技术界一个值得关注的课题。利用单台设备解决所有组织的脱水问题,显然是缺乏科学依据的,但在

目前充分发挥单一病理设备的作用是一个现实的问题,希望有更多的病理技术专家来关注这个问题。

表 3-11　全自动脱水机液体置换登记表

名称＼日期	需置换的液体						清洗液		更换试剂注意事项
	10％中性福尔马林	95％酒精	无水乙醇	二甲苯无水混合液	二甲苯	蜡	二甲苯	无水乙醇	

①10％中性福尔马林液 3 天换一次;②每周换 95％酒精一个,依次前移;③每两周换无水乙醇一个,依次前移,同时换无水二甲苯混合液;④每两周换二甲苯一个,依次前移;⑤每周换蜡一个,依次前移;⑥清洗液二甲苯每 4 周换一次;⑦清洗液无水乙醇每 4 周换一次;⑧固定液后的第一缸乙醇浓度必须控制在 80％以下,要用酒精比重计进行测试;⑨每次更换试剂后必须在相应的栏内注明

五、全密闭式程序控制自动组织脱水机的操作方法

(1)确认清洗程序完成,打开处理槽盖。

(2)用卷纸擦净槽盖面及槽内水气,槽内残渣。

(3)将脱水栏,按顺序平稳放好,盖紧槽盖、确认锁定。

(4)查看机器无异常后按密码(可自行设计)调出主菜单上"组织处理"。确认并选择使用的程序,立即开始处理组织。

(5)脱水程序处理完成,机器蜂鸣提示,按键将处理槽内的石蜡排空。

(6)打开处理槽盖,取出脱水栏,将槽内残蜡用纸擦拭干净。

(7)盖好处理槽盖,按清洗键,整个处理程序完成。

六、全密闭式程序控制自动脱水机的日常维护与保养

(1)建立行之有效的操作规程及负责制,是保证脱水机减少故障,延长寿命的有力保障。

(2)脱水机应放在避光(尤其显示屏不要被阳光直射)、通风良好、相对固定的地方。

(3)保持机器的干净,经常擦拭、检查,以保证机器状态良好。

(4)更换固定液时要经常检查,试剂储存槽内是否有沉渣、油脂。用热水清洗干净。如不易洗掉要用长毛刷去掉内壁上的油脂沉着物或用洗涤液清洗,自来水洗净后即可。

（5）试剂储存槽内也会产生沉淀物，清洗办法如上。但要用少量无水乙醇洗两遍后再注足脱水剂。

（6）使用周期过长的二甲苯因含杂质较多会产生浑浊，不能作为清洗剂。

（7）每次更换完试剂，一定要认真检查试剂缸是否放置好，不要产生中途报警而影响组织处理进程。

（8）活性炭吸附了大量的气味，时间久了效果不好，可将活性炭在太阳光下晾晒，排净气味增加吸附能力再放回脱水机内。

（9）脱水机最好配置 UPS（不间断电源），避免停电造成工作延误及损失。

（10）处理槽底部中央过滤网要定期取出清洗，保持网孔通畅。

第五节　半封闭式自动组织脱水机

一、半封闭式自动组织脱水机结构及功能

半封闭式自动组织脱水机多为圆盘状或横列状。现世界大多国家都有生产，我国也有多家厂商在制造。这种类型的组织脱水机因其在运转过程中不能密闭，称半封闭式脱水机。

这种脱水机由旋转机械手、操作板、处理缸构成。

1.旋转机械手

是可自动旋转或自动前行可挂脱水栏的机械臂，可以自动上下移动、旋转达到脱水目的。

2.操作板

可设计脱水程序的电脑板。

3.处理缸

装有脱水剂、透明剂、石蜡的容器。装石蜡的容器可按石蜡的熔点设定浸蜡温度。

二、半封闭式自动组织脱水机程序设置

见表 3-12。

表 3-12　半封闭式自动组织脱水机程序设置表

试剂	浓度（%）	时间（h）
中性福尔马林	10	3
乙醇	80	1
乙醇	95	1
乙醇	95	2
乙醇	100	1
乙醇	100	1
乙醇	100	1
无水乙醇＋二甲苯	各半	30min
二甲苯		45min

试剂	浓度(%)	时间(h)
二甲苯		45min
石蜡	60	1
石蜡	60	1

三、半封闭式自动组织脱水机的使用及注意事项

(1)将取材组织块装入脱水栏在机器臂上挂好。在操作板上选择使用的程序,按启动即可。待机器按其设计程序完成后,取出脱水栏,进行包埋。

(2)更换脱水剂采用前移更换,80%乙醇弃去,以后的乙醇前移,将最后一缸无水乙醇更新。透明剂也采取前移更换。第一个石蜡弃去,后面前移,最后一缸更新石蜡。

第六节 手工脱水

手工脱水是最原始的脱水方法,现有些病理科仍在使用。脱水程序设置得当,仍可获得较好的蜡块。

一、器械准备

大标本缸10个,浸蜡用金属缸3个、脱水栏,恒温烤箱。

二、脱水程序

见表3-13。

表3-13 手工脱水程序表

试剂	浓度(%)	时间(h)
中性福尔马林	10	4
乙醇	70	1
乙醇	80	1
乙醇	95	1
乙醇	95	过液
乙醇	100	1
乙醇	100	1∶50
无水乙醇+二甲苯	各半	30min
二甲苯		30min
二甲苯		40min
石蜡	62	1
石蜡	62	1
石蜡	62	1

三、注意事项

(1)所用标本缸宜大一些,以保证液体体积是组织块体积6倍以上,比例越大,脱水效果

越好。

（2）固定液、脱水剂、透明剂要勤更换，并要每隔 0.5h 摇动 2～3 次，加速分子运动，保证脱水效果。二甲苯的透明时间不宜过长，1.5h 之内即可。

（3）石蜡温度不宜过高，并选择优质无杂质石蜡。

（4）大多数使用手工脱水的实验室标本量少，可从 70％乙醇开始脱水，但一定要在 95％乙醇中过夜。

（5）用烤箱浸蜡一定要控制温度，最好在白天完成浸蜡，防止蜡液渗入烤箱引起火灾。

第七节　组织快速脱水法

一、微波脱水

Mayers1970 年首次应用微波技术热固定组织获得成功。而后微波技术又应用于脱水、透明、浸蜡，使病理的快速诊断向前发展。现一些国内外厂家生产的微波快速组织处理仪可使整个组织处理过程在 2～4h 内完成，又可以大批量地进行。

二、磁力加热搅拌器

由于临床的需要，医生要求尽快得到病理结果，又由新技术的运用，穿刺得到的标本大量送到病理科，有些病理技术室运用磁力加热搅拌器快速进行组织固定、脱水、透明，制成蜡块，以满足临床需要。

(一)仪器设备

磁力加热搅拌器，烧杯。

(二)操作规程

（1）如为穿刺小标本，将标本用称量纸包好。以防磁力棒在旋转中打碎小标本。放入 200mL 小烧杯内加 10％中性缓冲福尔马林 1000mL。将搅拌器温度调至 38～40℃，磁力棒放入烧杯内，速度调为中速使磁力棒转起，液面形成漏斗型，其底部在烧杯中央，形成这种状况表明速度合适。不可速度过快，速度过快磁力棒有可能在快速运动中将标本打碎，搅拌 5min。

（2）80％乙醇，5min，速度同上。

（3）95％乙醇，5min，速度同上。

（4）95％乙醇，5min，速度同上。

（5）无水乙醇Ⅰ，3min，速度同上。

（6）无水乙醇Ⅱ，3min，速度同上。

（7）二甲苯Ⅰ，3min，速度同上。

（8）二甲苯Ⅱ，3min，速度同上。

（9）58～60℃石蜡，10min。

（10）58～60℃石蜡，20min。

磁力加热搅拌器也可用于其他小标本，如胃、肠镜活检组织标本。如果为大组织标本，除脱水、透明、浸蜡时间延长外，要注意的是只能同时处理 1～2 块组织标本。此法所制切片质量逊色于其他脱水方法,建议大组织标本最好不使用此方法。

三、手工快速脱水法

在不具备冷冻切片机的病理科,不能做冷冻切片,或因组织太小不适宜做冷冻切片,而临床医师又急于了解病理诊断结果,对患者进一步治疗时,采取手工快速脱水法可解决这一难题。

1.取材要求

组织块厚度 0.2～0.3cm。固定、脱水、透明、浸蜡的全过程都在 50～60℃温度中进行,15～20min即可完成。

(1)AFA 液　(70％乙醇 85mL,甲醛 10mL,冰乙酸 5mL)2～3min。

(2)95％乙醇 2min。

(3)无水乙醇Ⅰ、Ⅱ每次 2min。

(4)二甲苯Ⅰ,1min。

(5)二甲苯Ⅱ,2min。

(6)石蜡Ⅰ、Ⅱ,每次 2min。

2.操作注意事项

(1)温度控制在 50～60℃。若温度过高会使组织变硬、变脆,不易切片;细胞急剧收缩影响诊断。

(2)使用试剂要新鲜,保证浓度。

第八节　全自动快速微波组织处理仪

一、Pathos Delta 全自动快速微波组织处理仪的应用简介

意大利 Milestone 公司生产的型号为 Pathos Delta 的全自动快速微波组织处理仪,作为一种新型的快速组织处理设备,是世界上首台全自动微波组织处理仪,拥有欧洲专利 1605243 和美国专利 7075045,完全满足 CLSI(Clinical and Laborortory Standords Institute,美国临床实验室标准化协会)和 CAP (Col-lege of American Patho10gists,美国病理学家协会)的规定,可以显著提高病理实验室的工作效率,改善组织处理能力,实现快速检测、当天出具病理诊断报告。

系统主要由微波加热单元,内部双腔(试剂腔和石蜡腔)、试剂系统和软件控制终端 4 部分组成。机械臂全自动进行微波腔和石蜡腔之间的样本移动,全自动进行固定—脱水/透明—蒸发—浸蜡处理。

二、处理程序的具体步骤

1.适用组织类别和厚度

预设好的处理程序基于如下的标准化厚度和组织类别(对于标准取材盒 30mm×25mm×5mm):

1mm(小型穿刺活检约1mm)

2mm(活检组织10mm×5mm×2mm)

3mm(活检组织15mm×10mm×3mm)

4mm(常规外科样本20mm×25mm×4mm)

5mm(大样本30mm×25mm×5mm)

6mm(大样本30mm×25mm×6mm)

8mm(超大样本30mm×25mm×8mm,需配合特殊取材盒和架子使用)

2.固定液及固定时间

固定作为组织处理中最重要的第一步,对后续处理和镜检结果有很大影响。Pathos Delta可以使用中性福尔马林固定液,也可以使用不含福尔马林的Milestone专利的FineFIX水溶性浓缩液用乙醇稀释后进行固定。

用乙醇稀释后,FineFIX添加剂混合液毒性低,且克服了以往纯酒精固定液或乙醇类固定液所存在的明显的组织皱缩、细胞空泡以及核固缩等缺陷。FineFIX能够相对有效地保存组织抗原、维护良好的细胞核和胞质形态学结构。同时能保护细胞膜的完整性,从而减少溶血改变。

FineFIX工作液中,FineFIX和乙醇(98%)的混合比例为1:3。乙醇在FineFIX工作液中的浓度大约为70%。这个浓度不但能维护良好的组织学形态结构,而且,能够获得理想的DNA/RNA以及蛋白质修复,这对一些下游的分子生物学分析极为重要。根据不同的组织厚度,固定时间也相应变化。

3.脱水、透明、浸蜡所使用的步骤及时间(表3-14)

Pathos Delta预设有5种脱水/透明—蒸发—浸蜡方法,根据不同的样本类型,选择合适的处理试剂。

表3-14　组织固定时间表

组织厚度(mm)	固定时间(min)	
	渗透	交联
1	15	20
2	30	25
3	60	30
4	75	40
5	90	
60		
6	105	70

三、试剂的选择

1.乙醇—异丙醇—石蜡

推荐乙醇—异丙醇作为标准日常方法,适用于小到中到大型的穿刺活检样本。

含脂肪组织的样本厚度尽量控制在最小(<2mm厚度)。

常规组织处理能够非常显著的节省费用。

推荐用于处理肾/胃、乳腺穿刺活检和相同组织尺寸的样本。

2.JFC—异丙醇—石蜡

推荐JFC—异丙醇程序用于处理富含脂肪的样本,比如乳腺/脂肪瘤,对于尺寸覆盖整个取材盒的样本处理时间小于4h。

3.ProWAVE—石蜡

ProWAVE是一种"一步"解决方案,适用于过夜固定时间不确定的样本,因为ProWAVE同时也可以作为二次固定剂。

非常适合于不含脂肪的组织(可达5mm厚度)或者中等脂肪含量组织(可达3mm厚度)。

4.乙醇—JFC—石蜡

乙醇—JFC适用于过夜固定不确定的样本和(或)部分固定的组织。

乙醇用于二次固定步骤,因为JFC不是固定剂。

特别适合于常规应用和富含脂肪的组织混合着常规软组织。

乙醇步骤可以延长JFC的重新使用寿命。

5.JFC—石蜡

JFC试剂强烈推荐用于已知良好固定的样本,一般至少是过夜固定。

非常适合于含有高脂肪的组织,比如:皮肤和大脑组织混合有常规软组织。

从上述方法可见,最常使用的脱水剂为乙醇,如果需要处理富含脂肪的样本,建议使用Milestone专利的JFC脱水剂,透明剂使用异丙醇。如果需要处理低脂肪样本,可以使用Milestone脱水和透明试剂ProWAVE。根据待处理组织的厚度不同,最常使用的乙醇—异丙醇—浸蜡方法所需要的处理时间也不相同。

四、简单组织脱水操作程序

见表3-15。

表3-15 组织脱水时间表

组织厚度(mm)	乙醇(min)	异丙醇(min)	浸蜡(min)
2	20	20	42.5
3	20	65	53.5
4	25	115	68.5
35	115	90	
6	45	125	140

1.开机和启动软件

打开Pathos Delta系统电源,开启触摸屏控制终端,点击Icon图标式驱动软件进入组织处理程序界面。

2.选择程序(选择程序的标准)

把待处理组织装入系统后,选择合适的处理程序。按照系统指示确认样本的数量(可分为

3 层,每层 100 个样本)、样本的厚度(1-2-3-4-5-6mm 或者更厚的特殊处理程序)、脱水/透明/包埋所使用的试剂(乙醇—异丙醇—石蜡、JFC—异丙醇—石蜡、Prowave—异丙醇—石蜡)。

3.运行程序

在设置好程序后,系统将提示操作者确认系统的各项参数是否在设置的运行条件下,包括:试剂的液位、石蜡的温度、试剂的搅拌等等。点击 Start,系统将按照您的设置开始组织处理。处理完成后,系统将发出响声提示操作者取出样本和保存本次处理方法。

4.无须清洗程序

Pathos Delta 系统有 1 个试剂腔和 1 个石蜡腔,无须浸蜡前的清洗步骤,使用"全自动轮转切换式"的试剂腔到石蜡腔的转移,样本从试剂腔出来直接轮转到石蜡腔,无须清洗程序,不会污染样本、更加环保高效。

5.注意事项

一定要保证取材盒和安装取材盒的特氟龙材质的架子在每次使用前,彻底去除石蜡,确保石蜡不带入试剂腔,保证脱水、透明、蒸发步骤顺利进行。

一定要确保试剂腔和石蜡腔的盖子及其 O 形密封圈清洁干净,不含石蜡,否则会干扰试剂的更换和组织处理中真空的密封。

五、简明微波应用的理论及原理

(一)微波加热的基本原理

Pathos Delta 能够加速组织处理的根本原因为微波加热,其采用的微波是频率为 2450MHz,波长为 12. 25 cm 的电磁波,能够穿透载体直接作用于被加热物体。

通常,介质材料由极性分子和非极性分子组成,在微波电磁场作用下,极性分子吸收微波的能量(即分子的正负电荷的中心不重合),在微波场中随着微波的频率而快速变换方向(分子每秒变换方向 $2.45×10^9$ 次),来回转动,由于偶极子旋转(dipole rotation)和离子转移(ionic migration)的双重作用,使分子间相互碰撞摩擦,从而加速反应,达到快速加热的效果。由此可见微波加热是介质材料自身损耗电磁场能量而发热。

微波不是离子辐射,微波的能量远远小于断裂常规有机分子化学键键合所需要的能量,因而是十分安全的技术,不会对待处理组织产生任何损伤。

对于金属材料,电磁场不能透入内部而是被反射出来,所以金属材料不能吸收微波。水是吸收微波最好的介质,所以凡含水的物质必定吸收微波,因而水和乙醇等试剂将吸收微波。对于 PTFE,PP,TPX 等聚合材料,微波直接穿透,因而取材盒和配套的架子等装载试剂和组织的材料,是不吸收微波的。

(二)微波加热的特点

1.加热速度快

常规加热如火焰、热风、电热、蒸汽等,都是利用热传导的原理将热量从被加热物外部传入内部,逐步使物体中心温度升高,称之为外部加热。要使中心部位达到所需的温度,需要一定的时间,导热性较差的物体所需的时间就更长。微波加热是使被加热物本身成为发热体,称之为内部加热方式,不需要热传导的过程,而是内外同时加热,因此能在短时间内达到加热效果。

2.均匀加热

常规加热,为提高加热速度,就需要升高加热温度,容易产生外焦内生现象。微波加热时,物体各部位通常都能均匀渗透电磁波,产生热量,因此均匀性大大改善。

3.节能高效

在微波加热中,微波能只能由被加热物体吸收而生热,加热室内的空气与相应的容器都不会发热,所以热效率极高,生产环境也明显改善。

4.易于控制

微波加热的热惯性极小,配合专业的软硬件设计,特别适宜于自动化控制。

5.选择性加热

微波对不同性质的物料有不同的作用,因为水分子对微波的吸收最好,所以含水量高的部位,吸收微波功率多于含水量较低的部位,这就是选择加热的特点。利用这一特点可以做到均匀加热和均匀干燥。

6.安全无害

在微波加热中,无废水、废气、废物产生,也无辐射遗留物存在,其微波泄漏也能确保大大低于国家制定的安全标准,是一种十分安全无害的高新技术。

第九节 全自动超高速固定脱水浸透装置(Histra-QS)

一、仪器简介

目前,市场上推出了一种全自动超高速固定脱水浸透装置(Histra-QS),Histra-QS 是全自动固定、脱水、浸透装置。用于病理标本的制作,在活检中,从固定到浸蜡仅需 1h(是传统的 1/14)。以提高医院病理科效率为目的而开发研制生产,提高了染色的敏感度,染色效果好。

二、主要优点

(1)脱水时间短,一日内可连续多次进行样本处理。

(2)试剂用量少,脱水效果好。

(3)染色清晰,细胞核与细胞质对比度好,同传统方法无差异。

(4)能及时为病人及临床医师提供治疗依据。

(5)体积小,节省空间。

第四章 组织包埋制作技术

第一节 包埋的定义

组织块经过固定、脱水、透明和浸透剂（石蜡、火棉胶、树脂、塑料等）浸透,用包埋剂（石蜡、火棉胶、树脂、塑料等）包成块的过程称为包埋。组织块只有经过包埋后使组织达到一定的硬度和韧度,才有利于切成所需要的厚度。不同的组织需要不同的包埋剂、不同的包埋方式和不同的要求。

一、石蜡包埋法

石蜡是动物、植物、人体组织在制片技术中非常重要的,不可缺少的,而且是应用最广泛的一种包埋剂。它是从石油中分离出来的一种烃类混合物,系固体碳化氢,呈蜡样半透明结晶块状,切片用石蜡是较优质的品种,具有一定黏性,而利于切片。

包埋蜡是用新鲜石蜡和一定比例的蜂蜡放入包埋机或温箱内按设定的温度熔化沉淀后使用过滤液或上清液,较常用的包埋石蜡熔点为 56～58℃、58～60℃,包埋效果较为理想。

在进行石蜡包埋时,首先将熔化的石蜡倒入包埋框内,而后用加热的镊子将浸过蜡的组织块放入包埋模具中,包埋时首先注意有无特殊的包埋要求,（黏膜、皮肤、肿瘤、锥切等活检标本）必要时及时与取材医师联系沟通,包埋面必须注意平整,多块的小组织应聚集一起平整包埋,不要混入杂物以免造成污染,包埋蜡的温度不能过高,否则会造成组织块损伤。包埋蜡的温度过低,造成组织与石蜡不能融合一起,影响制片质量。包埋完成后,蜡块稍凝后可放入冷台上或冰盒上加速冷却。

二、火棉胶包埋法

火棉胶包埋法常用于大块组织特别是脑组织,上、下颌骨和眼球等标本。可避免纤维组织和肌肉组织产生过度硬化,还可减少纤维组织的收缩和扭曲,有利于保持组织的原有结构,但是操作过程费力、时间较长、切片较厚、价格昂贵。不适合临床外科病理和尸检制片,但对研究神经组织、眼球等有一定科研价值。

火棉胶的制作过程如下:

(1)将组织块经固定后经水洗浸入 70%乙醇中 6～24h。

(2)浸入 80%乙醇中 6～24h。

(3)浸入 90%乙醇中 6～24h。

(4)浸入 95%乙醇中 12～24h。

(5)浸入 100%乙醇中 12～24h。

(6)浸入乙醚和无水乙醇等量混合液中 24h。

(7)浸入 2%的火棉胶液(2g 火棉胶溶于 50mL 的无水乙醇和 50mL 乙醚混合液中)1～

2 天。

(8)浸入 4％的火棉胶液（4g 火棉胶溶于 50mL 的无水乙醇和 50mL 乙醚混合液中）2 天～1 周。

(9)浸入 8％的火棉胶液（8g 火棉胶溶于 50mL 的无水乙醇和 50mL 乙醚混合液中）2 天～2 周。

(10)浸入 16％的火棉胶液（16g 火棉胶溶于 50mL 的无水乙醇和 50mL 乙醚混合液中）1 周。

(11)包埋时用足量的 16％或 30％的火棉胶液倒入平底玻璃皿内，将组织平放埋于其中，上面用盖盖好，留一小缝缓慢蒸发，直到用手轻压不出现指纹的痕迹才是合适的硬度。将组织块存放于 70％乙醇中备用，否则挥发过快会使胶块产生气泡，切片困难，影响诊断及研究。

三、树脂包埋法

此方法适用于不脱钙的骨髓活检组织、肝、肾穿刺活检、淋巴结组织等，其优点是切片薄、细胞无重叠、人为损伤小、组织收缩少、图像清晰、抗原保存好、定位准确足以观察细胞的细微结构。因组织不需脱水，对细胞形态基本无影响。树脂切片最初用于电子显微镜的观察，当人们为精确提供电镜观察区域而先在光镜下进行定位时发现 $1\mu m$ 树脂切片在光镜下观察时效果极佳。

四、塑料包埋法

塑料包埋切片常用的包埋剂有甲基丙烯酸乙二醇（glycol methacrylate，GMA）和环氧树脂类（epon812，epon618），优点是可同时进行光镜和电镜检测，定位准确。塑料包埋切片厚度可达 $0.5\sim 2\mu m$（半薄切片）。GMA 与组织不产生共聚合，对抗原的保存较好。缺点是形态结构欠佳。环氧树脂可较好地保存组织的形态结构，但在聚合过程中常与组织发生作用，改变抗原的结构。塑料包埋切片因处理程序多，常引起抗原性的丢失，同时用半薄切片进行免疫组化染色时，因抗体不易穿透树脂，所以不宜做免疫组织化学染色，故塑料切片主要用于免疫电镜的超薄切片前的定位。包埋前染色的标本，切半薄后不需要染色，直接在相差显微镜下观察。如果临床有要求需做免疫组织组化染色的标本，就不选用塑料包埋法。

五、快速包埋法

在不具备冷冻切片条件的单位，进行术中快速病理诊断；或活检组织块太小、太破碎，无法用冷冻切片机制片时；或病人因特殊情况要求快速诊断时，一般用快速石蜡包埋法，应用此方法时应注意取材的组织块厚、薄、大、小，而且从固定到脱水、透明、浸蜡的每一步程序都需加温操作（温度不宜超过 50℃）或用组织快速超声波仪完成固定、脱水、透明、浸蜡全过程。整个过程视组织大小薄厚应在 20～30min 内完成，特殊较大的组织则相应延长。

(一)制作过程一

(1)标本（1cm×0.5cm×0.3cm）加温固定 5min。

固定液：甲醛 10mL，95％乙醇 85mL，冰醋酸 5mL。

(2)纯丙酮或无水乙醇（更换 2～3 次）加温每次 5min。

(3)二甲苯（更换 1 次）加温 2min。

(4)浸蜡(更换 2 次)加温每次 3～5min。

(5)包埋、切片、染色、封片。

(二)制作过程二

(1)固定(AF 液)加温 5min。

(2)95％乙醇加温 8～10min。

(3)100％乙醇加温 8～10min。

(4)二甲苯透明加温 5～8min。

(5)浸蜡加温 8～10min。

(6)包埋、切片、染色、封片。

(三)制作过程三

用超声波组织快速处理仪固定、脱水、透明、浸蜡(时间可根据仪器程序确定)包埋、切片、染色。

六、体液标本包埋法

在临床诊断中,若体液的标本制作细胞学涂片难以诊断或难以分类,需要做特殊染色或免疫组化,必须将体液标本制作成为石蜡切片方能进行。体液包括:痰、胃液、尿液、脑脊液、胸腔积液、腹腔积液、冲洗液和各种穿刺液等,一般不制作石蜡切片。而采用新的仪器用新的技术方法制作出超薄细胞涂片,对镜下观察诊断效果明显提高,但仍然达不到制作特殊染色和免疫组化等方法的要求。

(1)痰液需固定在(无水乙醇和乙醚各半)固定液中 1h 后,痰液凝聚成小团块后取出用纱布包好,放进脱水盒中进行脱水程序即可。

(2)其他体液先进行离心后倒掉上清液,加入少许蛋清甘油后再加入无水乙醇 10～15mL,混合均匀后再离心,倾去上清液后将沉淀物取出,包于纱布中进入脱水程序即可。

第二节　组织包埋的发展及现状

石蜡包埋在很多年以前一直沿用人工用酒精灯烧蜡勺,将蜡熔化后用勺将蜡倒入包埋框内进行包埋的手工方法。随着科学技术的发展创新,逐渐由半自动化包埋机和全自动化包埋机取代了传统的手工包埋方式。

一、手工包埋

(1)木制灯泡熔蜡烤箱。

(2)电炉熔蜡。

(3)电烙铁熔蜡。

(4)加温烤箱熔蜡。

上述的熔蜡工具,设备简易,都不能恒定的控制温度、工作质量无法保证,并存有重大安全隐患。

二、半自动组织包埋熔蜡器

随着生产力的发展,科学的进步,又陆续出现了一些新的包埋设备。

(1)水浴箱式熔蜡器优点是可由水温控制温度。

(2)恒温加热式熔蜡器。

优点是由温控器控制温度。但要由手动取蜡,蜡流量为开关式,蜡的温度控制较为理想。

第三节　全自动组织包埋、冷台一体机

一、组织包埋机主要由三大部分组成

(1)石蜡缸及出蜡口 50～70℃可调控。

(2)左右储存槽 50～70℃可调控。

(3)工作台面以及镊子加热孔 50～70℃可调控。

在包埋器上有电子控制面板,可任意设定周一至周日的开、关机时间、时钟、调节蜡温、包埋蜡的流量大小及加热包埋镊子。左右储槽专供放置标本及包埋磨具用。

二、全自动组织包埋机功能

(1)温度调节。

(2)时钟调节。

(3)工作时间设定。

(4)开、关机时间设定。

(5)冷台装置。

(6)过滤设计。

(7)流量控制。

(8)标本槽。

(9)模具槽。

(10)镊子加热孔。

(11)接蜡槽。

(12)照明及放大镜装置。

三、全自动组织包埋机的优点

具有自动定时开关机,石蜡温度和流量可自行调节,包埋蜡可过滤,包埋质量好,包埋速度快、安全。包埋机小冷台可使组织包埋面准确。

四、全自动组织包埋机工作程序设置

先设置好石蜡箱所需要的温度,根据选用的石蜡熔点来决定包埋的温度,一般以 65～70℃为宜。调整好正确的时钟时间,以 24h 制为宜,设置开机时间、关机时间、确定每周的工作日期,调节蜡的流量及标本槽的温度。

五、冷台

冷台用于将包埋完成的组织模具迅速冷却,加速组织块与包埋模具之间的分离。冷台可分为固定温度和可调试温度,固定温度为零下 5℃,可调试温度为 0～－15℃,采用可调试的冷台,可根据天气变化来改变温度。

六、组织包埋、冷台一体机的维护与保养

对包埋机的使用应选择质量好的切片石蜡,在使用过程中应该定期清理熔蜡储槽,并加入少许二甲苯清洗管道,以保证石蜡流出畅通,并在每日工作完成后清洁机器外貌。

冷台要放置在通风之处,散热孔要经常清理。

如果机器在使用过程中出现故障应与公司工程师及时联系维修。

第四节 包埋模具的选择

一、手工包埋的模具

组织块包埋的模具有许多种,手工包埋的模具为包埋框,分大、中、小型号,也有大组织包埋模具为异型号。

(1)叠纸法。

(2)木块法。

(3)铝框法。

(4)不锈钢模具。

二、组织包埋机模具

组织包埋机包埋有不锈钢模具和铸铁模具,分为大、小、深、浅 4 种型号,可根据组织块的大小厚度来决定使用哪种不锈钢包埋模具,此型包埋模具光滑耐用,包埋完后蜡块易于分离脱出,不用修块,待修掉飞边蜡后可直接切片。

第五节 包埋石蜡的选择

一、石蜡的选择

包埋用石蜡分为进口石蜡和国产石蜡。国产石蜡生产厂家很多,质量也不相等,上等的石蜡和进口的不相上下,而且价格便宜。现市场销售的主要有以下几种:

(1)颗粒状石蜡:石蜡为小圆粒状或小片状,呈透明状。

(2)圆块状或方块状。

(3)长方形透明片状。

(4)熔点一般为 54～56℃,56～58℃,58～60℃,60～62℃。

选择石蜡时一定要注意石蜡中是否含有蜂蜡,含量的比例多少。选择无杂质透明状的石蜡。石蜡溶化后漂浮有絮状物说明有杂质,影响切片质量。

二、蜂蜡的选择

蜂蜡一般为块状或长方形片状,呈黄色或淡黄色,手感发黏稠,用来调节石蜡的熔点和增加石蜡的韧度。

(1)购买的纯石蜡加蜂蜡比例为5∶1较适合于切片。

(2)脱水机中最后一缸石蜡加少许蜂蜡有助于组织与包埋蜡融合在一起。

(3)加蜂蜡包埋的蜡块不裂、不缩,适合长久保存。

三、包埋蜡的应用

包埋用石蜡应与浸蜡用的石蜡的熔点有区别。一般浸蜡用的石蜡熔点应为56～58℃,而包埋用的石蜡熔点为58～60℃,这样包埋蜡的温度与组织块的温度接近,不会引起组织块与包埋蜡的脱裂现象,同时,也应该依据气温的变化做出相应的调整。例如,天气热时应使用熔点高一些的石蜡,天气冷时应使用熔点低一点的石蜡,并加少量的蜂蜡调节,以保证组织块合适的硬度、韧度,切出高质量的切片为标准。同时也要注意,如组织块硬,应使用较硬的、熔点高一些的石蜡包埋,而细嫩的组织块应使用熔点较低的石蜡包埋。

第六节　组织包埋的方法

一、组织包埋的种类

(1)石蜡包埋法。

(2)快速石蜡包埋法。

(3)火棉胶包埋法。

(4)石蜡半薄切片包埋法。

(5)树脂包埋法。

(6)碳蜡包埋法。

(7)明胶包埋法。

(8)塑料包埋法。

(9)体液包埋法。

二、石蜡包埋法

此处主要介绍使用全自动组织包埋机的石蜡组织包埋方法:即组织经过固定、脱水、透明、浸蜡处理后,用恒定的蜡液将组织包埋于蜡块内。经过包埋后,组织块达到一定的硬度和韧度,有利于切成理想的切片。

首先,将包埋机内的石蜡注入包埋托(模具)内,置于热台面上,然后用镊子将经过浸蜡的组织块从脱水盒中取出,平整放入包埋托中央,再将托放在小冷台上,用镊子轻按组织块,此时应注意组织块的切面朝下放平整,平压在托上,为防止小组织漂浮,应盖上脱水盒,从侧边慢慢加足石蜡,然后移至冷冻台。尤其要注意多块小组织一定要在熔化的蜡液内呈平面时,轻轻移至小冷台上冷却。待石蜡完全冷冻好后,卸下蜡块,包埋即完成。

三、组织包埋的质量控制

(1)可按病理标本编号顺序包埋。

（2）包埋时要核对组织块与标本盒的标记是否一致。

（3）严禁污染及交叉污染。

（4）根据组织的大小选择不同的包埋模具。

（5）根据组织的不同结构层次、特点、标记面，包埋时应加以注意，如食管黏膜或标注立埋的则需要立（垂直）埋。包埋时，选择好模具注入石蜡，用镊子轻轻夹住黏膜放入石蜡中央部位，用手将模具移至小冷台，待石蜡将组织凝固立住后，抽出镊子，盖上脱水盒，从侧面轻轻加足石蜡，移至大冷台。

（6）皮肤组织包埋时应将组织块 45°倾斜放入石蜡中包埋，2 块以上组织应并列倾斜包埋。这样切片刀先切皮肤，后切皮下脂肪，可以切出完整的皮肤组织切片。

（7）食管黏膜、胃肠类黏膜视黏膜组织大小、长短、薄厚，或 90°垂直包埋，或卷曲包埋。

（8）肾穿标本、肝穿标本、前列腺穿刺标本、乳腺穿刺标本、淋巴结穿刺标本视组织大小，包埋时平整地放入石蜡中，轻轻按平，切片时才能切全，用力过重会造成组织破碎，过轻会使组织包埋不平，切片不完整。

（9）对宫颈 1~12 点锥切标本应按组织的内膜至浆膜面呈 90°放入石蜡中包埋，这样切片时可一次性切完整。

（10）内镜下进行的食管早期肿瘤微创手术切除的黏膜标本，要按照一个方向的切面或特殊的标记进行包埋。

第七节　组织包埋应注意的问题

（1）包埋时应按病理标本编号的顺序进行，这样有利于核对，按顺序切片、染色、封片、贴好标签，有利于及时交出一批完整、有序的切片。

（2）包埋注意核对内容包埋小活检时，首先打开脱水盒，盒上会注明块数，这时打开滤纸包，看包内是几块组织，与盒上注明的数字是否相符，如不相符应查看取材记录，观看内容描述，若数量、大小不相符，应及时和取材医生联系，查找原因。

（3）防止组织污染包埋时应随时清洁工作台面，用纸擦拭热台的沟槽、台面，保持干净，包埋完一个再取下一盒。包埋时一定要加热包埋镊，用纸擦干净，防止污染。注意脱水盒盖有无组织存留。

（4）防止蜡块的边缘多余蜡边的形成包埋注入的石蜡要适中，不可过多或过少，过多时包埋框边缘出现多余的蜡，造成夹块不牢，影响切片；过少时会造成组织块与包埋框分离脱落。

（5）包埋机加入石蜡时应加入已溶解并经沉淀后的石蜡，必要时过滤。

（6）包埋好的蜡块，用刀修整时，一定要将飞边蜡修掉，同时要适当保留蜡块中组织周边的白蜡边，以利于连续切片。采用包埋模具包埋的组织块需要用修蜡仪将飞边蜡修掉。

（7）用修蜡仪修理好的组织蜡块，要按照取材工作单进行认真核对，发现问题及时查找。严格按照操作规程工作，养成良好的工作习惯。

第五章　石蜡组织切片制作技术

第一节　石蜡组织切片制作概述

病理组织经取材、固定、脱水处理,用石蜡包埋后制成蜡块,用切片机制作切片的过程称作为石蜡组织切片,也是现代病理诊断常用的切片方法。一般切片的厚度为 $3\sim5\mu m$,脑组织一般 $6\sim8\mu m$,有特殊要求的组织可切 $1\sim2\mu m$,如需观察病变的发生、发展需做连续切片。由于石蜡包埋的组织块便于长期保存,因此石蜡切片仍是当今各种切片制作中最常用、最普遍的一种方法。

一、常用的切片设备

(1)石蜡轮转式切片机或平推式切片机。

(2)可调试冷台。

(3)捞片机。

(4)展片机(烤片机)。

(5)带漆面的免洗载玻片(经过清洁液浸泡处理)。

(6)玻片打号机或标签打号机。

(7)雾化器。

(8)中号毛笔(优质狼毫毛笔)。

(9)鸭嘴镊子。

(10)记号用铅笔(无打号机时用)。

(11)少许毛边纸。

(12)蛋清甘油(鲜鸡蛋清+甘油等量混合,用力摇匀,过滤既可)主要用于易脱片的组织和不清洁的载玻片。

(13)30%乙醇(先将蜡带放入30%乙醇,再捞入温水中即可迅速展片)。

(14)10%~20%盐酸水溶液(用于切片过程中、蜡块有钙化点或脱钙不彻底的,在石蜡切面用纱布盐酸水溶液附贴30s起到快速软化作用)。

二、切片前的准备工作

石蜡切片是以石蜡作为组织的支持媒介。首先应将包埋的每块组织周边多余的石蜡修去,组织四边留 $2\sim3mm$ 的石蜡边(俗称白边),以利于连续切片,石蜡边留少,易造成切片困难,不能连续切片,而且易破坏组织;留多,特别对于小组织,不能在载玻片上同时附贴多点位切面。同时,捞烤片机的温度、切片的厚度、刀的角度是否调节好、标本样品夹、刀台是否牢固都要检查好。总之高质量的蜡块和锋利的切片刀具是保证切片质量的重要因素。

第二节 石蜡组织切片机的种类

(1)LEICA 2135、2235 轮转式切片机。

(2)Thermo 轮转式切片机。

(3)SAKURA 平推滑动式切片机。

(4)LEICA RM2255 硬(骨)组织电动切片机。

(5)REM-710 电动推拉式滑动切片机。

(6)大组织切片机。

(7)滑动式火棉胶推拉式切片机。

(8)浙江金华益迪 YIDI 轮转式切片机。

(9)天津爱华 QPJ-1C、1B 型轮转式、全自动切片机。

(10)湖北、辽宁等地生产的石蜡组织切片机。

第三节 石蜡切片辅助设备

一、可调试冷台

冷台是石蜡切片的辅助设备,用于冷冻石蜡块,使组织与石蜡的硬度一致有利于切片。在夏天室温高时,冷台的作用尤为突出重要。冷台一般可调试,温度可设定在 $-10\sim-5$℃之间,夏天一般为 -10℃左右,冬季一般为 -5℃左右。没有冷台可以用冰盒替代,也能达到冷却的作用。

二、常规 HE 切片使用的载玻片

目前市场上所使用的载玻片有两种,一是未清洗的,二是免清洗的。若购买未清洗的载玻片,要经过酸水浸泡处理后再用清水流动冲洗,并用 95％酒精浸泡,捞出码放整齐放进烤箱烘干后使用。免清洗的载玻片经过工艺化处理,购置后可直接使用,这种玻片使用方便,既缓解了技术人员的劳动强度,又提高了技术员的工作效率,效果很好。

三、玻片打号机和标签打印机

(一)载玻片病理信息标记操作流程包括

(1)切片时病理信息通过扫描枪扫描组织盒上的信息,将病理信息传送至病理信息标记系统软件,软件控制玻片打号机将病理信息打印到载玻片上,即我们所说的"随需打印",较"批量打印"方便,准确无误。

(2)或者通过病理软件直接将需要打印的病理信息打印到载玻片上,即我们所说的"批量打印",避免任何转登或书写错误,且必须按序号操作进行。

(二)病理标签信息标记操作流程

(1)开机:点击一下主机电源按钮,待显示器屏幕出现方正汇创发行管理平台,要求输入密码时点取消。然后再打开打印机,待屏幕状态栏右下侧出现(HZPSN 宏兹打码图标)时,就可以安全的扫描打印了。

(2)开主机时,点击主机电源按钮时间不宜过长。

(3)关闭主机时,要退出操作系统关闭主机,不能直接按主机电源按钮关闭主机。

(4)没有配置显示器的玻片打号机系统,开、关主机时,点击主机电源按钮的时间都不宜过长,因为关主机时按电源按钮时间过长,会造成开机时系统自检时间很长,软件系统有时无法运行。

(5)开机顺序先开主机,2min 后再打开打印机,0.5min 后再扫描打印。

(6)关机顺序先关打印机,再关主机。

四、捞片机

捞片机的温度设置:捞片机内置蒸馏水,设有可自行调节水温装置,水温设置在 45℃ 左右即可,此温度适用于熔点为 58~60℃ 的石蜡,石蜡熔点减去 15℃ 就是捞片水温的温度。水温合适有利于石蜡切片蜡带的铺平,伸展。水温过高,造成组织出现裂隙,结构模糊不清。水温过低,组织不能展平,出现皱褶细胞重叠。

五、展片机(烤片机)

展片机(烤片机)主要用于切片的伸展烘烤,当温度设定在 50~52℃,切片上有少许微小皱褶时,经此温度展片,切片上的小皱褶会慢慢伸展开,起到展平组织的功效。温度设置在 70~75℃ 时可以烤片。

第四节 传统切片刀

一、切片刀的选择

切片刀、使用的年代久远,先是靠人工磨刀,后是市场有了自动磨刀机。

能否制作出好的组织切片,除了固定脱水透明浸蜡包埋严格程序外,锋利的切片刀是非常关键的因素。作为一个病理技师,最重要的一条就是要完全掌握切片刀的用法及性能。

现在大多数医院的病理科及实验室已经使用了一次性切片刀片,它代表了病理技术的一大进步,使我们摆脱了磨刀带来的不便,但目前有不少的基层单位仍在使用传统的切片刀制作组织切片,传统切片刀仍具有一定的优势。我们通常将传统切片刀分成 3 种类型,B 型、C 型和 D 型。其中 B 型又可分成平凹形、双凹形;C 型又可分成直角背平楔形、圆背平楔形;D 型又称斜刀楔形。

二、切片刀的介绍

1.平凹形刀

主要用于滑动式(又称推拉式)或轮转式切片机,可用于石蜡切片及火棉胶切片。

2.深平凹形刀

主要用于火棉胶切片。

3.平楔形刀(直角背、圆背)

只要用于石蜡切片及大切片,也可用于冷冻切片。

4.双凹形刀

可用于滑动式或摇动式切片机,可切制石蜡切片。

5.D 形刀

主要用于滑动式切片机,其最大特点是可切制硬组织,它只有一面刃,同时还可切制皮革、橡胶、纸张、胶卷等物质,所以,它的用途广泛。

传统切片刀中,骨组织制片时常用的是 B 型刀和 D 型刀。B 型刀主要用于脱钙后的骨组织制片(石蜡或火棉胶包埋)及软骨的冷冻切片;而 D 型刀主要用于不脱钙的骨组织切片(钨钢刀),或火棉胶包埋的大块骨组织脱钙切片(特制钢刀)。平凹形刀、双凹形刀主要用于制作石蜡切片。

三、刀背套与刀柄

刀背套供磨刀时套在刀背上,沿长径有一缺口,由此套于切片刀的刀背处,用于架起刀身,使刀刃接触磨刀石或磨砂玻璃板。任何刀背套在使用时必须在其一端和切片刀的一端做上标记,防止磨刀时背套倒置,影响磨刀质量。刀柄固定于切片刀一端,供手持磨刀用、蓖刀用。

四、手工磨刀法

首先选用好磨刀石。磨刀石分为粗磨石和细磨石,先用粗磨刀石磨 30min 后再用细磨刀石磨 10min 左右,将刀用清水冲洗干净,擦干后涂上机油蓖刀。

(1)磨刀前要先将磨刀石及刀清洗干净,防止尘沙将刀损伤。

(2)磨刀时,右手握刀柄,左手按另一头,刀刃向前,刀背在后,由刀的前部至刀柄处,即由右端至左端向前,翻刀后再右端至左端反复即可。

(3)磨刀时要保持刀刃与磨刀石水平接触,用力均匀一致。

(4)蓖刀有两种方式,一种是放在桌面上蓖刀,同磨刀相似,只是方向相反。另一种是用皮带蓖刀,将皮带一端固定,手持另一端要用力拉紧,前腿弓,后腿绷,刀背在前,刀刃在后,反复蓖刀 20～30 次即可。

五、全自动磨刀机

(1)自动磨刀机是采用圆转盘式,采用人工磨刀方法设计的。切片刀在研磨膏的作用下与磨刀石(磨玻璃)发生摩擦来达到磨刀的目的。

(2)装刀时要注意刀的角度,每次磨刀时刀的角度要一致。

(3)调整好磨刀时间及翻刀时间。

(4)蓖刀同手工蓖刀法。

第五节　一次性切片刀片类型与选择

一次性切片刀是近年发展起来的病理切片刀具,它的最大优点在于使用的一次性,它既节省了时间,又可把技师从烦琐的、劳累的工作中解放出来,还能很好地保证切片质量,它的好处是不言而喻的。

目前所使用的一次性刀片品种较多,各个医院的使用品牌也不相同(各个医院的具体情况也不一样),为了保证我们在组织制片技术上的论述有一定的依据和基准,在此提供几种目前被大多数病理科公认为比较标准的品牌予以介绍。

一、羽毛牌一次性刀片

这个品牌是目前使用最广泛的一次性刀片,它的优点在于品质完好,质量过关,品种齐全,很受病理技师们的欢迎。

1.R-35 型(常规型)

主要用于常规病理组织制片,对所有组织都可用,但对一些特殊组织效果稍差,较适用于轮转式切片机和平推式切片机。

2.5-35 型(软组织型)

可用于一般软组织切片,对较硬及韧的组织效果不佳,较适用于轮转式切片机和平推式切片机。

3.A-35 型(加强型)

刀的韧性及刚性较好,适用于大部分的组织,此型主要适用于推拉式(滑动式)切片机。

4.C-35 型(冷冻型)

主要用于冷冻切片,只用于冷冻切片机。

5.N-35 型(骨组织型)

主要用于骨组织切片,适用于推拉式及轮转式切片机。

二、徕卡牌一次性刀片(Leica)

这个品牌也是目前应用较广泛的刀片,它的优点是质量优良,费效比较佳,经济实惠。但品种较少,只有两种型号,对一些特殊组织没有相对应的品种。

1.Leica 818 型(宽刀面型)

主要适用于标本切面较大的组织,即大剖面组织的蜡块,这种刀片是它的特点,而羽毛刀片还没有宽面型,这种刀片可适用于所有组织,但对一些特殊组织效果不佳,主要用于轮转式切片机,但须有特殊的刀架。

2.Leica 819 型(窄刀面型)

即普通型刀片,适用于大部分组织标本,对骨组织效果不佳,可用于轮转式及推拉式切片机。

三、Thermo 以次性刀片

这个品牌的刀片也有不少的医院在使用,它的特点是坚固耐磨,精密性高,经济实惠,原来品种也比较齐全,但目前市场上也只有两个型号,故对一些特殊的组织效果欠佳。

1.MX35 型(常规型)

可用于大部分的组织(特殊组织除外),适用于轮转式及推拉式切片机。

2.HP35 型(宽刀面型)

适用于高剖面组织蜡块,可用于轮转式切片机,需特殊刀架。

第六节　轮转式石蜡切片机

一、轮转式石蜡切片机的结构与功能

轮转式石蜡切片机是病理制片最常用的一种切片机,该机性能稳定,耐用,容易掌握,使用方便,速度快,切片厚度准确。所谓"轮转式切片机"是靠旋转的一个垂轮,带动螺纹轴或齿轮,使组织块标本夹具向前推进,推动的距离靠一个有刻度的可调式的调谐器控制,并上下摆动。切出厚薄均匀的切片。

1.样本夹

样本夹是用来安装组织蜡块固定用的,每上下摆动一次,即可向前推动一步,推动的进度是使用者所调节的厚度。

2.调节器

可控制切片厚度,按需要进行调节。切片机右前上方有一调节器,刻有 1~60 等数字,每一个数字都代表一个微米的厚度,可根据切片要求任意调节。

二、轮转式石蜡切片机切片方法及步骤

切片前应检查切片机各部位的螺丝是否拧紧,否则切片时会产生颤抖,造成切片厚薄不均。切片前先调节好切片需要的厚度,锁上切片机,安装好切片刀或刀片,旋紧扳手,取出组织蜡块先用扫描仪扫包埋盒二维码,打出玻片号或标签号,将组织蜡块卡人样品夹上,打开切片机手轮,左手轻轻转动小轮,右手转动大轮。

蜡块先行粗削,直到组织最大切面露出为止。小标本不可修的太多,以免无法切出满意的切片。待组织修全后,左手拿毛笔,右手转动大轮,匀速转动,切出蜡片用毛笔轻轻带起蜡带,放入 30% 的酒精液中,再用玻片托起放入捞片机温水槽中,然后用毛笔、镊子轻轻压住蜡带两端,轻用力往外抻,让蜡带平整。选好蜡片,用镊子将相邻蜡片分开,把选好的蜡片捞在(打好号的载玻片或将标签粘贴于载玻片)有病理标本号的载玻片上。

三、捞片

捞片机的温度一般设置在 45℃ 左右(用石蜡的熔点温度减去 15℃,就是捞片的最佳温度设置),经常保持水面干净,防止污染切片。捞片的位置要适当,组织面要放在载玻片下 2/3 的交接界处,注重整齐美观。如遇有气泡产生,可以先用白蜡块切少许粗蜡卷,用镊子夹住一个

蜡管伸到水中对准气泡部位轻轻捅,把气泡排出,用玻片捞起满意的蜡片。捞片后将水控干,平放于伸展机(烤片机)上或放入染色架中进入恒温烤箱,使切片更加平坦无褶。

四、展片(烤片)

(1)切片完成后装入染色架直接放入恒温烤箱内烘烤,时间 20~30min,温度一般设置在 70℃左右。

(2)切片完成后,先将载玻片斜插在带槽的模板上沥水,几分钟后放在展片机(烤片机)上烘烤,温度一般设置在 70~75℃即可。

五、切片机的保养及维护

切片机是较为精密的仪器设备,平时使用时必须严格按照操作规程去做,使用后必须将切片机擦拭干净,保持清洁,并及时上机油,保持机器各部位的零件关节滑动自如,以防生锈。牢记不可随意乱拆零件,以防损坏、丢失小零件,切片机的精确度受到影响。做好使用、保养、维修登记记录。

第七节　平推式石蜡切片机

一、平推式石蜡切片机的基本结构

平推式切片机,也称推拉式切片机或电动推拉式滑动切片机。平推式滑动切片机适用于大组织、硬组织切片最为理想,切片平整,无皱褶,速度快。是病理科和实验室不可缺少的、较为理想的石蜡切片机。

1.台座

承载刀台及标本台的底座。

2.刀台

固定一次性刀夹的平台。

3.刀台轨道

使刀台平行行走的轨道。

4.标本台

上端为标本固定器,包埋好的蜡块固定在此平台。

5.传送机构

控制切片厚薄的机构,标本台及传送机构随前低后高逐渐上升的轨道,产生厚度;而切片刀在平行的刀台轨道行走完成切片。

6.收集盘

二、平推式石蜡切片机切片前的准备及用具

(1)带漆面的免洗载玻片。

(2)中号优质毛笔及铅笔。

(3)展片水槽。

(4)小竹片:用竹制压舌板或竹片自制成长 6cm,宽 1.5cm,厚 0.2cm。一端钝圆的光滑竹片,挑蜡片之用。

(5)雾化器:消除切片时产生静电的设备。

(6)摊片器温度可调节的平板恒温器:通常使用 50℃,烤片机调至 70℃。

(7)可调试冷台。

(8)玻片书写仪(打号机)或标签打号机。

三、平推式石蜡切片机操作方法

(1)将换刃刀架装于固定器上,松开"换刀柄",将刀片装于刀架上,调整(检查)刀刃与蜡块近刀刃处一边呈 45°夹角。

(2)打开摊片机,开启雾化器、水位不高于 350mL(蒸馏水),雾化及风力调至最小,在"裱片器皿"中盛满清水。

(3)将蜡块装于切片机的"样品固定器"上固定,调节"固定器"于适当位置。

(4)旋转"上下移动手柄"使蜡块与刀刃近似接触。

(5)设定欲取切片的标尺厚度(常规 4μm,需设定为 2μm)。

(6)右手匀速水平移动"切片刀平推台",左手转动上下移动手柄,使样品徐徐向上升起,粗削直至组织平面完全修出或所需的部分切出,微小组织应注意勿修切过度。

(7)松开"凸轮联杆",将"换刃刀架"移至用于薄切的刀刃,锁紧"凸轮联杆",右手匀速水平移动"切片刀平推台",左手轻轻转动"上下移动手柄",细削至组织面光亮。

(8)左手持"挑片竹签"、稍蘸清水,左手中指轻轻按动传动把手(2 次,切片厚度为 4μm),将"雾化器"移至于蜡块上雾化,右手匀速水平移动"切片刀平推台",同时左手持挑片竹签将切片入刀前角挑起,使刀匀速切过蜡块后将蜡片挑起,轻轻放入清水中,移开"雾化器"。

(9)取打好号的或贴好标签的载玻片插入水中切面下,以"挑片竹签"将蜡片引向玻片之适当位置,裱片于玻片下 2/3 中间位置,使切片与玻片之间无气泡。

(10)卸下蜡块,无打号机的要在玻片上写好病理标本号,沥水。

(11)将切片移至"展片机"上(50~60℃)15min,再将切片插入"染色架"中,放入烤箱内(70℃)烤 20min 以上,也可在(70℃)烤片机上烤 20min 以上即可进入染色程序。

(12)切片结束后,将切片机上蜡絮彻底清理,卸下"换刃刀架"、放入刀架盒中,关闭雾化器。

四、雾化器的使用方法及保养

雾化器的作用是去除切片时产生的静电,但也可使预先冷却的蜡块在其作用下使切片的厚度增加。为避免产生副作用,通常将雾化器的雾气钮/风力钮定格在较小的位置上。水罐内加入自来水至 30~35 标志。水量过少会产生大量雾气。使用时间过久水罐内会有碱性沉淀物及腐败物附着罐内壁及底部振动膜上,可加入稀酸浸泡后用毛刷或软布清除,尤其要将振动膜上的碱性沉淀物清除,否则会加大振膜负担,影响功率。管道内也有腐败物附着,需定期清理,保持通道清洁通畅。

五、平推式石蜡切片机使用的注意事项

(1)切片前应将蜡块预冷,最佳温度为-5℃左右。无冷台的实验室可将蜡块放入冰室内预冷。但如果在较低温度下放置时间过长,切片时蜡块在室温下会热涨,导致前几张切片较厚,一般选取第3~4张切片为宜。

(2)包埋盒周边的残余蜡应清除,否则会影响切片。

(3)蜡块中空白蜡多的一边放在前面。切片时先从空白蜡多的方向开始。遇有皮肤,肠管等组织时,表皮及肠黏膜放在后,先切皮下,黏膜下层,再切表皮及黏膜层。

(4)切片前一定要先检查机器的各部位。轨道上是否涂润滑油,各部位螺丝按钮是否拧紧。

(5)雾化器的雾量、风量要调到产生小股雾气的状态。

(6)遇有钙化物、钉子等硬物要清除。

(7)重切蜡块时,尤其小组织重切时,要先调整好水平面。

第八节　硬(骨)组织石蜡切片机

Leica RM2255是高性能的全自动轮转式石蜡切片机,它的操作方法同其他轮转式石蜡切片机相似。RM2255切片机主要功能及优点有:

不脱钙的骨、软骨及骨髓组织切片;质韧的组织(子宫肌组织、锥切组织、皮下纤维组织、角化物质等)切片;切片和修蜡块功能可互换;全自动切片功能也可切换成半自动切片;全自动切片速度根据手工要求可调节;切片完整、平坦、无皱褶、厚度均匀;消除过脱钙和脱钙不佳的染色不良;适用于大组织的切片。

第九节　切片中易出现的问题及解决办法

(1)取材组织过大、过厚,造成切片不佳。解决办法:取材规范,大小适中,厚薄均匀。

(2)组织过小、过薄、过软,经过固定、脱水、透明、浸蜡易变硬、变脆造成切片困难。解决办法:过小、过薄的组织应重新调整脱水时间及程序。

(3)固定不当或固定脱水过程中失当的组织,造成切片困难。解决办法:固定不佳的切片脱蜡入水后,进入AFA固定液或丙酮液,二次固定5min即可。

(4)陈旧、干枯、腐败的组织,不能制作切片(后果是核质共染、染色不佳,组织结构不清,无法观察诊断)。解决办法:如遇陈旧、干枯的标本只能再入固定液,效果不佳,考虑放弃制片,重新取材。

(5)切片出现横皱,多见于蜡块固定不牢或切片刀固定不紧及组织块过硬。解决办法:重新紧固蜡块及刀架,软化过硬组织表面。

(6)切片刀不锋利,切片时蜡带会出现皱起,不能顺利将切片连成蜡带。解决办法:及时更

换刀或刀片。

(7)切片上卷或切片皱起。解决办法:切片刀角度过大或过小,切片刀角度调好后不可随意动,角度以5°为宜。

(8)切片有空洞(筛网状)及破碎不齐的现象。

解决办法:多见于淋巴结及软组织,切片时慢进蜡块,轻削组织,提取切片前要轻轻转动数次至无空洞(筛网状)为止。

(9)组织切片有皱褶。

解决办法:用雾化器出气口对准蜡块,均速转动切片机,或用嘴对准蜡块表面轻轻哈气即可。

(10)组织过硬。

解决办法:配制乙醇—苯酚液将蜡块切面浸湿,或用纸巾沾些热水附在蜡块表面即可。

(11)组织中有钙化点。

解决办法:将蜡块切面放入20%的盐酸液中(方法是将蜡块表面放在棉花盐酸液上)几分钟后,再行切片时,就不会发生组织破碎不整的现象。

(12)组织过软。

解决办法:将过软的组织块退回到蜡液中继续浸蜡,或将组织块退回重新进行脱水透明浸蜡。

第六章　苏木精—伊红染色技术

染色及染色的方法在我国公元前就发展得相当普遍,劳动人民首先发明了织物的染色方法,所用的染料是从动物、植物、矿物质中提炼出来的。纺织物品染色技术的进步,推动了生物学、组织学和形态学化学染色方法和技术的发展。任何组织的切片,如果不进行染色,看不到组织的细微结构,看不到细胞核,更无法分辨出肿瘤的良恶性,不能向临床医师提供诊断依据,更不能为病人的治疗方案提供依据。所以染色在病理组织形态学的诊断、科学实验研究以及教学工作中具有重要的意义和实用价值。

随着科学的进步,为满足质量控制的需要,现市场有多家提供各种商品化的成品染色试剂,已被各大医院病理科和实验室所接受。但是,病理技术人员也必须掌握各种试剂的配制和染色原理,否则,难以制出合格的病理切片。

第一节　苏木精染色原理及配制方法

一、苏木精来源及染色原理

苏木精是一种天然染料,是从苏木精树(Haematoxylin Compechianum)的树心木提炼出来的。它因原产于墨西哥的坎佩切(Campeche)而得名,多生长在西印度群岛,虽然使用年限较早,但是着色性能一直很差。直到 20 世纪 70 年代苏木精有了新的提取方法,是将苏木树锯倒后剥去外皮,将树心木先用热水浸泡,再加尿素沉淀(Lamb,1974)制成的染料才比较稳定。自从有苏木精以来,苏木精在单独使用时着色能力很差,但仍然是最常用的染细胞核的组织学染料。为了获得最佳的苏木精染色液必须具备以下两个条件:一是必须能产生有效成分苏木因(Haematein);二是染色时需要加适量的媒染剂(如硫酸铝钾、氯化铁及硫酸铁铵等)。

苏木因是由苏木精氧化而产生的,是按传统的方法暴露于阳光和空气之下,叫作熟化,需要 3~4 个月的时间。若用氧化剂使之快速成熟也可得到较好的结果,但是使用寿命不如自然氧化的苏木精。

苏木精所以被称为染料是因为苏木精的分子氧化后成为生物染料——氧化苏木红。在常规苏木精伊红染色中,苏木精经过氧化变成酸性染料苏木红,苏木红与二价或三价的金属盐或氢氧化物结合形成带正电荷的蓝色色精,只有在这种情况下才能与细胞中带负电荷的脱氧核糖核酸结合完成染色。苏木红和媒染剂的结合不但较好地显示细胞核成分,还可与组织中的其他物质进行结合。

苏木精呈淡黄色,用人工氧化的方法可以快速全部地将苏木精变成苏木红。但如果过氧化就会破坏染料的分子结构影响染色力。

二、苏木精染色液的配制

(一)Harris 苏木精液

苏木精 2.5g,无水乙醇 25mL,硫酸铝钾 50g,蒸馏水 500mL,氧化汞 1.25g,冰乙酸 20mL。

1.配制方法

A 液:将苏木精溶于无水乙醇中,加热至完全溶解。

B 液:将硫酸铝钾溶于蒸馏水加热溶解。

A 液倒入 B 液中加热使溶液尽快沸腾,去火缓慢加入氧化汞,防止溶液溢出。然后再煮沸 1~2min,立即浸入冷水冷却后备用。临用时加入冰乙酸过滤即可。

2.注意事项

(1)加热的 A 液倒入加热的 B 液中,防止液体喷出,应缓慢分多次倒入,禁止在明火上操作。

(2)加氧化汞时要少量地缓慢加入。防止多量快速地加入氧化汞,避免液体溢出,也可将氧化汞溶解于 10mL 水中慢慢加入。

(3)氧化汞加入后煮沸时间不要过长,防止过度氧化。

(4)氧化汞若潮解有颗粒要用药勺背压碎成粉末状加入。

(5)如需自然氧化的苏木精不加氧化汞,3 个月以后用时加入 20mL 冰乙酸过滤后即可应用。

(6)用于配液烧瓶要大于配制试剂量的一倍以上为宜。

(二)Hams 改良苏木精液

苏木精 2.5g,无水乙醇 25mL,硫酸铝钾 17g,蒸馏水 500mL,氧化汞 0.5g,冰乙酸 5mL。

1.配制方法

用烧瓶将苏木精溶于无水乙醇中,水温加热至完全溶解。再用大的烧瓶取 500mL 蒸馏水加热至 85℃时放入硫酸铝钾,待完全溶解后再加热至 91℃,然后慢慢倒入溶解的苏木精乙醇液,让溶液温度保持在 89~91℃再慢慢加入氧化汞,充分搅拌均匀持续 1~2min 后迅速入水冷却。临用时加冰乙酸即可。

2.注意事项

(1)溶解硫酸铝钾不要温度过高和长时间煮沸(硫酸铝钾是碱式盐,温度过高或时间过长会造成碱式盐分解,金属铝析生成为氢氧化铝易产生混浊)。

(2)将氧化汞溶解于 10mL 水中慢慢加入较为安全。

(3)整个配制过程用水浴加温容易控制温度。

(三)无汞苏木精液

苏木精 10g,无水乙醇 200mL,硫酸铝钾 60g,蒸馏水 220mL,1%高碘酸 80mL。

配制方法

将苏木精溶于无水乙醇,稍加热溶解。硫酸铝钾溶于蒸馏水中,加热至完全溶解。再将苏木精乙醇液倒入。加入 1%高碘酸,迅速冷却后过滤即可应用。

第二节　伊红染色原理及配制方法

一、伊红的染色原理

伊红是一种酸性胞质性染料,而胞质的染色与 pH 有着密切的关系,它们均是带负电荷的。在染液中加入适量冰乙酸使细胞质带正电荷(阳离子),就可以被带负电荷(阴离子)的染料染色。伊红是一种化学合成的酸性染料,在水中分解成带负电荷的阴离子与蛋白质的氨基正电荷(阳离子)结合而成使细胞胞质、红细胞、肌肉组织、嗜伊红颗粒、结缔组织等被染成不同程度红色或粉红色,与蓝色的细胞核形成鲜明的对比,所以伊红是染细胞质的最佳染料。

二、伊红染液的配制

1.水溶性伊红液

伊红 Y(水溶性)1g,蒸馏水 1000mL。

伊红 Y 溶于少许蒸馏水中,用玻璃棒搅拌溶解后,加蒸馏水至 1000mL。

2.醇溶性伊红液

伊红 Y(纯溶性)1g,95％乙醇 1000mL。

伊红 Y(纯溶性)溶于少量 95％乙醇中,用玻璃棒搅拌彻底溶解后,95％乙醇补足 1000mL。

3.水溶性伊红乙醇液

伊红 Y(水溶性)1g,蒸馏水 75mL,95％乙醇 25mL。

伊红 Y 溶于少许蒸馏水中,用玻璃棒搅拌溶解后加入剩余蒸馏水,再加 95％乙醇。

4.沉淀酸化伊红 Y 乙醇液

伊红 Y20g,蒸馏水 500mL。

伊红 Y 用蒸馏水充分溶解加浓盐酸 10mL,搅拌均匀,放置过夜,析出沉淀。用滤纸过滤,滤液不要,沉淀物与滤纸一起放恒温箱干燥,用 95％乙醇 1000mL 配成沉淀酸化伊红 Y 乙醇储存液。

临用时,取饱和液 1 份,加 95％乙醇 2 份,配成工作液。

5.5IGMA 伊红水溶液

伊红 1g,蒸馏水 1000mL。

伊红放入蒸馏水中迅速震荡溶解后不用过滤,可以立即使用。

第三节　苏木精—伊红染色的分化控制与返蓝

一、分化的目的与控制

苏木精染色水洗后必须进行分化处理。酸能破坏苏木精的醌型结构,分化就是用某些试剂(1%的盐酸酒精液),促使色素与组织解离,将细胞核中结合过多的染料、细胞质中吸附的染料及不需要着色的部位去除掉,以利于伊红的染色。

不论使用手工控制或用机染控制,均要根据分化液的新鲜程度来决定分化时间。如果是新鲜配制的分化液分化时间要短一些,反之分化时间就要长一些;苏木精染色时间久分化的时间要长一些,反之分化时间就要短一些。分化一定要使细胞核、核仁及染色质清晰可见,必须在显微镜监测下控制分化,分化不可过度,分化适宜后迅速放入自来水冲洗去除酸后中止分化。

二、返蓝的目的与控制

苏木精染色后经 1%盐酸酒精液分化;切片是在酸性环境中,这时颜色是红褐色。切片进入弱碱性自来水冲洗或用返蓝液(0.5%氢氧化氨水溶液)在碱性环境中就会由红褐色变成蓝色。这是因为染料苏木红加铝,形成的蓝色色精在酸性环境中处于离子状态,此时为红色。在碱性环境中处于结合状态,呈蓝色。

三、分化液、返蓝液的配制

1.分化液

浓盐酸 1mL,70%乙醇 99mL。

2.返蓝液

氢氧化氨 0.5mL,蒸馏水 99.5mL。

第四节　苏木精—伊红染色手工操作程序及注意事项

自从有组织学切片制作及染色技术以来,苏木精—伊红的染色方法一直采用手工操作的方法来完成。

苏木精—伊红染色手工操作方法需要对不同的组织给予不同程度的染色时间,特别是对细胞核多的淋巴结组织及腺体等组织染色后,分化时间要比正常组织长些,直到显微镜下控制满意为止。

苏木精—伊红染色手工操作完全凭经验,靠工作的责任心,才能达到满意的染色结果。

一、染色程序

(1)切片入二甲苯Ⅰ脱蜡,5min。

(2)二甲苯Ⅱ脱蜡,5min。

(3)二甲苯Ⅲ脱蜡,5min。

(4)无水乙醇Ⅰ,1min。

(5)无水乙醇Ⅱ,30s。

(6)95%乙醇,30s。

(7)85%乙醇,30s。

(8)75%乙醇,30s。

(9)自来水冲洗。

(10)苏木精染液,5～10min。

(11)自来水冲洗。

(12)1‰盐酸酒精分化数秒(镜下控制)。

(13)自来水冲洗。

(14)0.5‰氨水返蓝数秒。

(15)自来水冲洗 1min,镜下控制细胞核分化程度。

(16)1‰伊红水溶液 1～3min。

(17)适度自来水洗。

(18)85%乙醇脱水 10s。

(19)95%乙醇脱水 10s。

(20)95%乙醇脱水 10s。

(21)无水乙醇Ⅰ脱水 30s。

(22)无水乙醇Ⅱ脱水 30s。

(23)无水乙醇Ⅲ脱水 1min。

(24)二甲苯Ⅰ透明 1min。

(25)二甲苯Ⅱ透明 1min。

(26)二甲苯Ⅲ透明 1min。

(27)中性树胶封固。

二、染色注意事项

(1)脱蜡要彻底,时间宁长勿短。脱蜡彻底的切片呈透明状,若有白色呈云雾状为脱蜡不干净。脱蜡彻底与否取决于环境温度、切片温度、二甲苯脱蜡使用的时间及脱蜡片数来决定。

(2)二甲苯的容器要密闭,严禁液体外溢,避免或减少二甲苯对人体的毒害,必须在通风柜橱中进行操作。

(3)苏木精一伊红的染色时间应根据组织不同、组织新旧、固定液不同、固定时间、环境温度、染色液新旧、切片厚薄及染片数量来决定。淋巴结等细胞核密集的组织应缩短染色时间,而脑、肌肉、心肌等胞质占比例较大的组织则要延长染色时间。新鲜组织易着色,陈旧组织较难着色,甚至不着色。

(4)染色后不宜在水中停留时间过长,防止染色质变蓝后不易分化;伊红染色后水洗时间要短,否则易脱色。整个过程要在显微镜下观察控制染色效果。

(5)HE 染色成败的关键在于盐酸酒精分化及返蓝,一定要在镜下控制,严格掌握时间。进行分化时,肉眼观察组织切片由原来的深蓝色变为红色至粉红色时即恰到好处,再冲水返蓝。

(6)切片脱水时在低浓度酒精中的时间不宜过长,因其对伊红有分色及退色作用。在无水乙醇中脱水时间应稍长,保证最后一步酒精要纯,防止将水分带入二甲苯。二甲苯后两步宜慢,以利于无水乙醇彻底脱净,封片后若切片呈云雾状,说明最后一步二甲苯不纯。

第五节　程序控制的全自动组织切片染色机

随着科学的不断发展,微电子技术和计算机技术的不断进步,工程技术人员与病理学技术工作人员通力合作,创造出新的仪器设备应用于病理常规技术中,自动染色机就是其中的一种。它完全模拟手工操作的方法,采用程序控制的全自动式的染色机代替了手工操作的方法已经成为现实,正为各个医院的病理科及实验室发挥着重要作用。

程序控制的全自动组织切片染色机是一种创新的优秀的染色仪器,它完全采纳了技术人员手工操作的染色步骤来完成整个的染色全过程(从烤片→脱蜡→至水→染色全过程→脱水→透明)。它完全满足了广大病理技术工作者的要求,取代了手工操作的繁杂的环节,达到了病理科及现代化实验室的质量要求,是一种可以信赖,可以依靠,过硬的高质量产品。

一、结构与功能

程序控制的全自动组织切片染色机是一种全封闭式的新型仪器,随着社会的发展,科学的进步,全自动组织切片染色机也随着工作的改进在逐步完善,不断更新,新型号的仪器给医院病理科和科研实验室创造高质量的切片,同时也在工作中对仪器的换代更新奠定了基础。

(1)带有全透明的机盖,可随时观察染色机的工作情况。

(2)带有活性炭的过滤装置,将机内有害气体吸附掉。

(3)设有干燥加热装置,对切片可再进行一次烘烤,去除切片残余水分;切片带有热量进入二甲苯脱蜡速度快;能保持染色机内温度恒定,染色效果好。

(4)带有多个试剂槽,可移动,可变换,密封效果好。

(5)具有装载,下载的通道,根据需要可多装,可少装,任意设置,抽屉式的滑道提取方便。

(6)设有水洗缸,可进行水流控制。

(7)机械臂手可以进行横向及纵向运动,机械臂带有振动抖动功能,振动抖动幅度可任意调节。

(8)内置软件,精确的孵育时间,容易操作的菜单式程序,可监测试剂的使用情况,按染色需要,不同的步骤可设置"精确"步骤,即精确到秒。

(9)实时液晶显示,抗腐蚀的彩色触摸屏,使用监控图像显示过程,不同染色,启动不同程序。

二、程序编排

(1)根据不同的全自动组织切片染色机染色缸的数量,编排所需程序。

(2)根据不同的切片,不同的要求,不同染液,染液的新旧可设置多种染色程序。根据工作需要启动所需程序,在编制程序时,要注意在某些染色步骤上设定精确的工作时间,如分化液、伊红液和从低浓度向高浓度酒精脱水的步骤。

(3)程序的编排越精确,染色的效果越好,在编排程序时,一定要设定染色架在空中停留片刻,便于液体滴落,并加上抖动振动功能,减少多余液体带入下一缸内。

(4)根据工作需要,随时可将切片装入染色机内进行染色,染色机可同时对多个染色架进行不同的染色。

(5)所设步骤:脱蜡 3 个,各 5min;无水乙醇 2 个,各 30s;95％酒精、80％酒精各 5s;水洗 1min;苏木精染液 10min;水洗 30s;1％盐酸酒精分化 40s;水洗 30s;0.5％氢氧化氨水溶液 30s;水洗 1min;伊红染液 40s;水洗 30s;80％酒精 5s;95％酒精 5s;无水乙醇两个,各 10s;二甲苯 3 个,各 5s。

三、操作程序

(1)染色前检查染色缸中的染色液量是否充足,染色缸的位置排列是否正常。

(2)确认仪器开关处于关闭位置。

(3)打开主电源插座上的电源开关。

(4)将仪器开关处于启动位置。

(5)显示屏上显示出主菜单,然后在屏幕上调试所需染色程序。

(6)机械手移动到每个染色缸的部位进行自检,仪器进入工作状态。

(7)确认仪器进水开关开启。

(8)将装载切片的染色栏放入染色机,按确认键。

(9)自动染色机对每一个染色架染色结束后,停留在退出位置,蜂鸣提示染色程序完成。

(10)取出染色架后,按 Exit 键,可继续装载。

(11)染色程序全部结束后,关闭仪器电源和总电源。

(12)将染色机内的染色缸盖好,关闭进水开关。

四、染色机的优点

1.染色效果好

程序控制的全自动组织切片染色机的干燥加热是对烤片不足的一种补充,并且对整个染色机的空间具有恒温功能,提高了脱蜡的速度及染色的效率。染色的各个步骤一致,时间控制精确,分色程度一致,避免了手工染色可能产生的时间误差和各个步骤的不一致。特别是染大量切片,染出切片效果红蓝分明,分化程度一致。

2.提高工作效率

避免了繁杂的手工操作节省了人力,机械臂可携带多个染色架按照程序进行不同的染色步骤。

3.节省染色液

全自动组织切片染色机的机械臂手在染色时携带染色架升起时产生振动和抖动作用,使载玻片上的染液减少到最小程度,保证每个染色缸的纯净度和质量。

4.保护实验室的环境

全自动组织切片染色机内设有有害气体吸附装置,在染色过程中二甲苯气体经过活性炭过滤吸收,减少污染,保护实验室的环境。

五、试剂质控

染出一张优质切片,除了上述固定到脱水、透明、浸蜡、包埋和切片的步骤外,染色也是非常重要的。染色的重要性在于试剂。在使用染色机染色的过程中难以从每个染色架抽出一张

切片在镜下控制,只能染出封片后才能观察,这就要求我们技术人员对染色试剂采取以下控制:

(1)建立档案:详细记录每天的染色数量,达到规定的染片数量时,一般为3000张左右,更换液体。

(2)苏木精染色液每天要过滤后使用。

(3)根据工作量,经常添加或更换脱蜡用二甲苯,切片从干燥加热后浸入二甲苯,促使液体挥发快,造成液体的不足或含蜡过高,会造成脱蜡不净。一般为染3000张切片换一缸液体,旧液体前移。

(4)保持液体的纯净度。分化液在分化2000张切片左右即可更换,脱水的最后一步无水乙醇的纯净度尤为重要,它的纯净度要保证不带水进入二甲苯进行透明,一旦将水带人到二甲苯,在封片时易出现云雾状,镜下模糊不清无法观察结果。

质控登记表见表6-1。

表6-1 医院病理科全自动HE染色机试剂质控登记表(＊＊＊号染色机)

程序\日期	二甲苯	二甲苯	二甲苯	无水乙醇	无水乙醇	95%乙醇	80%乙醇	苏木素染液	1%盐酸分化液	1%氨水返蓝液	伊红染液	80%乙醇	95%乙醇	无水乙醇	无水乙醇	二甲苯	二甲苯	二甲苯	签名

备注:负责染色人员更换染液及化学试剂后,立即登记更换日期及更换试剂品名,在相应的栏内打"√"。

六、注意事项

(1)在进水的水龙头上要安装水过滤器装置,防止水中的杂质堵塞水槽影响染色质量。

(2)备用UPS,防止断电造成染色中断。

(3)定期更换活性炭。

(4)染色架不得随意乱扔乱放。

(5)染色过程中发现问题可按暂停键,处理完毕后重新启动恢复工作,染色机仍能继续按程序完成染色。

七、维护与保养

仪器的维护与保养是保证仪器正常工作所需的重要条件,因此需技术人员对仪器倍加爱护,倍加珍惜,重要是维护好仪器就能延长使用寿命,所以必须做到:

(1)经常擦拭机器保持清洁。

(2)检查冲水槽进水效果,防止有异物阻塞影响染色。

(3)检查烘干炉底部有无残蜡,如果发现有过多的残蜡要及时清理。

(4)检查仪器出水槽及出水口的排放系统,可用1%的清洁液进行冲洗,以避免微生物的生长,必要时用水冲洗干净。

(5)禁止用湿布擦洗仪器背面有电子元件的敏感部位。

(6)在染色工作结束后,应将染色缸内的1%盐酸酒精取出倒在棕色瓶内,防止长时间的在机内腐蚀电子元件。

(7)禁止使用有机溶剂擦洗机器各部件。

第六节 手工封片

一、封片的意义

(1)保持组织染色后原有的透明状态,有利于医师镜下观察。

(2)保存细胞核及胞质的染色形态。

(3)染色的组织与外界空气隔绝,有利于长久保存。

(4)有利于教学、科研及患者复读切片。

二、封固剂的种类

(1)甘油明胶封固剂。

(2)加拿大胶封固剂。

(3)合成树胶(DPX)封固剂。

(4)中性树胶封固剂。

(5)新型封片胶(不含二甲苯)。

三、盖玻片的选择及处理

目前全国病理科及实验室使用的盖玻片分为两大类,一是买来需清洗的盖玻片,需自己经过酸水浸泡处理后,流水冲洗,并用95%酒精浸泡后,用绸布一片一片擦干净或捞出码放整齐后放进烤箱烘干后使用。二是直接购买免清洗的盖玻片,此种盖玻片经工厂工艺化处理,质量好,购置后可直接使用。现市场的盖玻片规格齐全,有18mm×18mm、24mm×24mm、24mm×32mm、24mm×40mm、24mm×50mm、24mm×60mm均为免洗带有干燥剂,并且真空保存,防潮处理好,这些盖玻片使用方便,既缓解了技术人员的劳动强度,又提高了技术人员的工作效率,又避免了盖玻片在清洗中的损坏。

四、手工封片的方法

染色工作完成后,将切片放入二甲苯内,封片时从二甲苯内取出每张切片,用绸布擦去组织周边多余的组织及二甲苯,将中性树脂胶少许滴加在组织上方或下方,将玻片稍倾斜,用手将盖片顺玻片斜面轻轻放,这样可防止气泡产生。同时手工封片的最大优点是可以使用各种规格的盖玻片,而自动组织封片机封片则做不到。

五、手工封片的注意事项

(1)所用树胶浓度要适中,树胶呈水滴状即可。

(2)胶稀时易溢出玻片,当二甲苯挥发后,组织切片就会产生胶不均匀,并出现大片空泡现象。

(3)胶太浓滴在玻片上,树胶不易散开,也容易产生气泡,难以驱除,用力挤压易产生胶外溢现象,影响镜下观察。

(4)胶用量多少应根据组织大小、厚薄而定。应迅速敏捷滴胶。

(5)封片时,切片上应保留适量的二甲苯,防止干封,产生气泡。

(6)为防止气泡产生,封片时,树胶不易搅动。

(7)如遇有小气泡时可用镊子轻压盖玻片,排出气泡。

(8)封片应在通风橱中进行,减少有害气体对技术人员的伤害。

(9)封片时若离面部较近,口、鼻呼出的气体也会造成在封片时产生模糊不清,云雾状。

六、新型封片剂的应用

由于工艺不断提高,现市场所售已不用技术人员手工合成。工厂出产的已调制好,直接使用既可。树胶使用后一定封口,以防挥发,影响浓度。由于目前市售各种中性树脂胶,均含有二甲苯,为有害物质,对环境有污染,对病理技术人员的身体健康有伤害,现市场上又推出了一种新型封片剂,不含二甲苯有毒有害物质,对封片诊断无影响,对环境无污染,对技术人员的健康无伤害,目前有的单位实验室在使用。

第七节 全自动组织切片封片机

一、全自动组织玻片封片机的结构与功能

(1)目前采用双吸盘吸附盖片技术的全自动玻片封片机。

(2)提高实验室的工作效率。

(3)适用于组织切片,细胞涂片,单细胞涂片。

(4)适用于湿性/干性封片切片。

(5)适用各种常规尺寸的国产优质盖玻片。

(6)盖玻片的适宜尺寸:22mm×40mm、24mm×40mm、24mm×50mm、24mm×60mm。

(7)盖玻片架容量,120~160个盖玻片(根据大小不同)。

(8)盖玻片质量感应器可自动检出破损玻片,保证封片顺利进行。

(9)盖玻片机械手具有加压功能,推压出盖玻片和中性树脂胶之间的小空泡。

(10)适用于目前市场上所有品牌的染色架。

(11)可使用目前市售的各种封固剂。

(12)封固剂分配器存放于二甲苯瓶中,保持滴胶通畅。

(13)封固剂瓶容量 100～250mL 不等。

(14)烘干功能,封片完成后,玻片架会自动传送到烘烤干燥箱中烘烤,待干燥后取出,减少污染。

(15)1h 封片 400 张左右(大约每片耗时 9s)。

(16)备有活性炭滤网和烟雾抽排系统。

二、全自动组织封片机的使用方法

(1)接通电源、打开开关,机器进行自检后,指示绿灯亮即可以工作。

(2)将染色完毕的切片栏准确的放入二甲苯槽内,进入封片机,关好仓门。

(3)按动开始键,封片机进入工作状态;可单一封片,也可以连续封片。

(4)封片机在工作中如发生故障,封片机会自动报警,按暂停键处理完毕后即可继续工作。

(5)封片机报警的原因。

盖玻片不洁;双吸盘吸不起盖玻片;反复出现碎盖玻片;盖片盒未到位;载玻片不规则;盖片量不足;切片栏提手未放好。

(6)封片结束后,一定要等到机器蜂鸣器响,显示绿灯,方可取出切片,同时打开门,取出空栏,再放入染色完毕的另一染色栏。

(7)封片机的盖玻片采用 24mm×40mm、24mm×50mm、24mm×60mm 等 3 种规格(目前国产免洗盖玻片已完全取代进口,使用效果良好)。

(8)效率高、质量好、胶很少外溢、无气泡、切片整齐美观。

(9)使用机器封片,既有利于环保,也提高了工作效率,减少了二甲苯对技术人员身体的伤害。

三、自动组织封片机使用注意事项

(1)严格按操作规程使用。

(2)使用标准优良规格的载玻片和盖玻片。

(3)添加盖玻片时一定要在机器静止的状态下进行。

(4)添加或更换中性树胶时,一定要关闭电源,以免产生气泡,影响封片质量。

(5)定期检查二甲苯小瓶内的液面量,及时补充。

(6)滴胶量调好后,不可轻易变动,如果需要,方可进行调整。

(7)封片全部完成后,清洁机器,清理接胶小瓶中的废液,用少许二甲苯擦拭轨道上的污物,清理破碎的盖玻片。

(8)关闭电源,盖好机器。

四、全自动组织封片机的保养及维护

(1)必须严格按照操作规程使用,设有维修记录和使用记录。

(2)注意环境卫生,自动封片机属精密仪器,应放置在洁净干燥的房间内。

(3)经常对封片机进行清洁,减少灰尘及试剂对机件的腐蚀。

(4)定期维护保养。

(5)出现故障不能排除时,要请工程师维修,严禁自行拆卸和随意搬动。

第八节　程序控制的全自动组织切片染色封片一体机

染色封片一体机将染色机和封片机用专用连接器连接起来,形成一体化的、全自动染色封片工作站。徕卡仪器有限公司生产的染色封片一体机是由:全自动染色机＋专用连接器＋全自动封片机组成。也有其他公司生产染色封片一体机。

一、全自动染色机的功能

采用多种容积的染色槽结构设计,根据不同染色工作量和染色方法的需要,更换不同容积的药液槽,达到最经济的使用成本,适合组织学和细胞学样本的 HE 染色和巴氏、PAS、EVG 和刚果红染色等特殊染色。

(1)全自动染色机科技含量高、功能先进、齐全。

(2)可应用于细胞学染色、组织学染色和特殊染色。

(3)采用两节式、三节式机械臂设计,在 xyz 三维方向,均可 360°转动。可设置:50 个程序,每个程序有 40 个步骤。

(4)最多可同时运行 12 个玻片架,并可以在任意时刻运行任意程序。

(5)设有抗腐蚀的彩色触摸屏,数据的输入和检索都十分方便、简单迅速、一目了然。

(6)通过屏幕显示染色过程,染色过程由程序监控,具有试剂管理系统(RMS)能检测试剂的使用次数,并有助于提高染色效果,节约试剂。

(7)拥有多种语言操作界面。

(8)玻片架通过上下载抽屉装入和取出,根据需求,最多可同时上载或下载 4 个玻片架。

(9)根据专利技术(CodeRack TM),通过应答器和颜色代码系统,玻片架可以自动地分配给程序,启动染色。

(10)配有烘烤箱,烘干玻片、去蜡,保证脱蜡彻底。

(11)设有加热的试剂缸和附件,完成特殊染色的自动化。

(12)内置活性炭滤网的烟雾抽排系统。

(13)不需打开机盖就能置换染色程序,最大程度减少接触和吸附有毒试剂。

二、专用连接器

(1)染色结束后,玻片架被自动转运至封片机,不再需要人工手动转运。

(2)连接后,即成为真正一体化的染色封片工作站。

(3)这不是一种简单的连接,而是成为一个整体。

(4)最直观的感受,错误信息与示警代码将在染色机和封片机上,同时显示。

(5)樱花 Tissue-Tek Prisma ＋Tissue-Tek Clas 型号染色封片一体机不需要连接器。

三、全自动组织玻片封片机的功能

可对病理组织切片、细胞学切片进行自动封片和干燥尾气处理,并可与染色机连接成为,染色封片一体自动工作站。

从染色机通过染色后自动传送来载玻片和直接从放入封片机的载玻片,可同时两路进行封片处理。在使用前可进行试封片测试,也可直接进行封片处理,从染色机通过染色后传递过来进行封片,封片机可自动识别进行封片。直接放入封片机封片的每次将要封的玻片放入封片机后,操作者只要按下启动键,封片自动进行。

将需要封片的载玻片放入封片机内,封片自动进行,操作人员通过操作面板选取程序后,开始启动设备,封片机对在载玻片进行移动划胶—取盖玻片—封片—移动—收取—干燥处理,封片完成后,可随时取出也可累积封片 240 张后烘干处理后取出。

(1)本玻片封片机采用双吸盘吸附盖玻片技术。

(2)提高实验室的工作效率。

(3)适用于组织切片,细胞涂片,单细胞涂片的封片。

(4)湿性或干性封片。

(5)适用各种常规尺寸的优质盖玻片 22mm×40mm、22mm×50mm、22mm×60mm、24mm×40mm、24mm×50mm、24mm×60mm。

(6)盖玻片质量感应器可自动检出破损玻片,保证封片顺利进行。

(7)适用目前市场上所有品牌的玻片架。

(8)可使用目前市售的各种封固剂。

(9)封片完成后可自动转入烤箱进行烘烤,烘烤完成后自动报警。

(10)最大限度地减少接触和吸附有毒气体。

四、注意事项及维护保养

(1)在更换中性树脂胶后,及时进行封片前的测试。

(2)调节胶量的适合度,以保证封片后载玻片上的清洁。

(3)及时检查盖玻片的质量,去除不合格的、质量差的盖玻片。

(4)封片前要仔细地将载玻片放置在篮筐架上,以保证封片的质量。

(5)检查二甲苯液位,保证载玻片在封片前处于湿润状态,以驱除气泡。

(6)定期清洁传送装置,保证传送装置上无中性树脂胶的污染。

第九节　玻片标签的打印、排序及核对

一、玻片标签的定义

病理切片标签号码是用来标记病人手术切取的标本、活检标本及体液标本的一个代码。通过这个号码能查找病人的病史及全部资料,为病人的后续治疗提供依据。使科研、教学、查找资料等方便快捷。病理组织标本送到病理科后由专人编写病理标本号(有按年度编的,有按序号编的)。病理标本号一旦生效,此病人的资料将登记在册,录入电脑,所有资料就靠这个病理标本序号查找。

病理标本序号通常采用手写标签、橡皮图章印记标签的形式用胶水粘贴于载玻片上。后来改用不干胶标签,但是病理标本序号仍采用手工写号或橡皮图章印记号码。这种工作程序在大多数中小型医院较普遍,浪费工作时间,且号码模糊不清,给存档工作造成网难。遇到阴雨天气或档案柜潮湿,玻片号码更加无法辨认,给科研、教学、医疗及后续工作造成无法弥补的损失。

现如今在一些有条件的三甲医院病理科,都使用电脑编号、登记、描述、排序、核对。病理技师在包埋、切片、染色后用打印机按病理标本序号打印出不干胶病理标签,清晰、整洁、美观、大方、效果极佳。

虽着科技的发展,医学的进步,玻片打号机的问世使得病理档案更加规范化和标准化。

二、玻片打号机的应用

载玻片病理信息标记操作流程

(1)切片时病理信息通过扫描枪扫描组织盒上的信息,将病理信息传送至病理信息标记系统软件,软件控制玻片打号机将病理信息打印到载玻片上,即我们所说的"按需打印"。

(2)通过病理软件直接将需要打印的病理信息打印到载玻片上,即我们所说的"批量打印",避免任何转登或书写错误。

(3)这两种工作流程可根据具体需求进行选择,其基础r作流程解决方案综合了二维码技术、打印软件和核查软件,装备了快速精确的高品质条码扫描及打印设备。可以选择并制定一套方案,以最大程度上优化实验室的工作流程。

三、扫描标签打号机的应用

(1)打开电源开关。

(2)将要切片的蜡块进行扫描。

(3)切片、将扫描不干胶标签号粘贴于玻片上。

(4)捞片。

四、切片的排序与核对

(1)切片按病理标本号顺序排序。

(2)将切完的蜡块封周后摆放在切片旁。

(3)切片要与蜡块组织面进行认真核对,是否切面完整。

(4)切刀片号要与蜡块号进行认真核对。

五、切片质量及取材质量控制跟踪表(表6-2)

表格内容包括:

(1)取材不规范、不标准的病理标本号。

(2)脱钙不佳的病理标本号。

(3)组织有异物及钢丝的病理标本号。

(4)包埋技师姓名、切片技师姓名、染色技师姓名、核对技师姓名。

　　表格填写好后交由诊断医生对切片质量进行评价,同时技术室也给予取材医生评价。这样有利于取材规范化和切片标准化:

表 6-2　病理切片质量及取材质量控制跟踪表

日期：　　年　月　日

（请填写有问题的切片号）

	刀痕	切不全	污染	封片差	染色差	其他	合计	医生签字
冷冻切片								
常规石蜡								
免疫组化								
特殊染色								
细胞涂片								
常规埋蜡	切片		染色		核对			

（请填写有问题的蜡块号）

分组	取材/记录医师姓名	取材污染	组织块过大	小标本未标伊红或标在纱布上	蜡块核对错误	号码不清、连笔等	技术室签字
小标本							
大标本							

第十节　HE切片的规范技术标准

（1）切片组织完整。

（2）切片厚薄均匀。

（3）切片染色对比清晰;红、蓝分明。

（4）切片无刀痕、无裂隙、无颤痕。

（5）切片平坦、无皱褶、无折叠。

（6）切片无污染。

（7）切片封胶适中、无气泡、透明度好。

（8）切片无松散、裱贴位置适当。

（9）切片整洁、标签端正牢固。

（10）切片编号清楚、扫描准确。

第十一节　HE染色易出现的问题、原因及补救方法

在苏木精伊红染色当中,常常会出现一些意想不到的问题。这些问题的出现会给病理医生的判读造成困难,以致无法诊断。出现的问题是多方面的,现分析如下:

一、在染色过程中,组织切片易脱落

(1)组织本身的原因,如凝血块、血栓、干涸或过硬的组织及破碎组织等,切片染色时易脱落。

补救方法:可用防脱片解决。

(2)组织脱水、透明不足,石蜡不能浸入组织发软,切出的片子在脱蜡时收缩,入水或染色时又膨胀因而易脱落。

补救方法:组织块可退回重新脱水、透明、浸蜡。

(3)组织脱水、透明过度,浸蜡时间过久或温度过高,造成组织急剧收缩,过硬过脆导致切片不完整也易脱落。

补救方法:可用酒精甘油各半浸泡切面后再切片。

(4)切片过厚。

补救方法:切片标准,厚薄均匀。

(5)展片水温低,切片有皱褶没摊平或捞片时组织面有气泡。

补救方法:调整水温,捞片时排空气泡。

(6)烤片温度低时间短。

补救方法:调整烤片温度和时间。

(7)烤片温度过高时间过久,导致组织切面烤焦、收缩变形出现皱褶也易脱落。

补救方法:调整烤片温度和时间。

(8)载玻片清洗不干净,表面有油渍或灰尘。

补救方法:购买免洗的洁净载玻片。

(9)脱蜡后未经由高至低浓度酒精缓冲入水,冲水过猛或晃动过甚,也易使切片脱落。

补救方法:按照染色技术操作规程要求操作即可。

(10)染色液或试剂的酸碱度不适宜,分化液或返蓝液过浓也可导致切片脱落。

补救方法:购买标准化、商品化的染色液和试剂。

(11)染色失当或染色效果不佳。退回重新染色易引起切片脱落。

补救方法:避免染色失当。

(12)染色液或染色器皿不洁净。

补救方法:过滤染色液和清洗器皿。

二、切片染色不均的原因

(1)组织取材固定不当可导致染色不均。如组织取材过大过厚,所用固定液不规范,组织固定不完全或浸透不彻底,使组织切面染色后,外周固定好的部位细胞着色清晰,中间或未固

定好的部位细胞着色模糊。肉眼观察和镜下检查即可看到染色不均的现象。

补救方法：配置或商购 10％中性福尔马林固定液，取材规范化，标准化，固定要彻底。

（2）组织脱水时间不够，脱水不彻底。组织内含有水分，造成透明、浸蜡不彻底。这种组织虽能勉强切片，会出现厚薄不均的现象，染色时就会出现片状灰染现象。

补救方法：退回到酒精重新脱水、透明、浸蜡。

（3）切片厚薄不均或有横纹的也造成染色不均。

补救方法：检查卡蜡块夹或刀台是否锁紧，螺丝是否有松动现象。

（4）切片脱蜡不彻底：脱蜡剂及梯度酒精不纯、室温低、使用时间过长均造成脱蜡不净，含蜡部位不着色或着色较浅，脱蜡彻底部位着色较深，导致染色深浅不均现象。

补救方法：根据工作量定期更换脱蜡剂及梯度酒精，室温低要延长脱蜡时间。

（5）染色液或分化液不足，在染色时组织切片没有全部浸染，亦可出现染色不均现象。

补救方法：要经常观察染色液、分化液及试剂是否满足染色需求。

（6）分化剂过浓，分化时间过长，分化后没有迅速入水终止分化，电可造成染色过淡、过深或染色不均的现象。

补救方法：配置或商购标准的分化剂，分化后要迅速入水，显微镜下控制分化程度。

（7）组织切片上有气泡，在染色或分化时气泡内的组织可能染不上颜色或分化不到，显微镜下观察也会出现染色不均的现象。

补救方法：可将气泡用大头针挑掉，重新染色或重新分化即可。

三、切片染色模糊不清（灰染）的原因

1. 取材因素

取材时组织标本已经出现腐败自溶现象或取材后没有及时固定或固定液浓度不够，染色都能造成组织结构模糊不清。由于组织结构变性，组织酸化，染色切片呈灰蓝色。

补救方法：切片脱蜡复水后用 AFA 固定液或冷丙酮液再固定 5～10min 后水洗染色即可。

2. 固定前

已经干涸的标本，切片染色后在干涸的区域内也有成片的灰染现象，是很难补救的。

3. 固定因素

固定剂对组织有一定的媒染作用，它既可以与蛋白质结合又能与染料结合，故能增强着色能力。组织固定不及时不彻底也是造成染色模糊不清的主要原因。

补救方法：切片脱蜡至水后用 AFA 固定液或冷丙酮液再固定 5～10min 后水洗染色即可。

4. 固定液浓度偏低

蛋白质发生沉淀和凝固不充分，由胶状物质变成不溶性的固体状态也必然不充分，使细胞内的成分本应产生的折光率、光学差异不够显著，在组织生活状态下，原来看不清楚的细微结构就更不清晰了，染色后切片也会出现模糊不清现象。

补救方法：用 10％中性福尔马林固定液重新固定或切片脱蜡至水后用冷丙酮液再固定 5～10min 后水洗染色即可。

5.固定液浓度过高

配置不规范,有的甚至用市售的浓甲醛进行固定,这样就使蛋白质的沉淀和凝固作用太强,促使组织表面凝固迅速变硬,固定液渗透不到中间部位,造成固定不佳,染色后出现模糊不清的现象。

这种情况无法补救!可试用切片脱蜡复水后用冰丙酮液再固定5~10min后水洗染色。

6.送检的标本

有酒精固定的,正常温度下,酒精固定沉淀的白蛋白、球蛋白不再溶于水,沉淀的核蛋白可溶于水,造成核染色不良,胞质染色也差,模糊不清。

补救方法:用10%中性福尔马林固定液重新固定或切片脱蜡复水后用冰丙酮液再固定5~10min后水洗染色即可。

7.包埋

包埋蜡温度过高会使组织蛋白质发生质变,切片染色时染料与组织没有亲和力,发生拒染现象,也造成染色模糊不清。

8.染料

染料质量差或染色液配置失当在配置苏木精时,如果加热氧化过度就不能生成三氧化苏木红(染色力最强),而生成四氧化苏木红(染色力弱),使染色液丧失染色能力(包括染色液使用过久),使切片着色模糊不清。

9.分化

分化过度,胞核、胞质色泽较淡,模糊不清。

10.染色

染色后脱水、透明不彻底,肉眼切片呈云雾状,显微镜下组织结构模糊不清。

补救方法:切片在二甲苯中酒精未脱干净,退回到酒精,更换二甲苯重新透明。

11.手工

手工封片时口、鼻呼出的气体含有水分,阴雨天气潮湿封片动作不敏捷也能使切片呈云雾状模糊不清。

四、切片有污染的原因

1.水面污染

水面不洁净,在捞片时将肉眼难以看见的碎组织渣捞在了切片上。

补救方法:用纸经常清洁水面,保持干净。

2.组织碎屑污染

在切片过程中,蜡带粘上其他组织的碎屑捞在了切面上。

补救方法:切完组织块后注意清理刀台。

3.染色液和试剂的污染染

液中的色素颗粒和试剂的沉渣、污物,在染色时切片容易被污染。

补救方法:要经常过滤染色液及更换试剂。

4.组织切片

组织切片在烤片时,遇有灰尘黏附于切面上。

五、切片保存期间易退色的原因

(1)固定液 pH 不适宜,固定较久的组织,特别是用含酸性固定液固定的组织在脱水前未经流动水洗或水洗不充分,染色后也易退色。

(2)染色液及所用试剂酸碱度不适宜,这是一个很常见的重要原因。在 HE 染色时,用碱性过大的溶液返蓝,就易引起胞质退色,如果用 pH 7～8 的弱碱性溶液返蓝并经自来水冲洗,就不易引起切片退色。

(3)配制伊红染液如果加促染剂冰醋酸过多,会产生大量泡沫浮在液面上较长时间不易消失,染液容易混浊,使用时间不长就产生沉淀,上清液呈浅淡粉颜色,说明染液失效,即使染上颜色也易退掉。

(4)组织切片染色后,脱水、透明失当,也易造成切片退色。

(5)封固剂的酸碱度不适宜,没有应用中性封固剂。

(6)封固剂太稀或用量太少,切面未被完全封住也易退色。

(7)染色后,切片长期置于日光或强烈灯光下,均能加速氧化引起退色。

第七章 冷冻切片制作技术

第一节 冷冻切片的意义

冷冻切片在组织学技术中应用最广泛,特别是对临床手术病人在术中快速病理诊断及科研中的免疫组织化学诊断研究具有重要的意义。冷冻切片是采用冷冻的方法使组织在较短时间变硬切成薄片,其原理是利用物理降温的方法,使组织达到一定的硬度进行切片的一种方法;冷冻后组织中的水分起着包埋剂的支撑作用,因此,组织可以切成很薄的切片,应用于各项检查。冷冻切片最常用于:

一、快速诊断

冷冻切片可称之为病理科的急诊工作,常用于临床手术科室快速组织学诊断,特别是在手术进行当中取出病变组织,要求病理医师在很短的时间内做出良、恶性的正确的诊断,为临床医师下一步的手术方案及治疗提供指导。

二、显示组织中脂质

对脂肪和类脂的保存较好,用于检查脑组织中的脂肪栓塞,鉴别卵巢泡膜细胞瘤(含有脂质)和卵巢纤维瘤、脂肪肉瘤的诊断以及脂质潴留性疾病等。脂肪染色和神经组织髓鞘的染色等常用于冷冻切片。

三、显示酶活性

酶组织化学已广泛应用于临床,是一个很重要的研究方法。酶的方法主要应用于肌肉活检的检查,在组织化学上显示酶的活性。

四、免疫荧光的研究

在迅速发展的免疫荧光诊断技术工作,冷冻切片是最重要的方法。特别是对肾活检的免疫荧光标记检查是相当重要的,对肾小球内的抗体和抗原抗体复合物的性质及分布的诊断有着重要的意义。

第二节 冷冻切片的发展史

1818 年 HalsteddeRiemer 首创冷冻切片技术,1905 年 Louis B Wilson 在 Mayo Clinic 成功地完成了第一例冷冻切片诊断,距今已有 100 多年的历史。2005 年,Arch Pathol Lab Med 发表了纪念冷冻切片 100 周年的文章。

冷冻切片机始源于半导体冷冻装置,利用 Peltier 效应。当一块 N 型半导体和一块 P 型半导体连接成电偶时,在这个电路中接上一个直流电源,电偶上流过电流时,就发生能量转移。在一侧接头面吸收能量可产生－25℃的温度,而在另一侧接头面通过流动自来水排放出能量可产生＋25℃的温度,低温温度是通过直流电和流动自来水来控制调节的,在达到适合切片温度后即可工作。

第一台冷冻切片机是由丹麦 Lederstrom Lang 和 Mogensen 在 1938 年创造的,用于定量组织化学研究,后来由 Coons,Leduc 和 Kaplan 设计改进成新型恒温冷冻切片机,温度可降至－30℃。恒温冷冻切片机的问世,使冷冻切片不受气候、室温等外界因素的影响,可以在一个相对恒定的环境下进行工作。

一百多年来,冷冻切片已被用来作为一种工具,主要应用于临床外科手术中对患者进行快速诊断,并在此基础上立即决定手术方案、范围及治疗方法,目前大多数医院及医疗机构都已具备了开展冷冻切片的条件。

随着科学的发展和不断进步,新型的冷冻切片机不断问世,并且在逐年更新,一批批新发明的、半自动化的、全自动化的冷冻切片机都应用于临床医院和科研机构。冷冻切片机设有单压缩机和双压缩机,现各大医院及科研机构应用有 Leica1900;1950;3050;3050s 等恒温冷冻切片机;Therrno 恒温冷冻切片机;SAKURA 恒温冷冻切片机;Leica CM3600XP 大型冷冻切片机;浙江金华益迪恒温冷冻切片机等。

第三节　恒温冷冻切片机的结构与功能

一、结构

恒温冷冻切片机主要由冷箱体及切片机构成,每种型号都根据人体工程学原理设计、操作方便、安全省力,具有快速双重制冷、自动除霜、自动消毒、负压等功能,精密的切片装置、先进的制冷系统、安全与环保性能为制作优良冷冻切片提供了保证。

二、功能

利用物理降温的方法将新鲜组织标本冷冻使其产生一定的硬度进行切片,与石蜡切片相比,冷冻切片不需要脱水处理,因此制片速度快,是为术中提供快速病理诊断的良好方法。此外由于冷冻切片使用的是未经固定的新鲜组织,因此冷冻切片也是脂肪染色、酶组织化学染色以及某些免疫组织化学染色和分子原位杂交的理想制片方法。

第四节　冷冻切片组织的取材

组织取材大小对制片的影响极为重要,取材时应注意以下几点:

(1)标本必须新鲜无固定,无液体浸泡。

(2)组织块大小厚薄适宜。

(3)组织块未受挤压。

（4）尽量保持组织的原有形态。

（5）选择好组织切面。

（6）保持组织的清洁。

（7）切除不需要的部分，遇有脂肪组织要剔除。

（8）组织内有异物一定要清除。

第五节　恒温冷冻切片机的温度设置

病理技师在短时间内要制出高质量的冷冻切片，更需要病理技师具有娴熟技术，对冷冻切片原理的理解，对病理医师诊断需求的理解，对冷冻切片机功能的合理应用是至关重要的。冷冻切片的重要环节是温度与切片的关系，组织温度的变化可影响其软硬程度。温度升高组织块变软，温度降低则组织变硬。不同组织冷冻切片的冷冻温度调整原则是：柔软稚嫩富含水分的组织选择相对较高的温度，较低的温度易造成切片呈碎屑状；较为致密富含脂肪的组织选择相对较低的温度，较高的温度易造成切片堆积不能形成片状。以下是部分组织冷冻切片的温度参数值：

$-15 \sim -10℃$：淋巴结、肾上腺、脑组织、脾脏、子宫内膜。

$-25 \sim -16℃$：乳腺、肺、胆囊、子宫、小肠、结肠、肾、肝脏、肌肉、胰腺、前列腺、皮肤、甲状腺等。

$-35 \sim -25℃$：富于脂肪的乳腺组织、纤维脂肪组织、富于脂肪的皮肤组织、富于脂肪的肿瘤组织。

第六节　冷冻切片的制作方法

（1）冷冻前将恒温冷冻切片机的速冻头温度和箱内温度调整到适宜的切片温度，一般情况下为 $-25 \sim -18℃$。

（2）在标本托上涂一层冷冻包埋剂 OCT，然后将取材后的新鲜标本安放在标本冷冻托上并用 OCT 包埋剂覆盖标本。

（3）组织较小或较薄，可先将 OCT 滴加在标本托上，冻制成一个小冷台，将组织放在小冷台上，再覆盖 OCT 冷冻，并用冷冻锤轻轻压平。

（4）标本冷冻完成后将标本托固定在切片机的机头上，调整机头的位置使其恰好位于切片刀的后方。

（5）以粗切削的方式进行标本的粗切削至暴露标本的最大平面，使用连续转动方式削 $5 \sim 6$ 个切面后，用毛笔清除机头、标本托及切片刀上的组织碎屑。

（6）确认切片厚度，一般 $6 \sim 10 \mu m$ 不等，根据组织的不同可适当调整切片的厚薄。

（7）放下防卷板使其位置恰好与切片刀的刀刃完全平行并略突出刀刃。

（8）以转动大轮推进的方式进行切片，良好的切片将在防卷板下方形成一张完整平坦无褶的薄片，若切片略有弯曲可用小毛笔轻轻展平切片。

（9）打开防卷板，用载玻片平稳地轻压组织，使其平整地吸附到载玻片上（载玻片要保存在室温条件下）。

（10）也可不使用防卷板，用毛笔轻带组织下方的白边（OCT），随机器的慢慢转动，用毛笔轻轻从上至下展开组织，使其平坦，组织齐全满意时，用毛笔轻轻压住切片的下方，右手拿载玻片轻轻平稳地压组织，使其平整地吸附在载玻片上，迅速放入固定液，进入染色程序。在切片时一张玻片上不要放两个组织切面，因为在切第二张切面时，第一个切面可能由于天气炎热、潮湿，切片组织细胞退化变形，影响染色及诊断。

（11）正确地调整使用冷冻切片机的防卷板是获得平展完整冷冻切片的重要手段，防卷板的正确位置是，与切片刀的刀刃平行并略微突出于刀刃，如防卷板过度突出于刀刃会造成切片机头上的组织与防卷板相撞，如防卷板低于刀刃会造成切片向上卷曲不能形成平整的切片，在调试时从下向上逐步提高防卷板的位置，每提高一点切一张切片测试，直至切片能在防卷板下形成完整平展的切片为止。

第七节　冷冻切片的固定和染色

一、冷冻切片的固定、固定液的选择

冷冻切片的固定液种类：

（1）丙酮液。

（2）10%中性福尔马林缓冲液。

（3）95%酒精。

（4）乙醚、纯酒精等量混合固定液。

（5）AF 液。

（6）AFA 液。

可根据工作要求选择适合于本单位的固定液。

二、冷冻切片染色

（1）冷冻切片应立即放入固定液中。

（2）固定 1min 左右，水洗。

（3）入哈瑞苏木精染液 2min，水洗。

（4）1%盐酸酒精分化数秒，水洗。

（5）0.5%氢氧化铵水溶液返蓝数秒，水洗。

（6）入 1%水溶性伊红染液 1～2min，水洗。

（7）70%乙醇、80%乙醇、95%乙醇、95%乙醇逐级脱水。

（8）无水乙醇脱水 3 次。

（9）二甲苯透明两次。

(10)中性树胶封固。

三、冷冻切片的标准

(1)操作正确。

(2)切片完整。

(3)厚薄均匀。

(4)无褶无刀痕。

(5)组织内无冰晶。

(6)核质分明,染色适度。

(7)组织结构清晰。

(8)脱水透明洁净。

(9)封裱美观。

(10)时间迅速。

四、冷冻切片染色的注意事项

(1)提倡使用新鲜苏木精染液,每天过滤,防止沉渣及结晶的形成,保证高质量的冷冻切片以利诊断。

(2)室温过低时,影响着色,可适当加温促进染色。

(3)盐酸酒精分化应适度,显微镜下控制,否则易造成核着色不佳,染色质不清晰,影响诊断。

(4)氨水返蓝要适度,浓度过高易脱片,一般配成 0.2%～0.5%为宜。

五、冷冻切片冰晶的控制

冰晶形成取决于组织含水量的多少,尤以组织细胞水肿、淋巴结、纵隔肿瘤、卵巢肿瘤为甚,还有在取材过程中接触到水源,冷冻过程中速度慢,使用液氮时间上未控制好等,蛋白质与水形成的胶状体受到破坏,水分从胶体状态的蛋白质中分解出来,这些都是造成冰晶形成的原因。

解决的方法:使用液氮时间上应控制好,组织取材中,应避开水源,如遇含水量高的标本时,用干纱布或滤纸吸干水分后再进行冷冻。在使用液氮时,动作要快。

第八节 恒温冷冻切片机的使用注意事项及日常维护

冷冻切片机应严格遵守规程操作。切片前,厚度应预先调制好,刀具应提前安放好。刀的角度调好位置,并多备几个冷冻托,以供速冻组织块使用。切片时,观察窗不可打开过大,以防温度升高影响切片。同时呼气时不要对着组织块,这些都会对冷冻切片造成影响。每一例冷冻切片完成后,都应及时清理冷冻组织碎屑,以防造成污染。冷冻切片完成后,应彻底清洁箱体内的组织碎屑,擦拭机器,并对机器的加油孔注入低温冷冻油,润滑机器。最后,开启机器消毒功能,对机器进行消毒。切片污染是病理组织制片的大忌,在冷冻切片粗削后必须要用毛笔清洁碎屑,以防其他组织碎屑沾染到正在进行切片的标本上。

冷冻切片机的温度:白天工作时温度可设定在-25～-20℃之间,如遇到脂肪标本时,可快速调至-30℃以下。

全部冷冻切片工作完成后,应对箱体内进行卫生清理,用毛刷除去碎屑污物,放上10％的福尔马林固定液进行熏蒸消毒,并将温度调至-20℃,早上工作时再将温度调至所需温度既可,如有条件,机器应定期关机,拔掉插销,待机器恢复室温后,对切片机各部件进行彻底清洗,滴加上专用的防冻润滑油,接通电源,调至-20℃以备工作之用。

第八章 常用特殊染色技术

虽然20多年来免疫组化及分子生物学等技术的广泛应用使病理学研究和临床病理诊断进入了一个崭新的时代，但传统的特殊染色技术目前仍在病理诊断和实验研究中广泛使用。特殊染色之所以长期存在而未被新技术取代，一方面是因为它本身具有特异、简单、快捷、价廉等显著优点，另一方面是特殊染色本身也在发展和完善，至今还没有出现更好的、可完全替代它的直接显示细胞内外特殊化学物质（如含铁血黄素、黑色素、淀粉样物质、基底膜等）的简便易行的方法和技术。为了进一步发挥特殊染色在诊断和科研中的作用、规范各种应用型特殊染色的具体操作、明确各自的应用范围和价值，同时也展现各种特殊染色近年来在实际工作中得到的完善，我们总结了国内多家大型医院常年从事特殊染色的技师们和经常关注特染的医生们的工作经验，编写了本章，希望它能成为医院病理诊断医师和病理技师以及科研单位实验人员手中的工具。

第一节 结缔组织多色染色

结缔组织遍布全身，成分复杂，主要包含细胞、纤维和基质，其中纤维组织又分为胶原纤维、弹力纤维和网状纤维，这3种纤维在HE染色中经常难以区别，特别是病理情况下出现增生、萎缩及其他相关变性时，必须借助特殊染色加以鉴别。

结缔组织特殊染色方法多数是使用混合染料或不同染料连续染色，通常能够以3种以上的颜色使结缔组织成分选择性着色，清晰地显示出胶原、软骨、黏液，以及淀粉样物质和纤维素等，这些方法被称为结缔组织多色染色法，是显示与鉴别结缔组织的重要方法。

一、Masson 三色染色法

Masson是通过改良Mallory三色法建立的结缔组织多色染色方法，该法以红蓝黑3种颜色显示结缔组织多种成分，尤其是对于胶原纤维和肌纤维的鉴别作用非常明确。

（一）固定方法

使用10％中性福尔马林液。

（二）试剂配制

1.Weigert 铁苏木精液

甲液：苏木精1g，无水乙醇100mL；乙液：30％三氯化铁液4mL，蒸馏水95mL，盐酸1mL；使用前将两液等量混合。

2.丽春红酸性品红液

丽春红0.7g，酸性品红0.3g，1％冰醋酸水溶液1000mL。

3.1％磷钼酸水溶液

磷钼酸1g，蒸馏水1000mL。

4. 2％醋酸苯胺蓝液

苯胺蓝 2g,冰醋酸 2mL,蒸馏水 98mL。

5.亮绿液

亮绿 1g,1％冰醋酸水溶液 1000mL。

(三)染色步骤

(1)切片脱蜡至水。

(2)Weigert 铁苏木精染 5～10min。

(3)流水冲洗。

(4)1％盐酸酒精分化数秒。

(5)流水冲洗数分钟。

(6)丽春红酸性品红液 5～10min。

(7)蒸馏水稍洗。

(8)1％磷钼酸水溶液处理 10min。

(9)直接用 2％醋酸苯胺蓝液或 1％亮绿液复染 5min。

(10)1％冰醋酸水溶液处理 2min。

(11)95％乙醇脱水 3 次。

(12)无水乙醇脱水,二甲苯透明,中性树胶封固。

(四)染色结果

以苯胺蓝复染时胶原纤维、软骨、黏液呈蓝色,以亮绿复染时呈绿色。肌纤维、纤维素、红细胞、胞质、神经胶质呈红色,胞核呈清晰的黑蓝色。

(五)注意事项

(1)为防止氧化沉淀,Weigert 铁苏木精甲、乙液应于临用前等份混合,而不要预先混合。甲液需配制后数天才可用,不宜配制过多,保存时间过长将影响染色效果。

(2)用 1％磷钼酸处理切片时,应在镜下观察控制染色时间,肌纤维呈红色,胶原纤维呈淡红色为宜。

(3)冰醋酸水溶液是用于分色作用又能防止染色剂洗脱,浓度范围为 0.2％～1％。

二、Pollak 三色染色法

Pollak 三色染色是由 Masson 三色染色法改良发展而来的结缔组织多色染色方法。它利用多种染料,媒染剂和促染剂同时进行染色,可使结缔组织内多种成分分别着色。

(一)固定方法

使用 10％中性福尔马林液。

(二)试剂配制

1.Pollak 混合液

酸性复红 0.5g,丽春红 1g,淡绿 0.45g,橘黄 G0.75g,磷钨酸 1.5g,磷钼酸 1.5g,冰醋酸 3mL,50％乙醇 300mL。将冰醋酸加入乙醇配成冰醋酸乙醇液,而后分别以 50mL 该液在 4 个容器中溶解下面 4 种物质:①酸性复红和丽春红;②亮绿;③橘黄 G 和磷钨酸;④磷钼酸。待完全溶解后将 4 种溶液混合过滤。

2.0.2%冰醋酸水溶液

冰醋酸 0.2mL,蒸馏水 1000mL。

(三)染色步骤

(1)切片脱蜡至水。

(2)用 Weigert 铁苏木精液染色 5～10min。

(3)充分水洗,镜下观察。过染时用 0.5%盐酸酒精分化(70%乙醇 99.5mL,加 0.5mL 盐酸),水洗返蓝,蒸馏水洗数次。

(4)Pollak 混合液染色 3～10min。

(5)以 0.2%冰醋酸水溶液分化数秒,时间应以镜下观察色泽适当为宜。

(6)95%乙醇至无水乙醇脱水,二甲苯透明,中性树胶封固。

(四)染色结果

胶原纤维、黏液、软骨、神经纤维呈绿色,若以苯胺蓝代替亮绿则呈蓝色,肌肉和弹力纤维呈红色,神经轴索为粉红色,纤维素呈紫红色,红细胞呈橘红色,胞核呈清晰的黑蓝色。

(五)注意事项

(1)因 Pollak 染液内的染料属酸性染料和偶氮染料,需与磷钨酸、磷钼酸一起使用,才可获得理想的染色效果。

(2)Pollak 混合液染色时间应严格掌握,如染色时间短则红色加深,染色时间延长,则绿色或蓝色加深,用普通水洗,红色变淡。

(3)使用冰醋酸水洗,可以防止脱色,并使颜色鲜艳清晰。

第二节　胶原纤维染色

胶原纤维是由成纤维细胞产生的一种纤维蛋白。它呈嗜酸性、新生成的或少量存在时常呈明显的纤维状;成熟的和大量存在时,它是较为均质性的。是结缔组织中起支持作用的重要部分,具有一定的韧性和坚固性,能抵抗一定的牵引力而不致撕裂。判定梭形细胞肿瘤是纤维肉瘤还是平滑肌肉瘤时,可以使用胶原纤维染色。虽然在 HE 染色切片上可以识别,但胶原纤维特殊染色可以用不同颜色将其清晰地显示出来,利于病变和病程的判定,在显示器官损伤、修复、纤维化程度等方面具有重要作用。常用于显示胶原纤维的特殊染色方法有 Van Gieson 苦味酸酸性复红染色法,Masson 三色染色法和 Mallory 三色染色法。

一、Van Gieson 苦味酸酸性复红染色法(VG 染色法)

VG 染色是显示胶原纤维的传统优良方法,它利用酸性品红和苦味酸分别对于胶原纤维和肌纤维具有亲和力强的特点,可以将胶原纤维和肌肉分别染成红色和黄色,因而主要用于和肌纤维的鉴别。

(一)固定方法

使用 10%中性福尔马林液。

（二）试剂配制

1.Weigert 铁苏木精液

甲液：苏木精 1g，无水乙醇 1000mL；乙液：30％三氯化铁液 4mL，蒸馏水 95mL，盐酸 1mL；使用前将两液等量混合。

2.Van Giesan 染液

甲液：1％酸性品红水溶液；乙液：苦味酸饱和水溶液（饱和度约 1.22％）；两溶液分瓶盛放，临用前取甲液 1 份，乙液 12～20 份混合后使用。

3.1％盐酸酒精液

70％乙醇 99mL，盐酸 1mL。

（三）染色步骤

（1）切片脱蜡至水。

（2）入 Weigert 铁苏木精染液 5～10min。

（3）流水稍洗。

（4）1％盐酸酒精迅速分化。

（5）流水冲洗。

（6）Van Giesan 染液 1～2min。

（7）倾去染液，直接用 95％乙醇分化和脱水。

（8）无水乙醇脱水，二甲苯透明，中性树胶封固。

（四）染色结果

胶原纤维呈鲜红色，肌纤维及红细胞黄色，胞核蓝褐色。

（五）注意事项

（1）为防止氧化沉淀，Weigert 铁苏木精甲乙液应于临用前等份混合，而不要预先混合。甲液需配制后数天才可用，不宜配制过多，保存时间过长将影响染色效果。

（2）Van Giesan 染液分甲乙液，临用前以 1：12 混合配制，如肌纤维着色不佳，也可将比例增至 1：20。混合后应马上使用，否则染色效果下降，因为酸性品红不易着色。

（3）由于酸性品红容易被水洗掉，苦味酸的黄色则易被 95％乙醇洗脱，故 VG 染色后经水和乙醇时动作要迅速。

（4）染 VG 后，可不水洗直接进入无水乙醇分化，使染色鲜明艳丽。

二、胶原纤维染色改良法

此方法克服了原 VG 法易褪色和对比度差的缺点。

（一）固定方法

使用 10％中性福尔马林液。

（二）试剂配制

（1）丽春红染色液 0.5％丽春红水溶液 10mL，苦味酸饱和液 90mL。

（2）维多利亚蓝 B 染色液维多利亚蓝 B0.5g，70％乙醇 1000mL。

（三）染色步骤

（1）切片常规脱蜡至水。

(2)70％乙醇稍洗后,浸入维多利亚蓝 B 染色液中 15min。

(3)95％乙醇液分化数秒。

(4)蒸馏水洗 2 次。

(5)丽春红染色液滴染 5min。

(6)直接用无水乙醇分化与脱水。

(7)二甲苯透明,中性树胶封固。

(四)染色结果

胶原纤维呈红色,肌肉呈黄色。

(五)注意事项

(1)切片厚度 6μm 较好。

(2)因维多利亚蓝 B 染色液内含有乙醇,切片在染色缸内浸染为好,以避免染液挥发。

(3)丽春红染色后,不能与水接触,直接用无水乙醇脱水。

第三节 网状纤维染色

网状纤维为分支交织成网的纤细纤维。其化学成分为网状蛋白。网状纤维在形态上及染色上与普通的胶原纤维不同,用电镜观察无法区别二者,故网状蛋白可视为一种特殊类型的胶原蛋白。网状蛋白在氨基酸组成上与胶原甚为相似,但含有较多的糖和脂肪。由于网状纤维在化学上与胶原纤维紧密相关,在某些病理条件下有可能转化为胶原纤维。网状纤维在 HE 染色切片上不易染出。VG 染色不显色或微粉红色,PAS 反应呈淡紫红色,镀银染色则为黑色,故又称为嗜银纤维。它存在于各种组织中,是淋巴结、肝、脾、心、肾等实质脏器的网状支架。

网状纤维的特殊染色,可以用来显示病变组织网状支架的破坏情况。组织、脏器网状支架的保留、塌陷或完全破坏,网状纤维的多少、粗细、疏密或有无断裂,对于判断病变的性质、程度及其发展与转归具有重要意义。尤其在肿瘤病理诊断中,网状纤维染色对于鉴别来源于上皮组织和间叶组织的恶性肿瘤具有重要价值。来源于间叶组织的恶性肿瘤(肉瘤),其瘤细胞之间往往有较多网状纤维;来源于上皮组织的恶性肿瘤(癌)则网状纤维仅包绕于癌细胞团(癌巢)的周围,而不伸入癌巢内癌细胞之间。此外,利用网状纤维的多少及分布状态,在鉴别来源于同一胚叶的各种肿瘤方面亦有帮助,如区分血管外皮瘤与血管内皮瘤,淋巴细胞肉瘤与网状细胞肉瘤等。

网状纤维的染色方法很多,但都为浸银染色。这些方法的染色原理为:

(1)网状纤维染色常用的银染液多数为氨银液,氨银液中的银氨络合物较易被组织吸附,与组织的蛋白质相结合,再经甲醛作用还原成为银而沉积于网状纤维内及其表面,因此得以着色。

(2)氯化金的调色作用组织经银液浸染及甲醛还原后.经氯化金作用可使多余的银与氯作用产生氯化银,然后再用硫代硫酸钠洗去组织上未还原的银盐。从而使组织内各种成分显示得更为清晰,已与网状纤维结合的银盐被固定得更加牢固。

（3）银染色前处理的作用切片在浸银之前用高锰酸钾氧化及草酸还原适当,可使组织切片达到漂白及分化,从而使银的浸润均匀,背景清晰。

（4）有的染色法先用铁明矾等处理,是作为浸银染色法的感应剂而应用,亦利于组织切片在银溶液中浸染。

一、Foot 染色法

(一)固定方法

使用 Zenker 液为佳,10％中性福尔马林液亦可。

(二)试剂配制

氨性银溶液:10％硝酸银水溶液 10mL,碳酸锂饱和(1.25％)水溶液 10mL。将上两液混合,立即产生沉淀。倾去上清液,用蒸馏水反复洗涤沉淀物 3～4 次后,加入蒸馏水至 25mL,然后逐滴加入 26％～28％的浓氨水,每加一滴均需充分搅拌,照此慢慢滴入,直至沉淀物接近几乎全部溶解为止,大约需 20 滴。最后再加蒸馏水至 1000mL,滤过后使用。要求滤过时尚能滤出一点未溶尽的沉淀物微粒为宜,须注意避免氨水过量。

(三)染色步骤

（1）切片按常规脱蜡至蒸馏水(Zenker 液固定的要进行脱汞)。

（2）入 0.25％高锰酸钾水溶液 5min。

（3）蒸馏水洗 2～3 次。

（4）1％草酸水溶液,至漂白为止。

（5）自来水充分洗,蒸馏水洗 2 次。

（6）入 Foot 氨性银液内于 56℃温箱中 15min 或更长一些,直至切片呈现棕黄色。

（7）蒸馏水速洗 2 次。

（8）20％福尔马林水溶液还原 5min。

（9）蒸馏水洗 3min。

（10）0.2％氯化金水溶液调色,镜下观察,至网状纤维呈黑色并且清晰、背景为灰白色止。

（11）自来水洗。

（12）5％硫代硫酸钠(海波)水溶液 1～5min,自来水充分洗涤。

（13）根据需要,可用 VG 染液、伊红等染液复染。

（14）酒精脱水、二甲苯透明、中性树胶封固。

(四)染色结果

网状纤维呈黑色或黑褐色,其他组织为复染的颜色。

二、Gordon-Sweet 法

(一)固定方法

使用 Zenker 液为佳,10％中性福尔马林液也可。

(二)试剂配制

1.酸性高锰酸钾液

0.5％高锰酸钾水溶液 47.5mL,3％硫酸水溶液 2.5mL。

2.氨性银溶液

取 10% 的硝酸银水溶液 5mL 置于量筒内，一滴一滴的加入浓氨水，即产生沉淀。须逐滴加入并随时搅拌，当所产生的沉淀又被浓氨水所溶解但尚未溶尽时，再加入 3% 氢氧化钠水溶液 5mL，此时溶液又产生沉淀。为使沉淀溶解，再一滴一滴地加入浓氨水并不断搅拌，直至沉淀物接近几乎全部溶解仅有极少微粒时止。最后加双蒸水至 50mL，过滤到清洁的棕色试剂瓶内。

(三)染色步骤

(1)切片常规脱蜡至水(Zenker 液固定的要进行脱汞)。

(2)酸性高锰酸钾液氧化 1~Smin，蒸馏水洗。

(3)1%~2.5% 草酸漂白，自来水洗，蒸馏水洗。

(4)用 2%~2.5% 铁明矾水溶液作用 10~15min，蒸馏水洗 2~3 次。

(5)氨性银溶液染 10~30s，蒸馏水速洗 2 次。

(6)10% 福尔马林液还原 0.5~1min，水洗数次。

(7)以 0.2% 氯化金调色 1~2min，镜下观察分化程度，水洗数次。

(8)人 5% 硫代硫酸钠水溶液 5min，自来水充分水洗。

(9)酒精脱水、二甲苯透明、中性树胶封固。

(四)染色结果

网状纤维呈黑色，胶原纤维呈灰色。

(五)注意事项

(1)银染色系化学反应过程，要求所使用的试剂、溶液及器皿均需达到洁净，以避免水和容器因不干净带来的杂质与银发生化学反应，而影响染色质量甚至造成脱片使染色失败。

(2)配制氨银溶液时，氨水必须新鲜，所滴加的浓氨水必须严格控制，这是染色成败的关键。需精心操作注意不能过量，应边加边摇动使沉淀物溶解至肉眼仅能见到一些微粒为止。

(3)配好后的氨银液很敏感，受光或空气作用后均易解离析出银盐，故宜用棕色玻璃瓶盛装并密封避光保存，一般置于冰箱可保存数天至数周，如见银盐析出，则应重新配制。

(4)切片经铁明矾液和氨银液作用后水洗时间要恰当，时间过长会减弱银的还原性，网状纤维不够黑；时间过短，又会使银的还原不够均匀，一般以数秒为宜。

(5)福尔马林的浓度与使用时间用福尔马林还原，是浸银染色各法通用的，所用浓度与时间大不相同。其浓度自 1%~20%，时间由 1~30min。经实践认为，一般用 5%~10% 的福尔马林处理 2 次，每次 3~5min 即可。

(6)使用高锰酸钾氧化及草酸漂白处理时间不能过长，过长可使切片脱落。

(7)网状纤维染色要求切片厚度 5~6μm 为佳，切片过厚容易脱片，且影响观察。

(8)作为网状纤维染色，一般用 10% 中性福尔马林液固定组织为宜，不可采用含汞盐和四氧化锇的固定液，否则会导致切片内非特异性的银沉淀。

三、醋酸氨银染色法

(一)固定方法

使用 10% 中性福尔马林液。

(二)试剂配制

10％硝酸银水溶液 20mL;10％醋酸钠水溶液 4mL。

将两液混合摇匀后呈乳白色,并且产生一种乳凝块状悬乳颗粒,再逐滴加入浓氨水,边加边振荡或搅拌,直至溶液接近变为清亮时为止,然后加蒸馏水至 40mL 即可使用。

(三)染色步骤

(1)切片厚 4～6μm,脱蜡至水。

(2)0.5％高锰酸钾水溶液氧化 5min。

(3)水洗。

(4)1％草酸水溶液漂白为止。

(5)蒸馏水洗 3 次。

(6)5％硝酸水溶液媒染 10min。

(7)蒸馏水速洗。

(8)入醋酸氨银液浸染或滴染 5min。

(9)蒸馏水速洗。

(10)10％中性福尔马林液还原 2min。

(11)自来水洗 2min。

(12)0.2％氯化金调色 2min。

(13)自来水洗 2min。

(14)5％硫代硫酸钠 1min。

(15)自来水洗 5min。

(16)必要时复染。

(17)酒精脱水、二甲苯透明、中性树胶封固。

(四)染色结果

网状纤维呈黑色,其他组织为复染的颜色。

(五)注意事项

(1)配制醋酸氨银液时,滴加浓氨水千万不要过量,在液体稍清亮时为宜。

(2)所用的容器必须清洁干燥。

(3)10％中性福尔马林液还原时可用两次液体交换,显出黑色为止。

(4)如需复染,时间不宜过长,过染会覆盖网状纤维组织。

第四节　弹力纤维染色

弹力纤维在皮肤、血管壁、肺等部位含量最为丰富,病变时表现为弹力纤维的破坏、增生、断裂与崩解。在 HE 染色中和胶原纤维相似,都染成红色,量少时二者较难区别,此外,病变所致弹力纤维异常增生也常使其在 HE 切片上不易识别,都需借助弹力纤维的特殊染色方法来鉴别。

一、维多利亚蓝—苦味酸天狼猩红染色

(一)固定方法

使用 10%中性福尔马林液。

(二)试剂配制

(1)维多利亚蓝染色液维多利亚蓝 2g,糊精 0.5g,间苯二酚 4g,蒸馏水 200mL。配制时将上述物质混合后加热煮沸,边煮边搅拌,约 5min。另一容器取 30%三氯化铁水溶液 25mL,另行加热煮沸后慢慢倒入前液,继续煮沸 3min,不断搅拌至溶液呈胶体状。冷却过滤,将滤纸连同残渣置 60℃恒温箱烤干。残渣呈深蓝色细颗粒状粉末,再溶于 400mL 的 70%乙醇液中。然后加浓盐酸 4mL 和间苯二酚 5g,放置成熟后使用。

(2)天狼猩红染色液 0.1%天狼猩红水溶液 15mL,苦味酸饱和水溶液 85mL。

(三)染色步骤

(1)切片脱蜡至水。

(2)70%乙醇洗 2min,维多利亚蓝染色液中 1~2h。

(3)95%乙醇分化数秒。

(4)蒸馏水洗 2 遍。

(5)用天狼猩红染液滴染 15min。

(6)急速水洗。

(7)用无水乙醇冲洗多余染液 2 次。

(8)切片在空气中或冷风干燥。

(9)二甲苯透明,中性树胶封固。

(四)染色结果

弹力纤维呈蓝绿色,胶原纤维呈红色,背景呈淡黄色。

(五)注意事项

(1)维多利亚蓝染液室温保存,可以长达数年,反复使用而不影响染色效果。

(2)维多利亚蓝染后用 70%乙醇分化,之后立即浸入水中,镜下观察颜色深浅,如颜色较深,可以再分化,此步骤操作对染色效果至关重要。

(3)天狼猩红复染后急速水洗。

二、Verhoeff 铁苏木精染色法

该法染色快,操作简便,染色保存持久,粗大的弹力纤维染色效果良好,但对于纤细纤维效果欠佳。

(一)固定方法

使用 10%中性福尔马林液。

(二)试剂配制

1.Verhoeff 铁苏木精染液

5%苏木精无水乙醇贮存液 20mL(苏木精 5g,无水乙醇 1000mL),10%三氯化铁水溶液 8mL(三氯化铁 10g,蒸馏水 1000mL),Verhoeff 碘溶液 8mL(碘 2g,碘化钾 4g,蒸馏水 1000mL)。临用前将上述 3 种贮存液按比例混合摇荡使用。

2.2％三氯化铁水溶液

三氯化铁 2g,蒸馏水 1000mL。

3.5％硫代硫酸钠水溶液

硫代硫酸钠 5g,蒸馏水 1000mL。

4.Van Giesan 染液

甲液:1％酸性品红水溶液;乙液:苦味酸饱和水溶液。两溶液分瓶盛放,临用前取甲液 1 份,乙液 12～20 份混合后使用;

5.Curtis 苦味酸丽春红溶液

1％丽春红水溶液 10mL,饱和(约 1.22％)苦味酸水溶液 86mL,1％醋酸水溶液 4mL。

(三)染色步骤

(1)切片脱蜡至水。

(2)蒸馏水洗,用 Verhoeff 染液染色 15～30min,至颜色呈深黑色。

(3)流水冲洗。

(4)2％三氯化铁水溶液分化 10～20s,镜下观察弹力纤维清晰为止。

(5)流水充分冲洗。

(6)用 95％乙醇处理数秒,洗去切片上的碘液,使黑色弹力纤维更清晰。

(7)流水冲洗 2～3min。

(8)5％硫代硫酸钠水溶液 5min。

(9)流水充分水洗,蒸馏水冲洗。

(10)Van Giesan 染液或 Curtis 染液复染。

(11)95％乙醇快速分化。

(12)无水乙醇脱水,二甲苯透明,中性树胶封固。

(四)染色结果

弹力纤维呈黑蓝色,胶原纤维呈红色,肌纤维、纤维素、神经胶质呈黄色。

(五)注意事项

(1)Verhoeff 染液需要新鲜配制,使用前将贮存液混合,只可用一次。

(2)用 2％三氯化铁水溶液分化是关键的一步,通过镜下观察控制染色时间,以弹力纤维清晰,其他组织呈浅黄色为准。

(3)用 95％乙醇脱碘数秒,镜下观察,如分化过度,可返回第 2 步重染。

(4)VG 复染时,时间仅限于数秒,不能超过 1min。苦味酸有脱色作用,可使弹力纤维染色变浅。

第五节　横纹肌染色

在日常病理诊断、鉴别诊断及科研工作中,观察横纹肌的基本病理变化,以及对横纹肌肉瘤与许多未分化的间叶性肿瘤的鉴别诊断,多采用 Mallory 磷钨酸—苏木精(PTAH)染色法。

近来,有人对 Mallory 磷钨酸—苏木精(PTAH)染液配制及染色步骤进行了改进;同时采用过氧化氢快速氧化法,加速染液成熟,收到了理想的染色效果。

一、Mallory 磷钨酸—苏木精染色法(PTAH)

此方法是由单一染液可同时染出两种不同的主要颜色,即紫蓝色和棕红色。

磷钨酸与苏木精配制成的染液既能互相结合又各有特殊性,所配制的染液成熟周期长(根据室温的条件和阳光照射的程度,数周至数月)。而且染色的时间较长,一般为 12~48h 为宜,但染色效果比较稳定。

(一)固定方法

使用 Zenker 液较佳或 10%中性福尔马林液。

(二)试剂配制

(1)Mallory 磷钨酸—苏木精染液苏木精 0.1g,磷钨酸 2g,蒸馏水 1000mL。先将苏木精放入 20mL 蒸馏水中加热熔解,再将磷钨酸放入 80mL 蒸馏水中溶解。待苏木精冷却后加入磷钨酸液中,混合后放在有阳光照射处数周至数月才能成熟,能长久保存。

(2)酸性高锰酸钾液 1%高锰酸钾液 50mL,1%硫酸水溶液 50mL。

(3)1%草酸水溶液。

(三)染色步骤

(1)切片常规脱蜡至水或脱汞后至水。

(2)在酸性高锰酸钾水溶液中氧化 5min。

(3)自来水充分洗。

(4)用 1%草酸水溶液漂白 2min。

(5)自来水洗,蒸馏水洗 2 次。

(6)入 Mallory 磷钨酸—苏木精染液中 12~48h。

(7)直接用 95%乙醇分化(镜下严格控制)。

(8)无水乙醇脱水,二甲苯透明,中性树胶封固。

(四)染色结果

横纹肌呈紫蓝色,胶原纤维,网状纤维呈棕红色。

(五)注意事项

(1)自然氧化成熟的磷钨酸苏木精比较稳定,可保存 3 年左右,在未成熟的情况下,可采用快速氧化,加入 0.2g 的高锰酸钾而促其成熟即可使用。

(2)自然成熟的磷钨酸苏木精应放入棕色瓶,置于冰箱内,防止过度氧化。

(3)用磷钨酸—苏木精液染色后的切片不要水洗,直接用 95%乙醇快速分化,以免脱掉红色部分。

(4)95%乙醇分化后直接入无水乙醇脱水,镜下观察分化是否满意。

(5)如临床诊断需要,可采用微波法进行染色,可加快染色的速度。

二、改良的 Mallory 磷钨酸—苏木精染色法

改良法的染色原理为:过氧化氢使苏木精分子脱掉两个氢原子,变成苏木红,苏木红通过与钨的结合生成蓝色沉淀,这种沉淀能与横纹肌组织成分牢固地结合,而使横纹显示紫蓝色,

其余组织被磷钨酸染成棕红色。

（一）固定方法

使用 Zenker 液、10％中性福尔马林液。

（二）试剂配制

改良的 Mallory 磷钨酸—苏木精染液：苏木精 0.1g，磷钨酸 2g，蒸馏水 1000mL，30％过氧化氢。先将苏木精置于 20mL 蒸馏水中加热溶解，再将磷钨酸溶于 80mL 蒸馏水中。待苏木精冷却后，加入磷钨酸溶液，然后加入一滴 30％过氧化氢，此时溶液颜色由浅逐渐变深，呈深棕红色，约 2h 后即可使用。

（三）染色步骤

(1)切片常规脱蜡至水后(或脱汞后)至蒸馏水。

(2)若为 10％中性福尔马林液固定的组织石蜡片，切片需经 5％重铬酸钾水溶液处理 30min。

(3)充分自来水洗，蒸馏水洗。

(4)于组织切片上滴加 1～2 滴 30％过氧化氢，氧化 1～2min，然后充分水洗。

(5)人改良的 Mallory 磷钨酸—苏木精染液，室温下作用 1h(或用微波炉处理，可明显缩短染色时间)。

(6)95％乙醇分化(镜下控制)。

(7)无水乙醇脱水，二甲苯透明，中性树胶封固。

（四）染色结果

横纹肌呈紫蓝色；胶原纤维、网状纤维呈棕红色。

（五）注意事项

(1)过氧化氢具有氧化和漂白的双重作用，现只需在切片上滴加 30％过氧化氢 1～2 滴，作用 1～2min，即可达到上述双重效果。从而节约了时间及试剂，且切片背景干净。过氧化氢主要起氧化作用，所以浓度一定要保证，否则，容易导致染色失败。

(2)通常的 Mallory 磷钨酸—苏木精染液配制后，需要自然氧化数周至数月后才能成熟使用。经大量的实验，在染液中加入 30％过氧化氢 1 滴，可加快其成熟，约 2h 后即可使用，从而解决了临床病理诊断及鉴别诊断的快速需要。

(3)该染色法采用 Zenker 液固定的组织较佳。经 10％中性福尔马林液或其他固定液处理的组织石蜡切片，在切片染色前需经 5％重铬酸钾水溶液处理，其染色效果会得到明显改善，主要是由于重铬酸钾媒染作用的结果。

(4)切片染色后，不要用水冲洗，以免脱去红色部分，应直接用 95％乙醇快速进行分化。

(5)成熟的 Mallory 磷钨酸—苏木精染液，应保存在小口磨砂瓶内，置冰箱内，可反复使用。

(6)采用微波法进行染色，促进了染液中离子的加速运动，使染液快速有效地与组织结合，加快了染色速度，从而满足了临床快速病理诊断的需要。

第六节　尼氏小体染色

尼氏小体是神经细胞浆内的一种正常成分,可被碱性染料如硫堇、亚甲蓝、甲苯胺蓝和焦油紫等染料染成深紫蓝色的颗粒、斑块状,故又名虎斑。尼氏小体可作为观察神经细胞损害的一种很灵敏的指标。当神经细胞遭受损害时(脑出血、脑炎、脊髓前角灰质炎以及轴突反应等),其胞质中的尼氏小体消失,称为尼氏小体溶解,最后神经细胞坏死。但此种现象也很容易为死后改变所引起,所以组织必须及时取材和固定。

尼氏小体的染色机制还不很清楚,仅知其对一些盐基性染料如硫堇、亚甲蓝、甲苯胺蓝和焦油紫等都具有亲和力,这可能是尼氏小体内的核酸蛋白和这些染料的阳性基团易于结合之故。

一、硫堇染色法

(一)固定方法

使用 10％中性福尔马林液及其他固定液皆可。

(二)试剂配制

硫堇染液:硫堇 2g,蒸馏水 1000mL。

(三)染色步骤

(1)石蜡切片厚 6～8μm,常规脱蜡至蒸馏水。

(2)用 2％硫堇水溶液置于 50～60℃温箱内浸染 30～60min。

(3)蒸馏水稍洗。

(4)用 95％乙醇迅速分化。

(5)无水乙醇脱水、二甲苯透明、中性树胶封固。

(四)染色结果

尼氏小体深蓝色,细胞核浅蓝色。

(五)注意事项

(1)用于尼氏小体染色的组织要新鲜,迅速固定。否则,尼氏小体可溶解而不易着色。

(2)尼氏小体的染色标本需避光保存,否则容易褪色。

(3)染液要在加热至有蒸汽时(50℃)滤过,然后放入切片计算染色时间。

二、Cresyl Violo 焦油紫染色法

(一)固定方法

使用 10％中性福尔马林液。

(二)试剂配制

(1)焦油紫原液焦油紫(克紫、甲酚紫)1g,5％石炭酸水溶液 80mL,95％乙醇 20mL。

(2)焦油紫染液焦油紫原液 5mL,20％乙醇 95mL。

(三)染色步骤

(1)石蜡切片厚 6～8μm,脱蜡至水。

(2)蒸馏水洗。

(3)用焦油紫染液置于37℃温箱内浸染1～3h。

(4)冷却后蒸馏水速洗。

(5)用95%乙醇迅速分化,镜下观察尼氏小体呈紫色,其他组织无色为止。

(6)无水乙醇脱水,二甲苯透明,中性树胶封固。

(四)染色结果

尼氏小体呈紫红色,细胞核淡紫色,背景微黄色。

(五)注意事项

焦油紫染液临用时配制,此液不能保存。焦油紫有感光作用,在光线下易褪色。

三、Toluidine blue 甲苯胺蓝染色法

(一)固定方法

使用10%中性福尔马林液或95%乙醇固定液。

(二)染色步骤

(1)石蜡切片厚6～8μm,脱蜡至水。

(2)蒸馏水洗。

(3)用1%甲苯胺蓝水溶液置于50～60℃温箱内浸染20～40min。

(4)蒸馏水稍洗。

(5)70%乙醇洗。

(6)95%乙醇迅速分化。

(7)无水乙醇脱水,二甲苯透明,中性树胶封固。

(三)染色结果

尼氏小体紫蓝色,细胞核棕红色。

(四)注意事项

此种方法简单,但分色不宜掌握,如果失败可重复第3步。

四、培花青蓝染色法

(一)固定方法

使用任何固定液。

(二)试剂配制

培花青蓝染液:将0.6g培花青蓝加入200mL蒸馏水内溶解过滤,弃去滤液,将滤纸及滤渣放入200mL的5%铬矾水溶液中,水浴煮沸30min,冷却过滤。用10%氯化金溶液调至pH1.6为止。

(三)染色步骤

(1)石蜡切片厚8～15μm,脱蜡至水。

(2)蒸馏水稍洗。

(3)于室温中用培花青蓝液浸染18～24h。

(4)蒸馏水稍洗。

(5)95%乙醇脱水,二甲苯透明,中性树胶封固。

（四）染色结果

尼氏小体呈灰蓝色，背景无色。

（五）注意事项

（1）培花青蓝染液的特异性很高。pH 在 1.5～1.75，对核酸的特异性染色很强；若 pH 在 2.1～5.0 胶质细胞、神经纤维及胞质也可着色。

（2）此染色法不受固定液种类的限制，不宜过染，不用分化脱色。在乙醇脱水过程中也不受影响，染色后也不易褪色，切片可保存数年。但此法结果不如其他染色法鲜艳。

第七节　神经元和神经纤维染色

在神经组织的疾病诊断和科研中，常应用显示神经元（又称神经细胞）及神经纤维的染色方法进行观察。如一些中毒性外周神经疾病、维生素 B_1 缺乏症、麻风病及其他外周神经病变时，可用特殊染色法来进行观察损害程度。当神经纤维遭受横断外伤时，神经纤维可发生变性、崩解、自断端向两侧发展，严重者导致溃变，神经元纤维肿胀、碎裂，继而成为颗粒状。在某些神经系统肿瘤的诊断和鉴别诊断中也经常应用此法。

神经元和神经纤维的染色方法较多，但主要为镀银法。其基本原理是把固定后的组织或切片浸于银溶液中，再用还原剂处理，使银颗粒沉着于轴索的轴浆中，使之呈现深棕色或黑色。镀银后可在神经元胞质内看到许多交错成网的细丝，并伸入树突及轴突之中。

一、Bielschowsky 改良法

（一）固定方法

使用 10％中性福尔马林固定液。

（二）试剂配制

氨银溶液：20％硝酸银水溶液 30mL，无水乙醇 20mL，将此两液混合立即呈现乳白色沉淀，逐滴加入浓氨水，使之形成的沉淀刚刚溶解，再滴加 5 滴浓氨水，过滤后使用。

（三）染色步骤

（1）石蜡切片厚 8～15μm，脱蜡至水。

（2）蒸馏水洗 1～2min。

（3）于 37℃温箱内用 2％硝酸银水溶液避光浸染 25～35min。

（4）蒸馏水洗 2～3min。

（5）用 10％中性福尔马林液还原数秒，至切片呈现黄色为止。

（6）蒸馏水洗 3～5min。

（7）用氨银溶液滴染 20～40s。

（8）倾去染液，直接用 10％中性福尔马林液再还原 1～2min，使之切片呈棕黄色。

（9）蒸馏水洗 3～5min。

（10）用 0.2％氯化金水溶液调色 3～5min。

（11）蒸馏水洗 1～2min。

(12)用 5%硫代硫酸钠水溶液固定 3～5min。

(13)水洗 3～5min,然后用滤纸将切片周围水分吸干。

(14)酒精逐级脱水,二甲苯透明,中性树胶封固。

(四)染色结果

神经元、轴突及神经纤维呈黑色。

二、Clark 改良 Bodian 法

(一)固定方法

使用各种固定剂均可,AFA 固定液为佳。

(二)试剂配制

1.染色液

称好 1%蛋白银后将其从称量纸上洒到水面上。不可摇动此溶液,让蛋白银从表面向下溶解,否则会大大延迟溶解速度。

将切片临放入此液之前放入金属铜,用发亮的、干净的颗粒状铜,不得已时也可以用铜丝。染色过程中铜与蛋白银的反应决定了染色的好坏。在染色终了时应有足够大的铜暴露在外,使其能逐渐地将尽可能多的蛋白银转化为铜的衍生物。通常将铜放在立式染色缸底部,将载玻片放在其顶上。约用 5g 金属铜,可在 7mL 水中加入 3mL 硝酸,将铜浸入,将其表面的氧化层被除去,由此可得纯净的铜。

2.还原液

对苯二酚 1g,无水亚硫酸钠 5g,蒸馏水 1000mL。此液配制后立即使用。

(三)染色步骤

(1)切片脱蜡后至水。

(2)染色液加入铜后,切片放入其中,在 60℃温箱内染色。染色时间因蛋白银液而异,一般 4～16h,当切片呈金棕色时染色便完成。如染色时间太短,只有较粗的纤维可被轻微的染上。如果染色时间过长会产生过多的背景。

(3)在蒸馏水内稍洗一下,把附着在载玻片和切片表面的染料去掉。水洗时间过长易脱色,只留下已被浸染的粗纤维。

(4)还原液中还原 2～3min。

(5)自来水冲洗,至还原液洗净为止。

(6)1%氯化金溶液中调色 5～10min。

(7)水洗。

(8)1%～2%草酸溶液中放置 2～5min,直至切片呈浅紫色或蓝色,水洗。

(9)硫代硫酸钠溶液中 5～10min。

(10)自来水充分洗。

(11)酒精脱水、二甲苯透明、中性树胶封固。

(四)染色结果

轴突、神经元纤维呈黑色或紫黑色。

第八节　神经髓鞘染色

在神经病理诊断和研究工作中,髓鞘染色是一种常用的方法。任何因素的神经纤维损伤,均可导致髓鞘的变性、崩解或脱失。普通染色中髓鞘不易着色,在正常或病理情况下均需用特殊染色法来观察髓鞘的损害程度。

常规髓鞘特殊染色多采用传统的苏木精(如 Weil 和 Loyez 法)、Luxol fast blue 坚牢蓝及锇酸染色法。

近年来,有的作者采用水溶性猩红、丽春红 G、丽春红 2R、橘黄 C 及变色酸 2R-亮绿 SF 双重染色法,观察神经组织髓鞘的损害程度,亦收到了较好的效果。这些方法的染色原理可能为:

(1)髓鞘是包裹在神经轴突外面的管状鞘,由髓鞘磷脂所构成,其主要成分是蛋白质和类脂质,在蛋白质的结构当中含有羧基和氨基等离子基团,这些酸性基和碱性基具有两性游离等电点的特性。即神经组织髓鞘在酸性染液中呈碱性,带正电荷,能与带负电荷的酸性水溶性猩红(或丽春红 G、丽春红 2R)染料结合,从而使神经髓鞘染成红色;轴索、神经束衣和神经内衣被亮绿 SF 染成绿色。

(2)神经髓鞘中类脂质的不饱和乙烯双键,与变色酸 2R 结合,形成一种醌型复合物,从而使髓鞘染成红色。

(3)因为髓鞘主要由鞘磷脂所构成,其成分主要是蛋白质和类脂质,含有大量的羧基($-COO$),磷酸基($-PO_4^-$)等负离子基团,媒染剂磷钨酸中的金属钨离子(W^{6+})首先与磷脂中的$-COO^-$,$-PO_4^-$成离子键结合,而后与染液中的橘黄 C 相结合,形成一种橘黄色的螯合物(色淀)沉着在髓鞘上,从而将髓鞘显示出来。

一、Weil 法

(一)固定方法

使用 10%中性福尔马林液。

(二)试剂配制

1.Weil 铁苏木精液

10%苏木精酒精液(配制半年以上者)2mL,无水乙醇 18mL,4%铁明矾水溶液 20mL。

2.分化液

硼砂 1g,铁氰化钾 1.25g,蒸馏水 1000mL。

(三)染色步骤

(1)切片常规脱蜡至蒸馏水。

(2)染于 Weil 铁苏木精液内,置 37~58℃温箱中 20~40min,若室温应染 1h。

(3)自来水充分洗。

(4)4%铁明矾水溶液分化 2~3min。

(5)自来水充分洗。

（6）入分化液内再分化 2～10min。

（7）自来水洗数次。

（8）常规酒精脱水、二甲苯透明、中性树胶封固。

（四）染色结果

髓鞘蓝黑色，其他组织灰白色。

（五）注意事项

（1）该法分化是关键，需在镜下观察分化程度。

（2）染色时应注意防止染液挥发。

二、变色酸 2R 亮绿法

（一）固定方法

使用 10％甲醛钙液（甲醛 10mL、无水氯化钙 1g、蒸馏水 90mL）。

（二）试剂配制

（1）变色酸 2R 染色液变色酸 2R0.5g，磷钨酸 0.6g，冰醋酸 0.2mL，蒸馏水 100mL。

（2）亮绿 SF 染液亮绿 SF0.5g，0.2％冰醋酸 1000mL。

（三）染色步骤

（1）切片脱蜡至蒸馏水。

（2）变色酸 2R 染色液 10min。

（3）直接用 0.2％冰醋酸液洗 2～3 次。

（4）亮绿染液复染 10min。

（5）自来水洗 2min。

（6）常规梯度酒精脱水、二甲苯透明、中性树胶封固。

（四）染色结果

髓鞘呈深红色，轴索和间质呈绿色，脱髓鞘纤维不着色。

神经髓鞘呈深红色，横切面：髓鞘呈环状，变性的髓鞘因磷脂消失有的呈半环状，有的不着色，呈空白区；轴索、神经束衣和神经内衣呈绿色。

神经髓鞘呈深红色，纵切面髓鞘呈鱼骨刺状。

三、固绿染色法

（一）固定方法

使用 10％甲醛钙液（甲醛 10mL、无水氯化钙 1g、蒸馏水 90mL）。

（二）试剂配制

固绿染液：固绿 0.5g，95％乙醇 1000mL，1％冰醋酸 0.5mL。

（三）染色步骤

（1）切片脱蜡至蒸馏水。

（2）95％乙醇处理 1min。

（3）入固绿染液，37℃温箱 30min。

（4）直接用 95％乙醇洗 2 次，10s。

（5）蒸馏水洗。

(6)0.3％碳酸锂水溶液分化 10s。

(7)自来水洗。

(8)常规梯度酒精脱水、二甲苯透明、中性树胶封固。

(四)染色结果

髓鞘呈深绿色,脱髓鞘纤维不着色。

四、水溶性猩红(或丽春红 G)染色法

(一)固定方法

使用 10％甲醛钙液(甲醛 10mL、无水氯化钙 1g、蒸馏水 90mL)。

(二)试剂配制

(1)水溶性猩红(或丽春红 G)染液水溶性猩红(或丽春红 G)1g,冰醋酸 1mL,蒸馏水 99mL,三者混合即可使用。

(2)媒染液磷钼酸 2.5g,磷钨酸 2g,蒸馏水 1000mL。

(3)亮绿 SF 染液亮绿 SF2.5g,冰醋酸 2.5mL,蒸馏水 97.5mL。

(4)1％冰醋酸水溶液冰醋酸 1mL,蒸馏水 99mL。

(三)染色步骤

(1)切片常规脱蜡至蒸馏水。

(2)入水溶性猩红(或丽春红 G)染液 3～5min。

(3)蒸馏水洗。

(4)媒染液处理 1min。

(5)亮绿 SF 染液进行复染 4min。

(6)1％冰醋酸水溶液分化 10s,自来水洗。

(7)梯度乙醇脱水、二甲苯透明、中性树胶封固。

(四)染色结果

神经髓鞘呈红色。轴索、神经束衣和神经内衣经亮绿 SF 复染呈绿色。

五、坚牢绿—FCF 染色法

(一)固定方法

使用 10％甲醛钙液(甲醛 10mL、无水氯化钙 1g、蒸馏水 90mL)。

(二)试剂配制

坚牢绿—FCF0.5g,95％酒精 99.5mL,1％冰醋酸 0.5mL,三者混合即可使用。

(三)染色步骤

(1)切片常规脱蜡至蒸馏水。

(2)切片经 95％乙醇处理 2min。

(3)入坚牢绿—FCF 染液,室温下作用 20～30min。

(4)95％乙醇浸洗 10s,蒸馏水洗。

(5)0.3％碳酸锂溶液分化 10s。

(6)蒸馏水终止分化。

(7)无水乙醇脱水、二甲苯透明、中性树胶封固。

（四）染色结果

神经髓鞘呈绿色。

（五）注意事项

（1）所有染液置常温下，可反复使用。

（2）分化是染色的关键，必须严格控制时间。

（3）组织标本取材后，最好采用10％甲醛钙液、Zenker液及Bouin液对神经组织进行固定，这样利于保存神经髓鞘磷脂，使磷脂损失显著减少。

（4）切片不宜太厚，否则易出现脱片及浓染等现象，厚度一般在6～8μm为好。

六、Luxol fast blue坚牢蓝髓鞘染色法

（一）固定方法

使用10％中性福尔马林液。

（二）染液配制

Luxol fast blue液：Luxol fast blue0.1g，95％乙醇1000mL，10％冰醋酸0.5mL。

（三）染色步骤

（1）石蜡切片5～8μm，脱蜡入水。

（2）切片下行入95％乙醇洗。

（3）入Luxol fast blue染液12～18h。

（4）入95％乙醇洗去剩余染液。

（5）蒸馏水洗。

（6）入0.05％碳酸锂液分色15s。

（7）入70％乙醇分色30s直至灰白质清晰。

（8）蒸馏水洗。（若分色不足可重复5～6步骤）

（9）入1％伊红染液染色1～5min。

（10）水洗，酒精脱水、二甲苯透明、树胶封固。

（四）染色结果

髓鞘蓝绿色。

第九节　神经胶质细胞染色

神经胶质细胞是神经组织中的另一类细胞，一般都具有胞突，但无树突和轴突。胶质细胞具有支持、吞噬和修复以及生成髓鞘等作用。

神经胶质细胞主要分为星形胶质细胞、少突胶质细胞、小胶质细胞、室管膜细胞及施万细胞，与病理诊断有关的主要是星形胶质细胞。

颅内的肿瘤，当神经胶质细胞瘤需与脑膜瘤、室管膜瘤等鉴别时，可用此法镀染。若神经胶质丰富，着色阳性，即可确诊为星形胶质细胞性肿瘤。

染色原理：组织若单纯在氯化金溶液内镀染，切片染色呈弥漫状态，但加入氯化汞在氯化

金溶液内,就可使星形胶质细胞具有嗜金性,因此,在氯化金溶液内加入氯化汞就保证了镀染的成功。

Cajal 神经胶质星形细胞染色

(一)固定方法

使用溴甲醛液:溴化铵 2g,甲醛液 15mL,蒸馏水 85mL。

(二)试剂配制

(1)氯化金升汞液 1% 氯化金 10mL,氯化汞 0.5g,蒸馏水 60mL。将氯化汞溶于蒸馏水(可适当加温促使溶解),待稍冷加入氯化金液,充分混合后过滤,本液在临用前配制。

(2)5% 硫代硫酸钠液硫代硫酸钠 5g,蒸馏水 1000mL。

(三)染色步骤

(1)新鲜组织,厚 3～5mm,固定于溴甲醛液 2～5 天。

(2)流水冲洗 20min,蒸馏水洗。

(3)冷冻切片 20～30μm,蒸馏水洗 2～3 次。

(4)用氯化金升汞液置于暗处浸染 4～8h。

(5)蒸馏水洗 2～3min。

(6)5% 硫代硫酸钠溶液固定 3～5min。

(7)蒸馏水洗 2～3min。

(8)将切片裱贴于玻片上,待稍干。

(9)无水乙醇脱水、二甲苯透明、中性树胶封固。

(四)染色结果

神经胶质星形细胞及其突起呈紫红色至紫黑色,神经细胞浅紫红色,神经纤维一般不着色。

(五)注意事项

(1)所用玻璃器皿要洁净。

(2)固定时间最长不要超过 20 天,否则组织内的嗜金物质会逐渐被甲醛破坏,导致染色失败。若已用 10% 甲醛液固定的组织,在冷冻切片后,需置于溴甲醛液内 12～24h 或更长时间,蒸馏水洗后进行染色。

(3)染色效果和镀银时的温度也有关系,若温度低于 14℃,会使染色失败,若镀染时温度适中,星形胶质细胞呈紫红色至深紫色。

(4)镀染时要适当掌握时间,室温过低,镀染时间过短,星形胶质细胞显色不深;室温过高,镀染过久时会出现颗粒沉淀。

第十节　脂类物质染色

脂类是构成人体组织的正常成分。除脂肪组织及其他某些含类脂质丰富的细胞外,正常组织细胞内很少出现可染色的滴状脂肪。脂类物质通常不溶于水,易溶于有机溶剂,如乙醇、丙酮、氯仿、苯及二甲苯等。因此,需要作脂肪染色的组织,最适合的固定剂是10%中性福尔马林液,甲醛—钙液,不能用乙醇或含有其他有机溶剂的固定液固定。

脂类物质的分类方法不一。在组织化学中常将脂类物质分为三大类:

1.简单脂质

如中性脂肪(甘油三酯)、胆固醇酯等。

2.复合脂质

如磷脂、糖脂等。

3.衍生脂质

如各种脂肪酸、胆固醇等。也有的把磷脂、糖脂和胆固醇统称之为类脂,以区别于真脂(即中性脂肪)。

在组织中真脂与类脂均可用染色方法显示。

脂肪染色最常用于肿瘤的诊断及鉴别诊断,可用于区别脂肪肉瘤与黏液肉瘤、卵巢纤维瘤及泡膜细胞瘤、肾细胞癌与肾上腺肿瘤、皮脂腺癌与鳞状细胞癌等。除上述外,脂肪染色在区分脂肪变性与水泡变性及糖原沉积,明确先天和后天不同疾病中脂质沉积及脂肪栓塞的诊断均有重要作用。

脂类物质染色方法较多,如苏丹Ⅲ、苏丹Ⅳ、油红O、锇酸等方法,应根据需要进行选择,以便得到满意的染色效果。苏丹类染料的染色原理一般认为是物理学上的溶解作用或吸附作用,即先把染料溶解于有机溶剂中,这种染料在脂质中的溶解度较在原有溶剂中的溶解度大,所以在染色时染料便从染液中转移至被染的脂质中去,而使脂肪着色。配制染料的溶剂须能溶解染料而不溶解被染组织切片内的脂质,60%～70%乙醇和丙酮基本符合上述要求。用上述苏丹类染料染脂肪组织时,必须用冷冻切片的方法(详见第八章冷冻切片制作技术)。

锇酸染脂肪是利用锇酸与脂肪结合成不溶于乙醇及二甲苯的氢氧化锇的原理,所以经过锇酸染色后的组织块可以进行石蜡或火棉胶包埋和切片,但由于锇酸价格昂贵故未能作为常规脂肪染色法而广泛使用。

一、苏丹Ⅲ染色法

(一)固定方法

使用10%中性福尔马林液,10%甲醛—钙液。

(二)试剂配制

苏丹Ⅲ染液:苏丹Ⅲ 0.15g,60%～70%乙醇1000mL。将苏丹Ⅲ溶于乙醇中,待充分溶解后,置瓶内密封保存。

(三)染色步骤

(1)冷冻切片8～15μm。

(2)蒸馏水稍洗。

(3)苏木精复染核1min。

(4)自来水洗后,0.5%盐酸酒精液分化,流水洗直至核为蓝色。

(5)蒸馏水洗后入70%乙醇内稍洗。

(6)苏丹Ⅲ染液浸染30min或更长时间。

(7)70％乙醇分化数秒,自来水洗。

(8)切片稍干后甘油明胶封片。

(四)染色结果

脂肪呈橘黄色,细胞核呈浅蓝色。

二、油红 O(Oil red)染色法

(一)固定方法

使用 10％中性福尔马林液,10％甲醛—钙液。

(二)试剂配制

油红 O 染色原液:油红 O0.5g,异丙醇(含量 98％以上)1000mL。充分溶解后作为储存液(染色原液)。临用时取染色原液 6mL,加蒸馏水 4mL,稀释后静置 5～10min 过滤,此液保存不能超过 2h。

(三)染色步骤

(1)冷冻切片 8～15μm。

(2)蒸馏水稍洗。

(3)置于密封的容器内用稀释后的染液滴染或浸染 10～15min。

(4)用 60％乙醇分色。

(5)水稍洗。

(6)用 Hams 苏木精或其他苏木精浅染核 30s。

(7)用自来水或 1％磷酸氢二钠溶液冲洗至变蓝。

(8)切片稍干后用甘油明胶封固。

(四)★染色结果

脂肪呈红色,胞核呈蓝色。

三、改良油红 O 染色法

(一)固定方法

使用 10％中性福尔马林液,甲醛—钙液。

(二)试剂配制

油红 O 染液:油红 O0.5g,50％乙醇 1000mL。将油红 O 溶于乙醇内,不断搅拌至完全溶解。染液置磨口瓶内保存备用。

(三)染色步骤

(1)冷冻切片厚 10～15μm,切片干燥后入 50％乙醇稍洗。

(2)油红 O 染液浸染 8～10min。

(3)50％乙醇分色,自来水洗。

(4)苏木精复染核,自来水返蓝。

(5)甘油明胶封片。

(四)染色结果

脂肪呈红色,细胞核呈蓝色。

（五）注意事项

（1）在染色时要加盖，以防试剂挥发色素析出，致使染色污染，不应有脂肪的地方出现色素颗粒，造成假阳性。

（2）封片要及时，切片勿太干燥。若封片时产生气泡，不要挤压盖玻片，以免使脂滴移位而影响诊断。

（3）切片不能长期保存，应尽早观察及照相。如在盖片四周用蜡封严，虽可延长保存时间，但效果仍然不能使人满意。

第十一节　早期心肌及脑梗死染色

一、TTC 染色法

此法一般多用于尸检中的新鲜心脏组织和脑组织以及实验动物模型早期梗死组织的染色。TTC 染色是一种用于评价组织内脱氢酶活性的大体染色方法，对心肌梗死及脑组织坏死区的观测较电镜早 3～6h，较光镜早 24h，其主要原理是组织内脱氢酶在 NADH 存在的条件下，将无色的氧化型 TTC 还原成红色的还原型 TTC，从而使具有活性的组织着色，而坏死组织不着色。

（一）固定方法

使用 10％中性福尔马林液。

（二）试剂配制

用 1gTTC（TripHenyltetrazolium Chloride，氯化三苯基四氮唑）溶解于 1000mL 蒸馏水，4℃冰箱避光保存备用。

（三）染色步骤 取动物及尸检病人的心脏或脑组织的新鲜标本。动物标本可切成 2～3mm 厚，人的标本可将病变区切成 3～5mm 厚的组织片备用，面积大小不限。用线拴上悬放于容器内，然后倒入 TTC 溶液，染液要没过组织，浸泡 30min 后取出，放入 10％中性福尔马林液固定 2～4h。取出后清水冲洗，吸干组织表面清水即可观察、照相记录。

（四）染色结果

染成红色的为存活的心肌或脑组织，被中性福尔马林液漂成苍白色的是心肌或脑组织坏死区。

（五）注意事项

（1）标本越新鲜越好，为了防止正常心肌及脑组织的酶活性减弱或丧失应尽快染色。

（2）如染色效果不好，可适当延长时间。

（3）此法可用于心脑疾病猝死的尸体解剖的病理分析。

二、碱性复红法（HBFP）

苏木精碱性复红—苦味酸染色法为显示缺氧早期心肌病变的病理诊断及实验研究，对判断心肌的早期病变是十分重要。

本法系 Nagar-Olsen 染色法（1974）稍做了些改动，使染色的方法更易于掌握。

（一）固定方法

使用 Zenker 固定液或 10％中性福尔马林液。

（二）试剂配制

（1）铝铵苏木精硫酸铝铵 6g，苏木精 0.5g，黄色氧化汞 0.2g。以上 3 种依次溶于 70mL 蒸馏水中，加热溶解后再煮沸 10min，冷却后加入甘油 30mL 和冰醋酸 4mL，混匀过滤后即可使用。

（2）0.1％碱性复红液。

（3）0.1％苦味酸丙酮液。

（三）染色步骤

（1）切片脱蜡至水。

（2）铝铵苏木精液染 10min。

（3）流水冲洗 5min。

（4）0.1％碱性复红液染 3min。

（5）水洗后用滤纸吸干组织上的水分。

（6）0.1％苦味酸丙酮液分色（切片在液体中提起时用肉眼观察无明显红色脱落为宜）。

（7）丙酮迅速脱水，二甲苯透明，中性树脂胶封固。

（四）染色结果

早期心肌病变呈鲜红色，正常心肌呈黄色，细胞核呈黑色。

（五）注意事项

（1）戊二醛固定的组织不适宜用此方法。

（2）切片为 4～6μm，切片刀要锋利或用一次性刀片，防止切片不佳或刀痕易出现假阳性。

（3）配置苦味酸丙酮液时，一定将苦味酸试剂未溶解部分用勺取出放在滤纸上将水分吸干称量后再放入丙酮液中备用。

（4）染完碱性复红水洗后一定要用滤纸吸干水分，否则给分色造成不良和丙酮纯度不够。

（5）分色要随时用肉眼观察无明显红色脱落为宜，迅速浸入丙酮液至二甲苯透明。

（6）整个染色过程中切片不可在空气中暴露及干燥。

第十二节　黏液物质染色

黏液中的黏蛋白含有黏多糖，正常时主要存在于消化道、呼吸道及其他部位的黏液腺分泌物中，也较广泛存在于结缔组织、软骨的基质内。病理情况下结缔组织、心肌等可出现黏液水肿和黏液变性、黏蛋白增多。某些肿瘤内也可出现大量黏液性物质。

一、高碘酸雪夫反应（简称 PAS 反应）

高碘酸（HIO_4）是一种氧化剂，它能破坏多糖类结构的碳键。组织切片首先用高碘酸液氧化，使存在于组织内多糖分子的乙二醇基（—$CHOH^-$　$CHOH^-$）或氨羟基（—CHOH—$CHNH_2^-$）的碳键打开，生成醛类化合物。其后，暴露出来的游离醛基（—CHO）与无色品红液作用,生成新的红至紫红色复合物而得到定位。

PAS反应不仅可以显示多糖、中性黏液物质和某些酸性黏液物质,而且能显示软骨、垂体、真菌、基底膜等物质。故PAS反应在病理学上可用于研究多种疾病,是经常广泛应用的染色方法。

(一)固定方法

使用10%中性福尔马林液。

(二)试剂配制

1.雪夫试剂(Schiff试剂)

碱性复红1g,1mol/L盐酸20mL,偏重亚硫酸钠1g,蒸馏水200mL,活性炭2g。

先将1g碱性复红溶于80℃的200mL蒸馏水,再加热煮沸片刻,并充分搅拌5min,冷至50℃时过滤,将20mL 1mol/L盐酸加入滤液内。冷至25℃时加入偏重亚硫酸钠,即用胶塞塞紧。将溶液存放在暗处或冰箱内12～24h后,此时呈淡土黄色为好,再加入活性炭,震荡溶液1min后过滤。溶液将成为无色、清澈透明状态。用棕色瓶贮存在冰箱内备用。

2.亚硫酸冲洗液

1mol/L盐酸7.5mL(1mol/L盐酸配制:蒸馏水91.5mL,加浓盐酸8.5mL),10%偏重亚硫酸钠7.5mL,蒸馏水130mL,混合配成。

(三)染色步骤

(1)切片脱蜡至水。

(2)1%高碘酸液氧化10min。

(3)蒸馏水充分洗涤。

(4)雪夫试剂染10～30min。

(5)亚硫酸液冲洗3次,每次2min。

(6)流动自来水洗5～10min。

(7)苏木精复染核,过染时盐酸酒精稍分化,自来水洗。

(8)乙醇脱水、二甲苯透明、中性树胶封固。

(四)染色结果

PAS阳性物质呈红色至紫红色,细胞核浅蓝色。

(五)注意事项

(1)用高碘酸氧化组织切片的温度及作用时间,是值得注意的问题。若温度高作用时间长,可使某些物质成分发生非特异性反应,结果会出现假阳性。氧化时间一般控制在10min以内,环境温度不超过20℃为宜。室温稍高则氧化时间应适当缩短。

(2)较理想的雪夫试剂应为无色清亮溶液。所用试剂特别是碱性复红的质量非常重要,不同厂家、不同批号及保存妥当与否与染色结果有很大关系。装雪夫试剂的瓶子不宜过大,使SO_2留在瓶内无液体的空间,避免逸出。

(3)关于亚硫酸冲洗问题有人主张不需要,直接用流动的自来水冲洗切片5～10min。多数人提倡用亚硫酸冲洗液,这样对避免假阳性的出现有一定的好处。

(4)亚硫酸钠或钾盐均可使用,但质量一定要纯,要有较浓的刺激性气味,否则作用效果不好,可能配制染液失败。

(5)在配制过程中,所有玻璃器皿要求十分清洁,一般要用清洗液浸泡过。

(6)配制液体时不要在蒸馏水煮沸时立即加入碱性复红,应在蒸馏水停止加热后 1min 约 80℃左右加入,否则水煮沸时会把碱性复红液喷溅出来。

(7)高碘酸水溶液和偏重亚硫酸钠液应用小口磨砂瓶盛装,置于 4℃冰箱内保存,可用 3 个月以上。

(8)雪夫试剂在染色时,提前取出所需要的量恢复到室温使用,溶液出现淡红色时表明试剂失效。

(9)该方法在染色时间上差异较大,一般在较高温度时为 10min,较低温度(冬季)为 20min 左右。

二、奥辛蓝过碘酸雪夫(简称 AB-PAS)法

该法显示与区别酸性黏液和中性黏液。

(一)固定方法

使用 10％中性福尔马林液。

(二)试剂配制

(1)奥辛蓝醋酸液奥辛蓝 8GX 1g,蒸馏水 97mL,冰醋酸 3mL。

(2)雪夫试剂及亚硫酸冲洗液的配制见 PAS 反应法。

(三)染色步骤

(1)切片脱蜡至蒸馏水。

(2)3％醋酸液 3min。

(3)奥辛蓝醋酸液染 10～30min,蒸馏水充分洗。

(4)1％高碘酸水溶液氧化 10min。

(5)蒸馏水充分洗。

(6)雪夫试剂染 10～30min。

(7)亚硫酸液冲洗 3 次,每次 2min。

(8)流动自来水洗 5min。

(9)苏木精复染核。必要时盐酸酒精稍分化,自来水洗。

(10)常规酒精脱水、二甲苯透明、中性树胶封固。

(四)★染色结果

酸性黏液物质呈蓝色,中性黏液物质呈红色,中性和酸性黏液混合物呈紫红色,核浅蓝色。

(五)注意事项

(1)奥辛蓝是一种水溶性氰化亚钛铜盐染料。其优点是染色力强,色调较牢固,染色时间长也不过染。

(2)利用奥辛蓝染色牢固这一特点,除了与 PAS 共染外,在不影响本身颜色的原则下,可以根据不同组织与病变特点及特殊需要,而进行多种复合染色,如 AB ＋PAS＋网状纤维、AB＋VG、AB＋HE 等。

(3)其他注意事项见 PAS 反应法。

三、奥辛蓝染色(AB)法

奥辛蓝是一种水溶性氰化亚钛铜盐,它是显示酸性黏液物质最特异的染料,这种阳离子染料与酸性基团形成盐键。利用染液的不同 pH 及不同的电解质浓度,就可以区分酸性黏液物质的类属。奥辛蓝 pH 1.0 和 2.5 区别酸性黏多糖、硫酸黏多糖和糖蛋白。在 pH 1.0 时,羧基(—COOH)不能离子化因而不能着染,但硫酸基(—OSO_3H)却可被显示。在 pH 2.5 时,羧基染色良好而硫酸黏液却着染不佳。

染色原理:奥辛蓝与组织内含有的阴离子基团,如含羧基和硫酸根的酸性黏液物质的羧基和硫酸根形成不溶性复合物,即染料分子中带正电荷的盐键和酸性黏液物质中带负电荷的酸性基团结合而呈蓝色。

该法用于区分羧基黏液物质还是硫酸化黏液物质。常用于黏液性上皮肿瘤的鉴别和证明肿瘤是否含有黏液物质。如奥辛蓝(pH2.5)法可用于区分黏液肉瘤和脂肪肉瘤,前者阳性,后者阴性。也可用以新型隐球菌的荚膜染色。

(一)奥辛蓝(pH2.5)染色法

1.固定方法

使用 10%中性福尔马林液。

2.试剂配制

(1)奥辛蓝染液(pH2.5)。奥辛蓝 8GX 1g,蒸馏水 97mL,冰醋酸 3mL,麝香草酚 50mg。

(2)核固红染液核固红 0.1g,5%硫酸铝液 1000mL。加热溶解,冷却过滤。

3.染色步骤

(1)切片脱蜡至蒸馏水。

(2)3%冰醋酸水溶液浸泡 5min。

(3)直接入奥辛蓝染液 10~20min。

(4)流水冲洗。

(5)核固红复染 5~10min。

(6)水洗。

(7)常规酒精脱水、二甲苯透明、中性树胶封固。

4.染色结果

涎液酸及弱硫酸化黏液物质呈蓝色,各种强硫酸化黏液物质不着染,细胞核红色。

5.注意事项

(1)奥辛蓝染液含有 3%冰醋酸,以使其 pH 为 2.5,该染液配制后放于冰箱内可保存数月,麝香草酚作为防腐剂以防止真菌生长。

(2)在奥辛蓝染液前用 3%冰醋酸水溶液浸泡切片是为了保证奥辛蓝染液 pH 的稳定性。

(二)奥辛蓝(pH 1.0)染色法

1.固定方法

使用 10%中性福尔马林液。

2.试剂配制

(1)奥辛蓝(pH1.0)染液奥辛蓝 8GX 1g,0.1mol/L 盐酸水溶液 1000mL。

（2）0.1mol/L 盐酸水溶液纯盐酸 0.84mL，蒸馏水加至 1000mL。

3.染色步骤

（1）切片脱蜡至蒸馏水。

（2）0.1mol/L 盐酸水溶液浸泡 5min。

（3）直接入奥辛蓝染液 20～40min。

（4）0.1mol/L 盐酸水溶液稍洗。

（5）不经水洗，用滤纸吸干多余盐酸。

（6）核固红复染 5～10min。

（7）水洗。

（8）常规酒精脱水、二甲苯透明、中性树胶封固。

4.染色结果

含硫酸黏液物质呈蓝色，非硫酸化酸性黏液物质不着色，细胞核呈浅红色。

四、高铁二胺-奥辛蓝染色法（HID-AB）

染色原理：N,N-二甲基-间一苯二胺二盐酸盐和 N,N-二甲基-对一苯二胺二盐酸盐均为胺盐，离解后都带正电荷。二胺盐与硫酸化酸性黏液物质结合成复合物而被显示。该反应很慢，需加入三氯化铁作催化剂。一方面，使二胺盐氧化形成棕黑色的阳离子色原，从而加快染色。另一方面，使染色液的 pH 降至 1.4，在此 pH 时，切片上的羧基不能与二胺盐结合而仅是硫酸根与二胺盐起反应形成紫棕至棕黑色的复合物。其后，奥辛蓝（pH2.5）把羧基化的涎液酸黏液染成蓝色。这样，两种主要基团的酸性黏液物质就分别显示出来。

该法主要用于鉴别硫酸化酸性黏液物质或涎液酸黏液物质。小肠上皮产生氮乙酰化涎液酸黏液物质，大肠上皮产生氧乙酰化涎液酸黏液物质和硫酸黏液物质。配合 AB-PAS 法用来对肠上皮化生的类型进行鉴定，对转移性肿瘤发生黏液的类型的鉴定，以及研究胃肠道肿瘤细胞的性质，也可协助确定原发肿瘤是否源于大肠。

（一）固定方法

使用 10% 中性福尔马林液。

（二）试剂配制

（1）高铁二胺液：N,N-二甲基-间苯二胺二盐酸盐 120mg，N,N-二甲基-对苯二胺二盐酸盐 20mg，蒸馏水 50mL，60% 三氯化铁液 1.5mL。

将两种二胺盐同时溶于蒸馏水，待彻底溶解后，加入 60% 三氯化铁液，用玻棒轻轻搅匀。此时溶液的 pH 应为 1.4～1.5。

（2）奥辛蓝染液（pH2.5）：奥辛蓝 8GX 1g，蒸馏水 97mL，冰醋酸 3mL，麝香草酚 50mg。

（3）核固红染液核固红 0.1g，5% 硫酸铝液 1000mL。加热溶解，冷却过滤。

（三）染色步骤

（1）切片脱蜡至蒸馏水。

（2）入高铁二胺液于室温作用 18～24h。

（3）流水冲洗。

（4）奥辛蓝（pH2.5）染 10～20min。

(5)稍水洗,核固红复染。

(6)水洗。

(7)常规酒精脱水、二甲苯透明、中性树胶封固。

(四)染色结果

硫酸化酸性黏液物质呈紫棕色至棕黑色,羧基化酸性黏液物质蓝色,细胞核红色。

(五)注意事项

(1)高铁二胺液临用前配制,使用一次后即弃去。若用后放冰箱保存,尚可再使用1～2次,但背景稍着色,对特异性有一些影响。

(2)入高铁二胺液作用时的温度宜在20～25℃,若室温太低,反应时间需延长。

(3)二胺有毒性,操作时应避免接触皮肤。

五、黏液卡红染色法

此法主要显示中性黏液物质,是采用 Mayer 改良法,系添加氧化铝,染色结果较 Mayer 法更佳,特别是对胃和上皮黏液更佳。

(一)固定方法

使用 10％中性福尔马林液。

(二)试剂配制

(1)黏液卡红原液胭脂红 1g,氢氧化铝 1g,50％乙醇 100mL。

将上述 3 种试剂混合摇匀,再加氧化铝 0.5g,用水浴锅煮沸搅拌 2～3min,染液渐渐由鲜红色变成深紫红色呈透明状,立即冷却后加 50％乙醇凑足 1000mL,过滤后此液可保存数月。

(2)黏液卡红工作液黏液卡红原液 1mL,蒸馏水 4mL。此液现用现配,最长可保存两周。

(三)染色方法

(1)切片脱蜡至水。

(2)用苏木精染胞核 5min。

(3)自来水洗。

(4)1％盐酸酒精分化数秒。

(5)自来水冲洗返蓝。

(6)用黏液卡红工作液染 30min 至数小时。

(7)自来水洗。

(8)若需对比染色可用淡绿快速染数秒。

(9)快速水洗。

(10)酒精脱水、二甲苯透明、中性树胶封固。

(四)染色结果

黏液呈红色,细胞核呈蓝色,其他组织呈淡绿色。

(五)注意事项

(1)细胞核适宜浅染。

(2)黏液卡红染液如产生沉淀,在使用前应过滤。

(3)黏液卡红染液易挥发、易沉淀,使用立式染色缸染色。

(4)对比染色不易掌握,酌情稀释后容易掌握。

(5)乙醇脱水过程具有分色作用,应控制时间。

(6)配置染液时最好用水浴锅,减少乙醇的蒸发及液体的溢出。

(7)黏液卡红染色根据室温来掌握时间。

六、Haie 胶体铁改良染色法

此法的基本原理是把具有正电荷的铁离子与酸性黏多糖结合而着色,胶体铁又称透析铁,与普鲁士蓝反应结合主要显示酸性黏液物质。

(一)固定方法

使用 10％中性福尔马林液。

(二)试剂配制

(1)胶体铁原液三氯化铁 75g,蒸馏水 250mL,甘油 100mL,浓氨水 55mL。

将三氯化铁和蒸馏水加入 500mL 的烧瓶内,溶解后再加入甘油,充分混合后在不断搅拌下逐渐加入浓氨水,边加边搅拌使其沉淀完全溶解,装入洁净的透析袋内扎紧,放入盛有蒸馏水的大玻璃容器内 72h 左右,中间更换蒸馏水 8～10 次为好。透析完后将袋内的胶体铁溶液过滤后放入小口磨砂瓶内备用,即为胶体铁储备液。

(2)2mol/L 醋酸液冰醋酸 11.6mL,蒸馏水 88.4mL。

(3)胶体铁工作液胶体铁原液 1 份,2mol/L 醋酸液 1 份。

(4)亚铁氰化钾盐酸液 2％亚铁氰化钾 20mL,2％盐酸水溶液 20mL,使用前等量混合即可。

(三)染色方法

(1)切片脱蜡至水。

(2)胶体铁工作液滴染 10min。

(3)蒸馏水冲洗。

(4)亚铁氰化钾盐酸液 10min。

(5)充分水洗。

(6)0.1％中性红对比染色。

(7)迅速水洗,无水乙醇脱水、二甲苯透明、中性树胶封固。

(四)染色结果

酸性黏多糖呈鲜蓝色,细胞核呈红色,其他组织成分呈各种色调的红色。

(五)注意事项

(1)配置胶体铁在透析时需定期更换蒸馏水,每次更换水量为透析液的 3～4 倍。

(2)透析袋必须干净,两边口必须扎紧,如液体溢出起不到透析效果。

(3)胶体铁原液比较稳定,可长期保存。

(4)胶体铁工作液现用现配,使用不能超过两日。

(5)对比染色也可采用 0.5％藏红花染液。

第十三节　铁染色

铁染色是为了证实组织中异常的含铁血黄素的存在,含铁血黄素为金黄色或黄棕色的颗粒,大小不等,具折光性,可溶于酸。红细胞被巨噬细胞吞噬后,在溶酶体酶作用下,血红蛋白被分解为不含铁的橙色血质和含铁的含铁血黄素。含铁血黄素中的铁蛋白分子含高价铁盐,在用亚铁氰化钾和盐酸处理后可产生蓝色,该反应称普鲁士蓝反应。

组织中既有三价铁盐也有二价铁盐,但以三价铁盐为主。根据普鲁士蓝反应原理,用亚铁氰化钾法可以将三价铁盐灵敏地显示出来。

普鲁士蓝反应

(一)固定方法

使用10%中性福尔马林液。

(二)试剂配制

(1)Perls溶液2%亚铁氰化钾水溶液:亚铁氰化钾2g,蒸馏水加至1000mL。2%盐酸水溶液:纯盐酸2mL,蒸馏水98mL。

(2)核固红染液核固红0.1g,硫酸铝5g,蒸馏水1000mL,麝香草酚50mg。

配制时先把硫酸铝溶于蒸馏水,然后加入核固红,稍加温溶解,冷却后过滤,最后加入麝香草酚。

(3)0.1%沙红染液。

沙红0.1g,蒸馏水加至1000mL。

(三)染色方法

(1)切片脱蜡至蒸馏水。

(2)取2%亚铁氰化钾水溶液和2%盐酸水溶液等份混合,滴入切片,作用10~20min。

(3)蒸馏水洗。

(4)核固红液复染胞核5~10min,或用沙红液复染数秒。

(5)水洗数秒。

(6)常规酒精脱水、二甲苯透明,中性树胶封固。

(四)★染色结果

含铁血黄素呈蓝色,胞核呈红色。

(五)注意事项

(1)避免使用含铬酸盐的固定液。

(2)盐酸用分析纯较好,因为粗制盐酸含铁较多,可导致假阳性。

(3)染色使用的所有容器要洁净,避免使用铁制工具。

(4)铁反应前各步骤均用蒸馏水,防止自来水中的铁离子与组织中的钙盐结合产生假阳性反应。

(5)2%亚铁氰化钾水溶液和2%盐酸水溶液用前混合,只能使用一次。

第十四节　黑色素染色

黑色素是由黑色素母细胞产生的一种色素颗粒。人体皮肤的表皮、眼的虹膜、睫状体和脉络膜、脑的软脑膜、黑质、蓝斑和神经节细胞等处都含有黑色素颗粒,在常规 HE 染色中通常不呈黑色,而呈棕黄色或棕黑色,为与其他的颗粒沉积物相鉴别,需进行黑色素的特殊染色。由于黑色素具有将氨银液还原为金属银的能力,氨银浸染时黑色素呈现黑色,利用这一原理发展的氨银染色法是常用的黑色素特殊染色方法。

一、Masson-Fontana 染色法

Masson-Fontana 染色法采用氨银染液显示黑色素颗粒,是最常用的黑色素染色方法,效果理想。

(一)固定方法

使用 10％中性福尔马林液。

(二)试剂配制

氨银溶液:5％硝酸银水溶液 40mL,逐滴加入浓氨水产生沉淀,继续滴氨水至沉淀消失逐渐变清,再滴加 5％硝酸银水溶液数滴至溶液呈轻度混浊。此液最好用前配置。

(三)染色步骤

(1)切片脱蜡至水。

(2)蒸馏水充分洗涤 3～5min。

(3)氨银溶液室温避光浸染 12～18h 和或更长时间。

(4)蒸馏水洗 1～2min。

(5)0.2％氯化金水溶液处理 5～10min。

(6)蒸馏水洗 1～2min。

(7)5％硫代硫酸钠水溶液固定 5min。

(8)充分水洗 5min。

(9)如需复染,用中性红或 VG 液复染。

(10)95％乙醇及无水乙醇脱水,二甲苯透明,中性树胶封固。

(四)染色结果

黑色素及嗜银细胞颗粒呈黑色,其他组织呈复染的颜色。

(五)注意事项

(1)不能用含铬盐的固定液固定组织,而应用甲醛或乙醇固定。

(2)镜下控制氨银的染色时间,以黑色素颗粒呈现黑色为度,如时间过长,则脂褐素、胆色素、橙色血质等均呈黑色难于辨别。

(3)所有与含银液接触的器皿必须严格清洗。

(4)设立脱黑色素对照切片为佳。

二、脱色素漂白法

在病理组织制片当中经常遇到色素沉着物,这些色素沉着物在制作常规染色,特殊染色,免疫组化,原位杂交等一系列后续工作造成染色不良,将直接影响染色的质量给诊断造成一定的困难,现介绍几种脱色素方法:

(1)乙醇氨水法 70%乙醇 50mL,浓氨水 1mL,将石蜡切片脱蜡至水放入此液中 5min 后再用清水冲洗 10min 即可。

(2)乙醇氢氧化钾法 70%乙醇 50mL,1%氢氧化钾 2mL,将石蜡切片脱蜡至水,放入此液 5min 后再用清水冲洗 10min 即可。

(3)高锰酸钾草酸法 0.5%高锰酸钾水溶液,1%草酸水溶液。将石蜡切片脱蜡至水用 0.5%高锰酸钾水溶液浸泡 20min,水洗后用 1%草酸水溶液漂白为止。

第十五节 淀粉样物质染色

一、刚果红染色法

这种方法是刚果红法中最好的,若分化准确则选择性很高。应用偏振光显微镜证实沉淀物为淀粉样物。

(一)固定方法

使用 10%中性福尔马林液。

(二)试剂配制

(1)刚果红染液 刚果红 0.2g,50%乙醇 1000mL。

(2)分化液 氢氧化钾 0.2g,80%乙醇 1000mL。

(三)染色步骤

(1)切片脱蜡至水。

(2)入 0.2%刚果红溶液 10min。

(3)水洗。

(4)0.2%的氢氧化钾溶液分化 1~2min。

(5)苏木精复染,水洗。

(6)酒精脱水、二甲苯透明、中性树胶封固。

(四)染色结果

淀粉样物为橘红色,细胞核为蓝色。

(五)注意事项

(1)刚果红染色分化要严格,避免假阳性或假阴性出现,最好在显微镜下观察分化。

(2)细胞核染色不宜过深。

(3)脱水用乙醇要快,避免脱色。

(4)最好浸染,如滴染需放入湿盒避免溶液挥发,切片干燥。

二、碱性刚果红染色法

此法费时间,操作也较复杂。必须用偏振光显微镜观察。

(一)固定方法

使用10％中性福尔马林液。

(二)试剂配制

(1)碱性乙醇溶液 1％氢氧化钠水溶液 0.5mL,80％乙醇氯化钠饱和液 50mL。此液不稳定,限 15min 内过滤使用。

(2)刚果红储备液将刚果红饱和于 80％乙醇氯化钠饱和液内,溶解后备用。

(3)刚果红染色液刚果红储备液 50mL,加入 1％氢氧化钠水溶液 0.5mL。

(三)染色步骤

(1)切片脱蜡至水。

(2)明矾苏木精染核,水洗。

(3)1％盐酸酒精分化。

(4)碱性乙醇溶液浸泡 20min。

(5)刚果红染色液浸泡 20min。

(6)无水乙醇洗 2 次。

(7)二甲苯透明,中性树胶封固。

(四)染色结果

淀粉样物红色;细胞核蓝色;弹力纤维粉红色。

(五)注意事项

(1)刚果红染液需静置过夜后才能使用,效果良好。

(2)此方法可作荧光法。

(3)最好浸染,如滴染需放入湿盒避免溶液挥发,防止切片干燥。

第十六节　抗酸杆菌染色

抗酸染色是针对抗酸杆菌而言。抗酸杆菌属分枝杆菌,由于菌体壁上含有不等量的脂质,故一般不易着色。但这类细菌一经染上颜色,又不易褪色,即使用酸类处理也不易脱色,所以该菌又称抗酸杆菌。常见的抗酸杆菌为麻风杆菌和结核杆菌。

结核杆菌为细长和稍带弯曲的杆状菌,长短粗细不一,一般常单条散在分布,多见十结核性干酪样坏死灶。在病理组织中结核杆菌有多形性变化。麻风杆菌较粗短,常聚集成堆,在泡沫细胞(麻风细胞)内可见到大量麻风杆菌,称为麻风球。

该法主要应用于结核病与类结核病及麻风病的诊断与鉴别诊断。例如为确定引起可疑凝固性坏死或结核样结节(假结节)的病因是否为结核杆菌,以及了解结核病变中结核杆菌存在的情况和病变活动情况。对皮肤组织来说,若怀疑麻风一般需作抗酸染色以检查有否麻风菌。瘤型麻风可在病灶内找到大量麻风菌;界线类麻风在瘤型病灶内有大量麻风菌存在,而结核样型病灶内则找不到菌;不定类麻风偶尔可找到少量麻风菌;类结核型麻风找不到麻风菌。

在常规病理诊断工作中,多采用传统的 Ziehl-Neelsen 染色法对抗酸杆菌进行染色。但由于抗酸杆菌的菌体含有一层蜡质使染液难以进入,致使染色效果不佳。有人根据抗酸杆菌的组织结构特点对传统方法进行了改良,将 Triton-100 加入染液中,因为 Triton-100 为表面活性剂,具有与极性分子和非极性分子相结合的亲水基团和亲油基团,能降低物质界面的张力,增加细胞膜的通透性,提高染液的渗透力,可使染色结果得到明显改善。

改良的 Ziehl-Neelsen 石炭酸复红染色法

染色原理:抗酸杆菌菌体内含有脂质、蛋白和多糖类,并由糖脂形成一个蜡质外壳,能与石炭酸碱性复红液结合成复合物而着色。这种复合物能抵抗酸类脱色。染液中所用无水乙醇能最大限度地溶解碱性复红。石炭酸是作为媒染剂,提高染料的染色性能,使碱性复红与抗酸杆菌牢固结合。

(一)固定方法

使用 10% 中性福尔马林液。

(二)试剂配制

碱性复红 3g,无水乙醇 5mL,5% 石炭酸水溶液 42.5mL,10% Triton-100 溶液 2.5mL。

碱性复红溶于无水乙醇内,然后与石炭酸水溶液混合,待其溶解后过滤,而后加入 Triton-100,混匀后即可使用。

(三)染色步骤

(1)切片脱蜡至蒸馏水。

(2)将切片置于盛有石炭酸复红染色液的立染缸内,置 60℃ 烤箱浸染 15～30min(采用微波加热法可明显缩短染色时间),水洗。

(3)1% 盐酸酒精分化,至切片呈浅粉色止,水洗。

(4)0.1 二亚甲蓝水溶液复染细胞核,水洗。

(5)梯度乙醇脱水,二甲苯透明,中性树胶封固。

(四)染色结果

抗酸杆菌呈亮红色,细胞核呈浅蓝色。

(五)注意事项

(1)此法通常用于结核杆菌染色,虽然也可用于麻风杆菌染色,但效果不如专用于麻风菌染色的 Wade-Fite 法。

(2)染色时,应选用阳性切片作对照。

(3)传统的 Ziehl-Neelsen 滴染酒精灯直接加热染色法,加热温度不易控制,染色结果不稳定,切片上染液沉渣较多,易与抗酸杆菌混淆;加热不当切片易炸裂。采用盛有染液的立式染缸染色,切片无污染,加热温度均匀,染色结果清晰。

(4)盐酸酒精分化要适度,切片经水洗后应为淡粉色。

(5)亚甲蓝复染时间不要过长,迅速乙醇脱水。

第十七节　真菌染色

真菌用 HE 染色一般着色不佳,因此需用特殊染色方法来显示。PAS 反应法可显示大多数真菌,这是广泛采用的常规检验方法。六胺银法显示曲菌、毛霉菌、新型隐球菌和放线菌等有较佳效果。

一、McManus 高碘酸-雪夫试剂法(PAS 法)

有些真菌如新型隐球菌、白色念珠菌、球状孢子菌及皮肤真菌等,用 PAS 染色法,可获得非常满意的结果。此法染色原理是利用各种真菌壁都含有多糖类物质,高碘酸氧化真菌壁的多糖而暴露出醛基,醛基与无色复红结合生成新的复红复合物而显色。

(一)固定方法

使用 10％中性福尔马林液。

(二)试剂配制

(1)高碘酸溶液高碘酸 0.5g,蒸馏水 1000mL。

(2)雪夫试剂配法见黏液染色。

(三)染色步骤

(1)切片脱蜡至水。

(2)入高碘酸液氧化 10min。

(3)流水洗,蒸馏水洗。

(4)雪夫试剂 10～20min。

(5)0.5％偏重亚硫酸钠液 2min。

(6)流水洗。

(7)常规酒精脱水、二甲苯透明、中性树胶封固。

(四)染色结果

真菌呈紫红色。

(五)注意事项

见黏液染色部分。

二、Grocott 六胺银染色法

染色原理:用铬酸氧化真菌内多糖化合物而暴露醛基,醛基还原六胺银成为黑色的金属银;氯化金用来调色,并可排除组织中的黄色色调;硫代硫酸钠液对已显示的银盐起固定作用并除去未反应的银离子。

(一)固定方法

使用 10％中性福尔马林液或 Helly 液。

(二)试剂配制

(1)六胺银贮备液 3％六次甲基四胺水溶液 1000mL,5％硝酸银水溶液 5mL。

临用时将两液混合呈现乳白色,瞬间透明。澄清液在 4℃冰箱内保存,可使用数月。

（2）六胺银硼砂染色液六胺银贮备液 25mL,蒸馏水 25mL,5％硼砂水溶液 2mL。

(三)染色步骤

（1）切片脱蜡至水。经 Helly 液固定的组织切片可先脱汞。

（2）切片于 5％铬酸水溶液氧化 1h,流水洗 5min。

（3）浸入 1％亚硫酸钠水溶液 1min,去除铬酸。

（4）自来水洗 5min,蒸馏水充分洗涤。

（5）置入六胺银硼砂染色液内 60℃温箱 1h,至切片呈黄褐色,即在镜下观察真菌呈黑褐色为止。

（6）蒸馏水洗 3 次。

（7）0.2％氯化金水溶液调色 5min。

（8）蒸馏水洗。

（9）2％硫代硫酸钠水溶液 3min,自来水洗。

（10）常规酒精脱水、二甲苯透明、中性树胶封固。

(四)染色结果

各种真菌均被着色。菌丝和孢子呈明显的黑褐色。

(五)注意事项

（1）当切片置入六胺银染液 60min 时菌体才开始淡淡的着色,以后每隔 10min 用蒸馏水洗后镜下观察是否有菌体出现。

（2）六胺银溶液应放在 4℃冰箱内保存。

（3）该法使网状纤维和纤维素也被着色,但比真菌更细,因此诊断中勿与真菌混淆。

（4）其他注意事项见网织纤维染色部分。

第十八节　病毒包涵体染色

病毒是一类体积微小,能通过滤菌器的非细胞形态的微生物。它只能在活细胞内生长增殖。病毒颗粒很小,直径 10～30nm,在电镜下才能查见。病毒主要由核酸以及蛋白质组成。核酸在中心部分,外面包围着蛋白质的衣壳。在某些病毒感染的细胞内,用普通光镜可看到大小和数量都不同的圆形或不规则小体,称为病毒包涵体。多数位于细胞质内,呈嗜酸性,如狂犬病毒包涵体;有些位于细胞核内,呈嗜碱性,如腺病毒的核内包涵体;也有在细胞质与细胞核内都能找到,如麻疹包涵体。RNA 病毒常形成细胞质内包涵体,DNA 病毒形成核内包涵体。在病毒感染中,包涵体可能是病毒增殖的部位,即是由病毒颗粒组成。要注意的是,并非细胞内的一切包涵体都是病毒,有的包涵体是细胞变性产物,例如浆细胞中的 Russell 小体,它是浆细胞所产生的免疫球蛋白。

病毒很小,在光镜下不能观察到。但是,病毒有时会大量积聚在细胞内,形成在光镜下能看见的病毒包涵体。有些病毒包涵体不易发现,如疱疹病毒感染时的核内包涵体和麻疹病毒包涵体等,必须通过特殊染色方法来确诊。

Mann 亚甲蓝伊红染色法

(一)固定方法

使用 10％中性福尔马林液。

(二)试剂配制

(1)亚甲蓝伊红液 1％伊红 Y 水溶液 15mL,1％亚甲蓝 15mL,蒸馏水 70mL。

(2)分化液无水乙醇 1000mL,40％氢氧化钠 3 滴。

(三)染色步骤

(1)切片脱蜡至蒸馏水。

(2)用亚甲蓝伊红染液染色 8～24h。

(3)蒸馏水洗。

(4)分化液分化 20～30s。

(5)丙酮脱水、二甲苯透明、中性树胶封固。

(四)染色结果

包涵体呈红色,细胞核蓝色。

第十九节　糖原染色

糖原系多糖衍化而来,是单纯的多糖。正常情况下,糖原存在于细胞质内,在肝、心肌、骨骼肌内含量最多。其形态为大小不等的圆形颗粒,是产生能量的重要物质。糖原遇碘则变成褐色,易溶于水。机体死后糖原含量即发生明显变化,因此须尽量采取新鲜标本并应及时固定。以往对于显示糖原的组织常强调用无水乙醇固定,这是为了避免糖原溶于水。近来一般认为过去把糖原在水中的溶解度问题强调得过分了。由于无水乙醇会引起组织的严重收缩,且穿透力也不强,而且无水乙醇渗入组织时,会将糖原变成为不可溶性,并聚集于细胞的一侧,发生所谓的“极化”现象。这种现象有人称为“流水样人工假象”。所以最好不要单独使用无水乙醇固定组织,而以 LillieAAF、Carnoy 及 Gendre 固定液效果为佳。

糖原染色主要应用于:

(1)糖尿病的诊断及研究。

(2)某些肿瘤的诊断及鉴别。

(3)糖原贮积症的诊断和研究。

(4)心肌病变及其他心血管疾病的诊断和研究。

(5)证明与鉴别细胞内空泡状变性。

显示糖原的方法较多,如碘染色、胭脂红染色、PAS 染色及银染色。其中 PAS 染色法是较常用的方法。

高碘酸雪夫反应(PAS 反应)

高碘酸是一种氧化剂,它能破坏多糖类结构的碳键。组织切片首先用高碘酸液氧化,使存在于组织内多糖分子的乙二醇基(-CHOH-CHOH-)或氨羟基(-CHOH-CHNH-)的碳键打开,生成醛类化合物。其后,暴露出来的游离醛基(-CHO)与无色品红液作用,生成新的红至紫红色复合物而得到定位。

(一)固定方法

使用 AAF、Carnoy 及 Gendre 固定液。

(二)试剂配制

(1)雪夫试剂(Schiff 试剂)

见黏液染色部分。

(2)亚硫酸冲洗液 1mol/L 盐酸 7.5mL,10％偏重亚硫酸钠 7.5mL,蒸馏水 130mL 混合配成。

(三)染色步骤

(1)切片脱蜡至水。

(2)1％高碘酸液氧化 10min。

(3)蒸馏水充分洗涤。

(4)雪夫试剂染 10～30min。

(5)亚硫酸液冲洗 3 次,每次 2min。

(6)流动自来水洗 5～10min。

(7)苏木精复染核,过染时盐酸酒精稍分化,自来水洗。

(8)酒精脱水、二甲苯透明、中性树胶封固。

(四)染色结果

糖原呈红色-紫红色,细胞核浅蓝色。

(五)注意事项

(1)尽可能选取小块新鲜组织及时固定。

(2)其他见黏液染色。

第二十节　核酸染色

核酸是高分子聚合物,它的基本单位是核苷酸,核苷酸是由磷酸和核苷组成,核苷是由戊糖和碱基组成。根据核酸的生物功能和化学结构,可将核酸分为两类即脱氧核糖核酸(DNA)和核糖核酸(RNA)。DNA 主要分布于细胞核内,RNA 则主要位于胞质的核糖体内。这两类核酸在细胞内一般都与蛋白质结合形成核蛋白。

显示核酸的组织化学方法有多种,最常用的方法有:Feulgen 反应法显示 DNA,甲基绿-派洛宁染色法显示 RNA 和 DNA。

一、改良的 FeUlgen 反应法显示 DNA

此反应染色原理:脱氧核糖核酸通过盐酸水解,第一步从 DNA 的脱氧核糖核酸残基分解出碱基,第二步在脱氧核糖残基的第 1～4 位碳键处打断糖苷键而游离出醛基,游离出来的醛基即与 Schiff 试剂反应形成紫红色的复合物而把 DNA 显示出来。

DNA 是染色体的主要化学成分,在细胞增生的病变中(肿瘤、肉芽组织),核肥大和核深染,是由于 DNA 合成增加。DNA 染色可清晰地显示 DNA 的量及其分布(如聚集于核膜、核仁四周、散在核内)。

(一)固定方法

使用 10%中性福尔马林液,Carnoy 液等。

(二)试剂配制

(1)5mol/L 盐酸水溶液浓盐酸(含量 36%～38%,比重 1.19)42mL,蒸馏水加至 1000mL。

(2)5chiff 试剂见黏液物质染色部分的 PAS 反应法。

(三)染色步骤

(1)切片脱蜡至水。

(2)入 5 mol/L 盐酸水溶液于室温(约 20℃)下水解 40min。

(3)直接转入 Schiff 试剂内,于室温下置暗处作用 1h。

(4)不经水洗,直接入 0.5%偏重亚硫酸钠水溶液洗 2 次,每次约 1min。

(5)流水冲洗 5min。

(6)常规酒精脱水、二甲苯透明、中性树胶封固。

(四)染色结果

DNA 呈紫红色。

(五)注意事项

(1)该法许多固定剂均可使用,但 Bouin 固定剂不适用,因为 Boin 固定剂可致组织切片过度水解。

(2)用 5 mol/L 盐酸水溶液于室温下水解代替 1mol/L 盐酸水溶液于 60℃下水解,切片不易脱落,染色结果较理想。

(3)5chiff 试剂的酸度将影响染色结果,pH 为 3.0 和 4.2 时,Feulgen 反应染色较佳。SO_2 过量,颜色反应的敏感性会降低。为了保证 Schiff 试剂的稳定性,应将染液盛在盖严的棕色瓶中,置于冰箱内,如此即使保存较长时间,也有较好的染色效果。

(4)进行 DNA 含量测定,要特别注意 Schiff 试剂贮存过程中 SO_2 的丧失及试剂 pH 的改变。染色深度(及其分光性质)严格取决于所用试剂的 pH。

(5)偏重亚硫酸盐若潮解或硫味不足,则不能使碱性复红脱色。

(6)有些碱性复红含杂质太多,亚硫酸氢盐不能使其脱色,故不能用于配制 Schiff 试剂。

(7)其他见黏液物质 PAS 染色部分。

二、甲基绿—派络宁染色显示 DNA 与 RNA

此法染色机制尚不清楚,一般认为:①电离作用:脱氧核糖核酸和核糖核酸都有磷酸基,又有碱基,故为两性电解质。在一定的条件下,可以电离而带电荷,因此都有一定的等电点。甲基绿和派络宁在水中电离后,都产生带正电荷的离子。甲基绿电离后,在五价氮处产生两个正电荷,碱性较强。派络宁电离后仅产生一个正电荷,碱性较甲基绿弱。染色时两者进行竞争,碱性较强的甲基绿与细胞核(等电点 pH3.8～4.2)进行极性吸附而结合,碱性较弱的派络宁与细胞质(等电点 pH4.6～5.2)吸附结合;②甲基绿对聚合程度高的 DNA 有亲和力,派络宁对聚合程度低的 RNA 有亲和力。因此,甲基绿选染 DNA,而派络宁选染 RNA。

RNA 主要存在于胞质及核仁内,它主导细胞的蛋白质合成。在细胞增生,胞质蛋白质合成亢进时,核仁和细胞质的 RNA 增加。因此,恶性瘤细胞核仁巨大,胞质嗜碱。浆细胞和免疫母细胞胞质合成免疫球蛋白,胰腺上皮合成胰蛋白酶。因此,这些细胞胞质有很强的嗜碱性。胞质嗜碱,是蛋白质合成增强的标志。

(一)固定方法

使用 Carnoy 液或无水乙醇液均可。

(二)试剂配制

甲基绿—派络宁染液:甲基绿 0.15g,派络宁 0.25g,95%乙醇 2.5mL,甘油 20mL,0.5%石炭酸水溶液 77.5mL。

(三)染色步骤

(1)切片脱蜡至蒸馏水。

(2)入甲基绿—派络宁染液 15～20min。

(3)用丙酮液迅速分化(镜下控制)。

(4)二甲苯透明、中性树胶封固。

(四)染色结果

DNA 呈绿蓝色,RNA 呈红色。

(五)注意事项

(1)新鲜组织染色效果较好,陈旧组织效果不佳,选取的新鲜组织应当尽早固定为妥。

(2)以 Carnoy 液固定的组织染色效果最好,因为乙醇和醋酸能较好地保存核蛋白。Carnoy 液固定标本的时间不宜过长,超过 1 天则染色效果不理想。用乙醇-甲醛混合液和重铬酸盐-甲醛混合液亦可;但用 Zenker 液及甲醛固定者效果不够满意。

(3)甲基绿-派络宁染液的 pH 必须严格控制。根据实验结果表明,当 pH 为 9 时,派络宁不易着色,而甲基绿能够着色。反之 pH 极低时,甲基绿又不着色。只有染液的 pH 为 4.8 时,甲基绿和派络宁才能分别对 DNA 和 RNA 有亲和性,并可获得较好的染色结果。

(4)甲基绿和派络宁的质量与染色效果有很大关系。不同厂家和批号,染色效果往往不同。甲基绿是氯或碘代甲烷与结晶紫作用的化合物,有 7 个甲基,第 7 个甲基易脱离。甲基紫不能完全形成甲基绿,因此甲基绿中含有甲基紫和结晶紫。所以配制时须先将甲基绿中含有的甲基紫抽提出来,才能将核糖核酸染为绿色,否则呈蓝色。因为甲基紫能溶于氯仿,而甲基绿则不同,故可用氯仿将甲基绿中的甲基紫洗除。

(5)该法为甲基绿-派络宁两种染料混合而成,不经氯仿提纯,细胞核较偏蓝色,所以染色时间应在 10min 以上,细胞质颗粒才能被派络宁着色。二者的比例要恰当。

(6)丙酮分化时间必须根据经验严格掌握,时间不宜过长,否则染色结果不佳。

(7)配好的甲基绿和派络宁染液用冰箱保存,可使用数周。

第二十一节　钙盐染色

钙是构成人体的重要元素,主要以两种形式存在,一种是离子钙,存在于循环血中,即血钙,另一种是结合钙,存在于组织中。正常情况下,只有骨骼和牙齿处钙以固体状态存在,而其他组织中钙均渗透其中,不以固态出现。病理情况下,钙析出成固体状态出现在组织内,称为病理性钙盐沉积。在苏木精-伊红染色中,钙盐和苏木精结合形成蓝紫色的沉淀,然而微量的钙沉积常常与细菌混淆,需要钙的特殊染色来鉴定,应用最普遍的钙盐特殊染色方法是硝酸银染色法。

硝酸银染色法

硝酸银染色法是利用金属置换原理,硝酸银溶液作用于含有不溶性钙盐切片时,钙被银所置换,银盐在光的作用下被还原为黑色的金属银。

(一)固定方法

使用 10%中性福尔马林液。

(二)试剂配制

(1)1%硝酸银液硝酸银 1g,蒸馏水 1000mL。

(2)2%硫代硫酸钠溶液硫代硫酸钠 2g,蒸馏水 1000mL。

(三)染色步骤

(1)切片脱蜡至水。

(2)蒸馏水洗。

(3)切片入 1%硝酸银液强日光下作用 15~60min 或紫外线灯照射 10min 即可。

(4)蒸馏水洗 3min。

(5)2%硫代硫酸钠溶液处理 2min。

(6)流水冲洗 5min。

(7)苏木精染液 4~6min。

(8)稍水洗。

(9)1%盐酸酒精分化。

(10)流水冲洗 10~15min。

(11)伊红染液 2~3min。

(12)常规酒精脱水、二甲苯透明,中性树胶封固。

(四)染色结果

钙盐着色呈黑褐至深黑色。

(五)注意事项

(1)钙盐固定不宜用酸性固定剂,以防止酸对钙盐的溶解。

(2)硝酸银的浓度范围在 0.5%~5%均可,作用时间取决于曝光的亮度,强日光 15~60min,白炽灯 1h 以上,紫外灯则可短至 10~20min。该步操作需利用湿盒防止切片干燥。

(3)如有骨样组织,使用 VG 液复染效果更佳,骨样组织可被染成鲜红色,对比很清楚。

第二十二节　嗜酸性粒细胞染色

嗜酸性粒细胞是炎性细胞成分之一,一般认为其在变态反应性疾病机制中发挥重要作用。嗜酸性粒细胞胞质中含次级颗粒,颗粒中主要有4种碱性蛋白:

(1)嗜酸性粒细胞阳离子。

(2)主要碱性蛋白。

(3)嗜酸性粒细胞衍生神经毒素。

(4)嗜酸性粒细胞过氧化物酶。

(一)固定方法

使用10%中性福尔马林液。

(二)试剂配制

(1)苯酚1g,变色酸2R(Carbol Chromotrope2R)1.25g,蒸馏水1000mL。

(2)先将1g苯酚溶解于1000mL蒸馏水中,然后再用此液溶解变色酸2R即可。

(三)染色步骤

(1)切片脱蜡至水。

(2)变色酸2R溶液染15min。

(3)蒸馏水洗。

(4)苏木精复染。

(5)酒精脱水、二甲苯透明、中性树胶封固。

(四)染色结果

嗜酸性粒细胞的胞质呈粉红色。

第二十三节　Papanicolaou(巴氏)细胞染色法

巴氏染色法能够清晰地显示细胞结构,特别是核染色质的着色更为清楚,可以反映出细胞在炎症刺激下和癌变后的形态学变化。它主要用于临床细胞学检查,如呼吸道、消化系统、泌尿系统、胸腹腔积液和女性生殖道等各部位脱落的细胞或器官刮取物涂片的临床诊断。特别对女性生殖道涂片的细胞学检查有其独特的优点,此法可显示多种颜色,有助于对女性激素水平的研究和检测念珠菌、滴虫等。

(一)固定方法

使用涂片浸入95%乙醇固定。

(二)试剂配制

(1)橘黄G6染液橘黄G0.5g,磷钨酸0.015g,95%乙醇1000mL。

(2)EA36染液0.5%亮绿水溶液45mL,0.5%伊红Y水溶液45mL,0.5%俾斯麦棕水溶液

10mL,磷钨酸 0.2g,碳酸锂饱和液 1 滴。

（3）EA50 染液 3％亮绿水溶液 10mL,甲醇 250mL,20％伊红 Y 水溶液 20mL,冰醋酸 20mL,磷钨酸 2g(适量水溶后加入),95％乙醇 700mL。

(三)染色步骤

(1)将固定后的涂片水洗。

(2)Harris 苏木精液 5min,水洗。

(3)0.5％盐酸酒精分化,流水洗 5min。

(4)将涂片置于 80％、95％乙醇内各 2min。

(5)橘黄 G 染液 3～5min。

(6)95％乙醇浸洗 2 次。

(7)EA36 或 EA50 染色 4～8min。

(8)95％乙醇浸洗 2 次。

(9)无水乙醇脱水、二甲苯透明、中性树胶封固。

(四)染色结果

表层不全角化细胞胞质粉红色,完全角化细胞胞质橘黄色,鳞状上皮底层、中层及表层角化前细胞胞质浅蓝色或浅绿色,核深蓝色,红细胞鲜红色,黏液呈淡蓝色或粉红色。

(五)注意事项

(1)巴氏染色的涂片需要严格遵守湿固定的原则,否则染色效果不佳。

(2)固定液为 95％乙醇,固定时间在 15～30min。

(3)苏木精浸染时间须随气温和染料情况酌情改变。

(4)盐酸酒精分化要严格控制。

(5)EA50 染液配方稍复杂,但不易沉淀,染色效果较 EA36 稳定。

第二十四节 W-S 染色法

W-S 法首先是由 Warthin 和 Starr 在 1920 年作为显示螺旋体的一种特殊染色方法提出的。它是一种嗜银反应。染色的机制被认为是螺旋体表面的黏蛋白与银的结合。虽经多次改进,但基本的染液配置和染色步骤未变。W-S 法除可显示螺旋体外还可显示鼻硬结杆菌,猫抓病球杆菌,黑色素颗粒、真菌、球菌、神经纤维、尘埃颗粒及胃幽门螺旋杆菌。

(一)固定方法

使用 10％中性福尔马林液。

(二)试剂配制

(1)酸性水溶液取三蒸水 1000mL,逐滴加入 1％枸橼酸(柠檬酸)调整 pH 为 4.0。

(2)1％硝酸银 1g 硝酸银加酸性水 1000mL。

(3)2％硝酸银 2g 硝酸银加酸性水 1000mL。

(4)5％明胶水溶液明胶 5g 加酸性水 1000mL。

(5)0.15％对苯二酚水溶液对苯二酚0.15g加酸性水1000mL。

(三)染色步骤

(1)切片脱蜡至水。

(2)蒸馏水洗3次。

(3)1％硝酸银水溶液43℃浸泡孵育4～24h。

(4)2％硝酸银、0.15％对苯二酚、5％明胶按1:2:4的比例混匀,滴加在切片上2～8s(切片呈黄色至浅褐色)。

(5)蒸馏水洗2次。

(6)酒精脱水、二甲苯透明、中性树胶封固。

(四)染色结果

菌丝及颗粒呈黑色,背景金黄色。

(五)注意事项

(1)一定要用经酸洗过的切片及盖玻片避免不清洁的切片上底物着色,影响判断。

(2)混合液(染色4步)应尽快滴加,避免变色。

(3)根据不同的病种孵育时间不同。(如胃幽门螺杆菌4h;梅毒螺旋体、鼻硬结杆菌、尘埃颗粒一般要18～24h)。

第二十五节 显示骨髓造血细胞的 Wright-Giemsa 染色法

(一)固定方法

使用10％中性福尔马林液。

(二)染液配制

Wrght-Giemsa染液1份;0.1mol/L磷酸缓冲液1份。

(三)染色步骤

(1)切片脱蜡至水。

(2)0.1mol/L磷酸缓冲液洗2次,每次5min。

(3)Giemsa染液滴染30min。

(4)快速水洗。

(5)0.25％醋酸水溶液分化5s。

(6)95％乙醇分化切片呈淡蓝色。

(7)用吸水纸吸去切片水分并晾干。

(8)切片在二甲苯内快速透明1～2次封片。

(四)染色结果

胞核:蓝红色;嗜酸性颗粒:红色;嗜碱性颗粒:蓝色。

(五)注意事项

(1)用干燥的吸管吸取染液。

(2)滴在切片上的染液要均匀。

(3)如果切片分化过浅,可从第 3 步重新开始。

第二十六节　酶组织化学染色

酶是生物体内具有催化作用的特殊蛋白质,组织内的代谢过程都需有酶的参与,如果没有酶的存在,体内生物化学反应就不能进行,它的功能状态决定了机体健康与否。可见,酶控制、调节并维持着保持生命所必需的生理过程的平衡。

按催化反应的性质把酶分为 6 类:氧化还原酶、水解酶、转换酶、聚合酶、异构酶及合酶。

酶的特异性较强,所以它们的保存要比其他组织成分困难得多,为能很好地显示,最大限度地保存酶活性很重要,同时也要防止扩散以便准确定位。酶的显示方法和大部分组织化学技术不同,大部分组化方法为试剂和组织成分反应,反应产物直接来自组织成分。酶只能显示其活性,看不见酶本身,只见对底物的作用,所以最终反应产物来自底物。

用组织化学方法显示酶在组织或细胞内的定位,很大程度上取决于材料的制备,必须保存其结构的完整性,酶才能保持生活时的位置。在组化实验中,固定时保存了形态结构,但可能导致酶部分或完全失活。所以,组织需尽可能新鲜,而且除少数例外,一般尸检组织不宜用来显示酶成分。任何组织来不及处理时应立即保存于冰箱内,包括盖玻片上的细胞培养物等都需要新鲜制备,这样才能较好地显示酶。如果使用固定剂,应在冰箱内冷却(4℃),可以保存酶的最高活性。

一、酶组织化学染色的方法和步骤

酶组化方法除应用合适的制片方法,使之能保存较好的形态结构,又适当保留酶的活性外,在材料制备过程中还应注意影响酶活性的因素。

(1)温度大部分酶反应的合适温度为 37℃。温度较高,酶蛋白快速变性而失活。组化常用 4~30℃。酶反应的速度随着温度的下降而减慢。较低的温度,适于酶活性强的组织,酶的定位较好。

(2)底物浓度酶所催化的化学反应速度与参加反应的物质浓度成正比,即所作用的底物浓度越高,反应越快,但达到一定浓度后,如再增加其浓度,反应速度也趋于恒定。

(3)酸碱度酶有适于酶反应的 pH,大部分 pH 为 7.0。碱性磷酸酶 pH 为 9.2,酸性磷酸酶 pH 在 5.0 显示其最大活性。

(4)抑制剂组织切片上的酶可被抑制剂破坏,对照时可选用抑制剂。

(5)激活剂为促进酶活性的化学物质,如 Mg_2^+ 离子。

冷冻制片技术是保持酶活性和精确定位的关键。采用冷甲醛—钙液固定,可适于大部分酶组化和脂类的显示。

二、显示酶组化反应的注意事项

（1）底物称量要准确。

（2）pH 要准确。

（3）掌握好作用时间和温度。

（4）器皿要保持清洁。

（5）必须作对照。

三、碱性磷酸酶

碱性磷酸酶（AKP）广泛存在于机体组织中，常见于具有活跃转运功能的细胞膜内，如毛细血管及小动脉的内皮，肝细胞毛细胆管膜，肾近曲小管及小肠绒毛的刷状缘，肾上腺、膀胱、脾内皮细胞以及乳腺和卵巢中，其含量以及分布的变化对某些疾病具有重要的诊断价值。

显示碱性磷酸酶常用方法有多种，主要是金属沉淀的钙钴法。其染色原理为：在 pH 9.4 及 Ca^{2+} 存在情况下，给切片加入甘油磷酸钠，如有碱性磷酸酶，则释放磷酸酯，后者与高浓度的 Ca^{2+} 结合，形成磷酸钙，之后磷酸钙转变成磷酸钴（无色），最后磷酸钴经硫化铵处理转变为棕黑色硫化钴沉淀于酶活性处。

（一）固定方法

10％中性福尔马林钙液及丙酮等固定液在 4℃ 冰箱内对组织进行处理，低温石蜡包埋切片或冷冻制片。或组织直接采用冷冻制片，冷丙酮固定。

（二）试剂配制

（1）孵育液：2％β甘油磷酸钠溶液 2.5mL，2％巴比妥钠溶液 2.5mL，2％氯化钙溶液

（2）5mL，2％硫酸镁溶液 0.2mL，蒸馏水 0.3mL，依次混合后，pH 应为 9.2～9.4。

（3）2％硝酸钴水溶液：硝酸钴 2g，蒸馏水 1000mL。

（4）1％硫化铵水溶液：硫化铵 1mL，蒸馏水 99mL。

（三）染色步骤

（1）切片经蒸馏水洗后，入孵育液，37℃温箱内作用 10～30min。

（2）蒸馏水洗 2～3 次，每次 1min。

（3）2％硝酸钴水溶液作用 5min，蒸馏水洗。

（4）1％硫化铵水溶液处理 1min，流水冲洗数分钟，蒸馏水洗。

（5）核固红复染细胞核，蒸馏水洗。

（6）无水乙醇脱水，二甲苯透明，中性树胶封固。

（7）或蒸馏水洗后，甘油明胶封固。

（四）染色结果

AKP 活性处呈棕黑色沉淀，细胞核浅红色。

（五）注意事项

（1）对照方法：①对照切片用的孵育液不含 β 甘油磷酸钠，而用同量的蒸馏水代替，其他实验方法及条件与实验切片完全相同；②把脱蜡后的对照切片先放入 89～90℃ 的热水中处理 10min，然后按常规孵育方法进行。经上述两法处理之后对照切片均应为阴性。

（2）标本须新鲜，取材后应立即进行处理，否则会影响酶的活性。组织固定必须在 4℃ 冰

箱内进行,固定时间不要超过 24h,否则酶活性减弱至逐渐消失。在用石蜡包埋时,蜡箱的温度不要高于 56℃。应用熔点为 52～54℃的石蜡进行浸蜡,浸蜡时间尽量减短,否则使酶活性处于长时间高温的环境中,大量的酶被破坏而消失。

(3)孵育液要保存于冰箱内,用前取出,并提前放入温箱使之达 37℃,然后再把切片放入孵育。孵育后可放回冰箱,此液可使用数次。

(4)钙钴法对组织内的含铁血黄素与钙盐也可形成棕黑色沉淀,与碱性磷酸酶的阳性反应相似,容易混淆,必要时作铁反应和钙盐证明进行鉴别。

(5)不纯的二甲苯对硫化钴有分解作用,导致阳性结果慢慢褪色。因此用于透明的二甲苯应为分析纯。

(6)1％硫化铵水溶液配制后数小时失效,应现用现配。

四、酸性磷酸酶

酸性磷酸酶(ACP)广泛存在于机体各组织中,它主要位于溶酶体内。因此,吞噬细胞质内含有丰富的酸性磷酸酶。此外,也有少数在内质网,正常时还见于前列腺、空肠上皮的刷状缘、肝、脾、肾以及肾上腺等。

显示酸性磷酸酶的常用方法是硝酸铅法,该法的染色原理为:采用磷酸酯为底物,酸性磷酸酶把 β甘油磷酸钠水解,释放出磷酸。在 pH5.0 环境下,磷酸和铅离子结合,在酶活性处形成磷酸铅,磷酸铅经硫化铵处理形成棕黑色的硫化铅沉淀。

目前此法应用较广,酸性磷酸酶在前列腺含量最高,前列腺癌和其他脏器的转移性前列腺癌为强阳性;霍奇金淋巴瘤、胃癌、肺癌、乳腺癌和舌的表皮样癌也呈强阳性;多核巨细胞瘤的瘤细胞质强阳性;而 Ewing 肉瘤、成骨肉瘤等酸性磷酸酶呈阴性反应。

(一)固定方法

10％中性福尔马林钙液及丙酮等固定液在 4℃冰箱内对组织进行处理,低温石蜡包埋切片或冷冻制片,或组织直接采用冷冻制片,冷丙酮固定。

(二)试剂配制

(1)孵育液 Michaelis 巴比妥醋酸缓冲液(pH 5.0)10mL,硝酸铅 12mg,3％β甘油磷酸钠溶液 1mL。先把磷酸铅溶于巴比妥醋酸缓冲液(pH5.0),然后加入 β甘油磷酸钠,彻底混合后过滤,用酸度计调至 pH5.0。

(2)1％硫化铵水溶液:硫化铵 1mL,蒸馏水 99mL。

(三)染色步骤

(1)切片经蒸馏水洗后,入孵育液,37℃温箱内作用 30min～1h,蒸馏水洗 2～3 次,以除去未被吸附的或未沉淀的铅。

(2)切片入 1％硫化铵液处理 10～60s,充分蒸馏水洗。

(3)核固红复染细胞核,蒸馏水洗。

(4)常规乙醇脱水,二甲苯透明,中性树胶封固。或蒸馏水洗后,甘油明胶封固。

(四)染色结果

ACP 活性处呈棕黑色沉淀,细胞核浅红色。

（五）注意事项

（1）在染色过程中,所用各种试剂均应在4℃冰箱内分别保存,用前取出,按比例配制成孵育液,370C恒温箱预热。

（2）标本需新鲜,取材后应立即进行处理,否则会影响酶的活性。

五、还原型辅酶Ⅰ四唑氮还原酶

还原型辅酶Ⅰ四唑氮还原酶（NADH-TR）组化染色法是区别肌肉Ⅰ、Ⅱ型纤维的重要技术,该酶的显示对神经肌肉病的病理诊断和鉴别诊断具有实用意义。

（一）固定方法

10％中性福尔马林液及丙酮等固定液在4℃冰箱内对组织进行处理,而后冷冻制片,切片厚10μm。

（二）改良孵育液的配制

（1）原液Ⅰ。

还原型辅酶Ⅰ 25mg,蒸馏水 10mL。

（2）原液Ⅱ。

硝基四氮唑蓝 10mg,蒸馏水 10mL,二甲基亚砜 0.05mL。

二者分别置4℃冰箱内保存备用。染色时,取原液 11mL,原液Ⅱ 2.5mL,PBS 液（磷酸盐缓冲液,pH7.4）2mL,混匀后.作为孵育液。

（三）染色步骤

（1）切片经蒸馏水洗后,滴加孵育液,常温下作用 15min。

（2）蒸馏水洗 2min。

（3）常规乙醇脱水,二甲苯透明,中性树胶封固。

（4）或蒸馏水洗后,甘油明胶封固。

（四）染色结果

肌质网和线粒体呈蓝色;肌肉Ⅰ、Ⅱ型纤维染色对比鲜明;Ⅰ型纤维染色明显深于Ⅱ型纤维。

（五）注意事项

（1）在试剂配制中,硝基四氮唑蓝很难溶解,易产生沉淀,滴染时造成切片的污染及染色不均,从而影响了染色结果的观察。在配制原液Ⅱ时,加入二甲基亚砜,促进了硝基四氮唑蓝的溶解,使染色质量得到了明显改善。

（2）当线粒体缺乏氧气时,敏感的线粒体立即出现膜通透性增高的现象。所以研究肌肉中的线粒体内的酶体系时,标本需新鲜,取材后应立即进行处理,否则会影响酶的活性。

第九章 免疫组织化学染色技术

第一节 规范化的组织标本固定

近年来,免疫组织化学、组织细胞原位分子杂交等分子病理学技术逐步发展成为临床病理诊断不可或缺的技术手段。病理诊断和病理技术学者都对规范化、标准化的组织标本固定给予了高度的关注。通过长时间大量的探索与实践,基本形成了对现代组织固定的基本要求:良好地保存细胞组织的形态结构,尽可能地减少对细胞和组织抗原性及核酸分子的破坏。

在临床病理实验室的日常工作中,造成免疫组织化学染色和荧光原位分子杂交结果不良或失败的相当大部分原因是组织细胞没有得到及时适度的良好固定。对于临床病理标本而言,由于无法事先决定某一标本除常规切片 HE 染色外是否需要进行免疫组织化学染色等工作。因此,对全部送检病理标本进行标准化的固定是极为必要的。标准化固定基本包含以下3点。

一、及时固定

所谓及时固定是指标本离体应立即浸泡至相当于标本体积 8 到 10 倍的标准固定液中。实际工作中,活检标本包括胃肠镜活检标本、肿物及肝肾穿刺标本大多能够得到及时的固定。在大多数情况下,各类大中型手术标本均未达到要求。由于专业的不同,临床医师往往不能理解或忽略病理诊断对标本固定的要求。因此,病理医师应与临床医师进行必要的沟通。医院应建立标本固定的制度,从体制上对标本的固定给予保证。

二、使用标准的固定液

虽然采用不同的固定液可以对不同类型的抗原物质进行最大程度的保护,但就可操作性而言在临床病理工作中,10%标准缓冲福尔马林(10% Neutualbuffered formalin,NBF)是兼顾保存组织形态和抗原性通行的被广泛接收的选择。应当指出的是,目前临床病理诊断常用的绝大多数抗体都可识别福尔马林固定的表位-Formalin fixed epitope FFE。

三、适度适时的固定

适度适时的固定是指以组织标本可以达到良好的保存形态结构的时间进行固定,过度地固定会导致组织抗原性的过分丢失。一般而言,大型手术标本只要做到及时切开固定,在室温下 12h 即可达到固定要求,为了适应免疫组织化学染色标准化的需要,通常固定时间不应超过 24h。

对于取材时未经固定,或位于标本内部尚未得到良好固定的组织应进行补充固定。为了适应免疫组织化学染色和及时发出病理报告的需要.对于临床病理而言,建议标本取材后在组织脱水程序中,对标本进行补充固定,即在组织脱水机上使用 NBF1、NBF2,每次固定 60min。

对于取材后的标本如不能及时进入组织脱水程序,建议将标本置入 70％乙醇中进行保存直至进入组织脱水程序为止。

第二节　组织脱水、透明、浸蜡的规范化

在工作实践中,病理医师和技师观察到大量的免疫组织化学实验结果(即使使用同一克隆的抗体)在同一实验室或不同实验室之间存在着较大差异。产生此种差异的原因大多数源于在同一实验室或不同实验室之间,组织固定、脱水、透明、浸蜡的处理程序不规范。因此,组织处理程序的规范化是克服免疫组织化学实验结果,在同一实验室或不同实验室之间存在较大差异的有效手段。组织处理程序的规范化是指对参与组织脱水包埋的试剂,以处理标本的数量为标准进行规律性的更换。

第三节　免疫组织化学染色的基本技术流程

一、组织切片的染色前处理
详见本章第四节。

二、三步法免疫组化染色技术流程
(1)切片脱蜡至水。

(2)PBS 洗 3mm,两次。

(3)抑制内源性过氧化物酶。

(4)进行必要的抗原修复。

(5)PBS 洗 3min,两次。

(6)封闭内源性生物素,使用 30％蛋清水溶液或商品化专用封闭试剂处理 15min。

(7)PBS 洗 3min,两次。

(8)使用二抗同种动物血清或专用试剂封闭天然抗体及不纯抗体。

(9)弃封闭试剂直接滴加第一抗体,室温 2h 或 4℃过夜。

(10)PBS 洗 3min,两次。

(11)滴加生物素化二抗,室温,20～30min。

(12)PBS 洗 5min,两次。

(13)滴加三抗酶复合物 20～30min。

(14)PBS 洗 3min,两次。

(15)DAB 显色 3～5min,镜下控制。

(16)水洗终止显色。

(17)复染细胞核 20～60s。

(18)水洗。

(19)分化水洗、返蓝水洗、脱水透明、封固。

三、两步法免疫组化染色技术流程

(1)切片脱蜡至水。

(2)PBS 洗 3mm,两次。

(3)抑制内源性过氧化物酶。

(4)进行必要的抗原修复。

(5)PBS 洗 3min,两次。

(6)滴加第一抗体室温 2h 或 4℃过夜。

(7)PBS 洗 3min,两次。

(8)滴加第二抗体酶复合物室温 20～30min。

(9)PBS 洗 3mm,两次。

(10)DAB 显色。

(11)水洗终止显色。

(12)复染细胞核。

(13)分化水洗、返蓝水洗、脱水透明、封固。

第四节　组织切片进行免疫组化染色前的处理

一、用于免疫组织化学染色载玻片的处理

抗原热修复技术已经成为目前免疫组织化学染色极为常用的组织抗原暴露方法,为了防止切片在高温高压下脱片,对用于免疫组织化学染色的载玻片进行防脱片处理十分重要。

(一)APES(3-Aminopropyl-triethoxy silane)

APES(3-氨丙基-3 乙氧基硅烷)是一种常用的载玻片组织黏附剂,其作用机制是通过对洁净玻片表面进行化学修饰改变其表面的物理化学特性使载玻片增加对组织的吸附力。具体的操作方法是,载玻片经酸洗-水洗- 95％乙醇洗-无水乙醇洗后烘干,在通风橱内将载玻片插入玻片架置入 APES-丙酮工作液中(APES 1mL/纯丙酮 50mL)处理 20s,将玻片移入纯丙酮 Ⅰ和纯丙酮Ⅱ中各漂洗 5～10s,用大功率吹风机吹干后装盒密封备用。

(二)多聚赖氨酸(Poly-L-Iysine)

多聚赖氨酸的分子结构中具有数个阳离子集团,这些阳离子集团可以与组织上的阴离子结合而产生吸附黏合作用,有效地防止组织切片在免疫组化染色过程中脱落。

具体的操作方法是,载玻片经酸洗-水洗- 95％乙醇洗-无水乙醇洗后烘干,将载玻片浸入100％的多聚赖氨酸溶液中(试剂公司销售的多聚赖氨酸一般浓度为 0.1％,将其用重蒸馏水稀释 10 倍即可)浸泡 5min,将载玻片移入 60℃烤箱内烘烤 1h 或室温干燥后装盒备用。

多聚赖氨酸防脱载玻片的另一个简便易行的制备方法是,在洁净处理后的载玻片上滴加一滴约 $30\mu L$ 1∶5 稀释的多聚赖氨酸(试剂公司销售的多聚赖氨酸一般浓度为 0.1％,将其用重蒸馏水稀释 5 倍即可),然后将另一张载玻片像封片一样与其重合,待干燥后即可使用。需

要注意的是此法制作的防脱载玻片仅有一面涂有多聚赖氨酸,在捞片时切记确认用涂布的一面捞取组织切片。

二、烤片

烤片的目的是使组织切片平展的与载玻片充分黏合防止脱片。一般可以在 60℃烤箱内烘烤 4~12h 或在 70℃烤箱内烘烤 1h。对于抗原性较弱的组织切片可以在 45℃烤箱内处理过夜然后再以 60℃烘烤 60min 即可。

三、内源性酶的抑制

在免疫组织化学染色巾,辣根过氧化物酶-horseradish perosidase HRP 与 DAB-3.3′对二氨基联苯反应形成的棕褐色标记信号具有稳定性好、不溶于有机溶剂、可使用树胶封片、可长期保存而不褪色、与常用细胞核染料苏木精对比明显的特点,因此该显色系统是目前临床病理诊断工作中,免疫组织化学染色技术最常用的显色试剂。

在肝组织、肾组织、肌肉组织及红细胞粒细胞系统存在较多的内源性过氧化物酶。组织内源性过氧化物酶与显色物质 DAB 结合,造成非特异性背景染色。

为了避免或降低组织细胞内源性过氧化物酶对免疫组织化学染色造成的影响,一般使用 0.3%~3%的过氧化氢甲醇处理 5~10min,抑制组织中的内源性过氧化物酶。此步操作一般在组织切片脱蜡浸水后进行为好。

由于免疫组织化学检测系统敏感性的提高,大多数经 10%中性福尔马林固定的组织中,轻微的内源性过氧化物酶活性不会对免疫组织化学染色特异性信号的评估造成干扰,但是在对细胞涂片和冷冻切片进行免疫组织化学染色时,抑制内源性过氧化物酶是必要的。

四、酶消化

酶消化是通过采用不同种类、不同浓度的蛋白酶处理组织切片,以便暴露组织细胞上抗体结合位点(抗原决定族)的技术方法。

1.胰蛋白酶

胰蛋白酶使用的浓度在 0.05%~0.1%范围内。配制方法:在 100mLpH7.8 的无水氯化钙溶液中加入 0.1g 胰蛋白酶。37℃作用时间为 15~30min。

2.胃蛋白酶

胃蛋白酶使用的浓度为 0.4%。配制方法:在 1000mL0.1mol/L 盐酸中加入 0.4g 胃蛋白酶。作用时间一般为 10~30min。

五、抗原热修复

1.抗原热修复的目的

由于病理组织学常规使用的甲醛固定剂可以造成蛋白质的交联,即在氨基酸分子间形成亚甲基桥从而造成部分或大部分抗原结合位点(抗原决定族)的封闭。通过抗原热修复可以有效地使抗原结合位点重新暴露。

2.抗原热修复的方法

(1)水浴法:水浴抗原修复方法是在恒温水浴设备中进行抗原热修复的技术。具体方法是:

①将盛有抗原修复液的烧杯置入水浴设备中加热至 95～99℃；

②将脱蜡至蒸馏水的切片置入抗原修复液中加热处理 15～25min；

③将烧杯连同抗原修复液和被修复的组织切片一起置入冷水中进行隔水降温至室温；

④PBS 洗 3min 进行后续免疫组织化学染色。

水浴抗原修复方法的优点是技术方法稳定、作用温和、不易脱片，但是一般认为这一方法的抗原修复效果低于高压锅方法，建议采用该方法进行抗原修复时最好使用高 pH 的抗原修复液。

（2）高压法：高压抗原修复方法是利用高压锅进行抗原热修复的技术。具体方法是：

①将盛有抗原修复液的高压锅在电磁炉上加热至沸腾；

②将脱蜡至蒸馏水的切片置入抗原修复液中加盖进行热处理。当高压锅气阀喷气后计时 2.5～3min；

③将高压锅置入冷水降温至室温取出切片；

④PBS 洗 3min 进行后续免疫组织化学染色。

高压抗原修复方法的优点是暴露抗原决定簇的效果较好，但比较易于造成组织切片的脱落。在免疫组织化学染色实践中发现使用高压锅方法进行抗原热修复有修复过度造成背景染色的现象，建议使用该方法进行抗原修复时若非必要应避免使用高 pH 的抗原修复液。

（3）微波法：微波抗原修复法是较早采用的抗原修复技术方法。

①将脱蜡至水后的组织切片置入盛有抗原修复液的容器中；

②将容器置入微波炉内高档加热至修复液沸腾；

③将微波炉调至低档维持加热 10min；

④将容器连同修复液和切片移出微波炉降至室温；

⑤PBS 洗 3min 进行免疫组织化学染色。

微波修复方法虽然能够达到抗原修复的目的，但是由于微波炉的型号不同功率不同修复的稳定性较差，因此在使用中应根据所用微波炉的具体情况摸索使用经验掌握规律。微波抗原修复的另一个问题是，在同时修复的组织切片中以及在同一切片的不同部位可能出现修复效果不均匀的现象。

六、抗原修复液

由于不同类型的抗原决定簇在不同 pH 的抗原修复液中修复的效果不同，因此在免疫组织化学染色中应根据实践经验选用不同的抗原修复液进行抗原修复。目前常用的抗原修复液主要有：

（1）pH 6.0 枸橼酸抗原修复液。

（2）pH 8.0 EDTA 抗原修复液。

（3）pH 9.0 Tris-EDTA 原修复液。

针对某种抗体的免疫组化染色，在抗原修复液的选择上目前通行的观点是，采用高压修复方法时最好首选 pH 6.0 枸橼酸抗原修复液进行抗原修复，在修复效果不理想的情况下再选用 pH 9.0 Tris-EDTA 抗原修复液。在采用水浴修复方法时则首选 pH 9.0 Tris-EDTA 原修复液，如果修复的效果不理想或染色背景偏高时再选用 pH 6.0 枸橼酸抗原修复液进行试验。

第五节　第一抗体的类型及特点

一、单克隆抗体

单克隆抗体(monoclonal antibody)简称单抗,可分为鼠源性单抗和兔源性单抗两种,单抗的特点是具有很高的抗原识别特异性,在免疫组化染色中使用单抗还具有非特异性染色背景低的优点。单抗的不足是,由于识别抗原决定簇的特异性极高因此造成它的染色信号强度略低。

二、混合型单克隆抗体

混合单抗(mixed monoclonal antibodies),将针对同一蛋白质制造的,识别同一蛋白质不同抗原决定簇的单抗混合即为"混合单抗"。混合单抗在保留了单抗高特异性、低背景优点的同时提高染色的信号强度,目前商品化供应的单抗中实际上有许多就是混合单抗。

三、多克隆抗体

多克隆抗体(polyclonal antibody)简称多抗,多抗在制备上大多来源于兔和山羊,它的特点是具有较为均衡的信号特异性,并且染色产生的特异性信号强度较高。但是多抗的不足是染色所产生的非特异性背景信号也比较高。

多抗的生产工艺决定了它识别蛋白质分子多识别位点的生物学特点,在临床病理肿瘤鉴别诊断实践中具有不可替代的应用价值。例如:使用 S-100 单抗对黑色素瘤进行免疫组化染色时,某些黑色索瘤染色为阴性,当换用 S-100 多抗染色时这些表达阴性的病例呈阳性结果。

第六节　第一抗体的最佳稀释度

(1)目前在临床病理诊断和鉴别诊断工作中,多采用即用型抗体,但是在实际工作中仍不可避免地遇到使用浓缩抗体的情况。鉴于专用抗体稀释液具有保持抗体稳定性和降低背景染色的作用,因此在对浓缩型第一抗体进行稀释时建议使用专用的抗体稀释液。

(2)在对浓缩型第一抗体进行必要的最佳工作浓度测试时应遵循以下原则:

①选择至少两例应该呈阳性表达的组织进行测试;

②对进行测试的组织切片采用相同条件进行一抗孵育前的处理;

③保持一抗后续试剂的一致性和作用条件的一致性;

④通过阅读抗体说明书了解该抗体生产厂家建议的工作浓度范围;

⑤采用起始浓度、中间浓度、最高浓度进行至少 3 个浓度梯度进行测试。例如:某一抗体的建议工作浓度范围是 1∶100～1∶500 则应选择 1∶100、1∶250、1∶500 等 3 个浓度梯度进行测试。如果第一次测试的效果不理想,可以根据第一次测试的结果在染色不足和背景染色过高的两个浓度之间再次选择中位浓度进行第二次测试。

第七节 免疫组化染色系统

一、三步法,生物素系统

所谓三步法狭义上讲,是特指采用生物素标记的二抗与第一抗体连接的免疫组织化学染色技术方法。由于采用第一抗体、生物素化第二抗体和抗生物素蛋白/酶复合物(三抗),3个主要生物化学反应完成染色过程,故称为三步法。

三步法也称为 Streptavidin-Peroxidase 法(sP 法)或称为 Labeled Secondary Antibodies 法(LSAB 法)。三步法的技术核心是,利用抗生物素蛋白与第二抗体上标记的生物素分子间的亲和化学反应完成免疫组织化学染色。

三步法生物素系统免疫组化染色试剂盒的典型代表有 sP 系列检测试剂盒和 LSAB 系列检测试剂盒。

(1)SP 系列即用型检测试剂盒 sP 系列即用型检测试剂盒,分为通用型、抗兔型、抗小鼠型和抗山羊型 4 种包装类型。通用型可用于检测大鼠、小鼠、兔和豚鼠来源的一抗。抗兔型、抗小鼠型和抗山羊型则仅用于检测相应动物来源的第一抗体。

(2)LSAB 系列检测试剂盒,分为 LSAB2-第二代兔/小鼠通用型试剂盒和 LSAB+兔/小鼠/山羊通用型试剂盒。就检测的敏感性而言,LSAB+兔/小鼠/山羊通用型试剂盒优于 LSAB2-第二代兔/小鼠通用型试剂盒。

二、两步法,非生物素系统

以生物素标记第二抗体为核心的三步法免疫组织化学染色技术,存在着染色过程复杂、技术原理上无法回避组织内源性生物素的干扰等不足。

1995 年多聚螯合物/酶两步法诞生。两步法的技术核心是,将多个二抗分子和多个酶分子结合在一个大分子聚合物上形成一个螯合物结构与一抗分子结合完成免疫组化染色。两步法的代表试剂 En-Vision 法是在葡聚糖分子骨架上结合第二抗体和酶分子;PowerVision 法则是在多聚糖分子骨架上结合第二抗体和酶分子。

两步法由于反应体系中不含有生物素分子,因此得名"非生物素法"也因此从技术上克服了组织内源性生物素造成的非特异性背景染色。

两步法技术的另两个优点是,其一:由于第二抗体和酶分子共同连接在聚合物上,因此省却了第三抗体的染色从而使染色过程简化。其二:由于敏感性大幅度的提高使第一抗体的稀释度大幅度提高、抗体孵育时间缩短、因此使源于非特异性抗体反应造成的背景染色大为降低。在三步法试剂的标准包装中都含有封闭血清用于抑制源于非特异性抗体反应造成的背景染色。目前两步法试剂已不提供封闭血清,事实上采用两步法进行免疫组织化学染色一般已不需进行血清封闭。

两步法一非生物素系统免疫组化染色试剂盒的典型代表有 EnVision 系列检测试剂盒和 PowerVision 系列检测试剂盒。

1.EnVision 系列检测试剂盒

EnVision 系列检测试剂盒分为 EnVision 和 EnVision＋两个品种，他们都属于即用型试剂。其中 EnVision 仅提供兔/小鼠通用型，本型即可用于兔源一抗的检测也可用于小鼠来源一抗的检测。EnVision＋试剂盒除提供兔/小鼠通用型外尚可提供兔或小鼠单标型，所谓单标型，即兔单标型仅可用于标记检测兔源性第一抗体，而小鼠单标型仅可用于检测小鼠源性第一抗体。

2.PowerVision 系列检测试剂盒

PowerVision 系列检测试剂盒也是即用型试剂，该系列提供以下 5 种可选的剂型包括兔/小鼠通用型，和兔、小鼠、山羊、大鼠单标型。PowerVision 系列由于提供了山羊和大鼠单标型试剂，使得我们在使用山羊或大鼠来源的第一抗体进行免疫组织化学染色时，也能使用两步法-非生物素系统方法进行简便、快速、敏感、低背景的免疫组化染色技术。

两步法-非生物素系统在技术原理上较三步法-生物素系统更为先进，目前两步法已逐步取代三步法，成为临床病理诊断和鉴别诊断以及科研实验工作中使用的主流技术方法。

第八节　使用三步法—生物素系统试剂进行免疫组化染色应注意的问题

目前三步法—生物素系统试剂由于相对价廉质优，因此尚有应用。在使用三步法—生物素系统试剂进行免疫组化染色时应注意克服内源性生物素的干扰（图 9-1）。

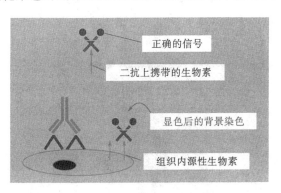

图 9-1　生物素系统试剂免疫组化染色

在使用三步法—生物素系统进行免疫组织化学染色时，为了封闭组织内源性生物素可以使用蒸馏水稀释的 30％浓度的蛋清溶液处理 15min，或使用专用的商品化封闭试剂（图 9-2、图 9-3）。

在采用生物素系统进行免疫组织化学染色时由于某些组织内源性生物素含量较高，或由于抗原修复造成内源性生物素被激活，或由于封闭的不足和失败常造成很强的背景染色，导致与目的染色信号不易鉴别，对此应特别加以注意。

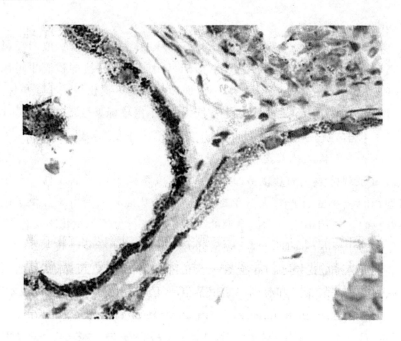

图 9-2　未经封闭的组织内源性生物素背景染色

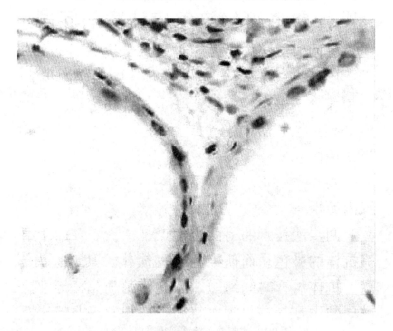

图 9-3　同一组织封闭后内源性生物素被抑制

　　在图 9-4 中显示，一例肝肿瘤组织采用三步法 SP 试剂进行免疫组织化学染色，下半部分的肿瘤组织和上半部分的瘤旁正常肝组织均呈现较强的阳性染色。

　　图 9-5 显示同一例组织采用两步法 EnVision＋染色后仅肿瘤组织呈现阳性染色，瘤旁相对正常肝组织与瘤组织对比分明呈阴性。

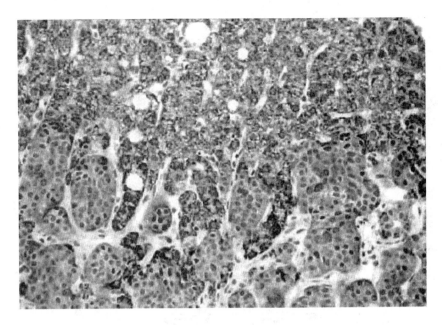

图 9-4 肝肿瘤 SP 法肿瘤与瘤旁组织均呈强阳性

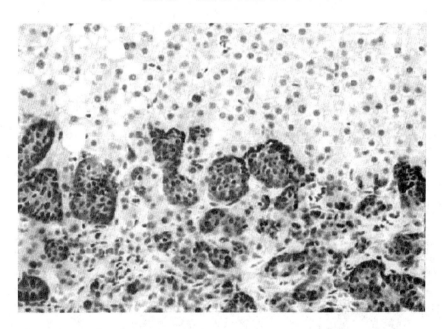

图 9-5 两步法 EnVision＋染色仅瘤组织阳性

　　肝组织,小肠组织、乳腺组织、甲状腺组织和肾脏组织及其肿瘤也是内源性生物素含量较为丰富的组织。因此在应用生物素法进行此类组织的免疫组化染色时对内源性生物素可能造成的假阳性染色应特别加以注意(图 9-6～图 9-8)。

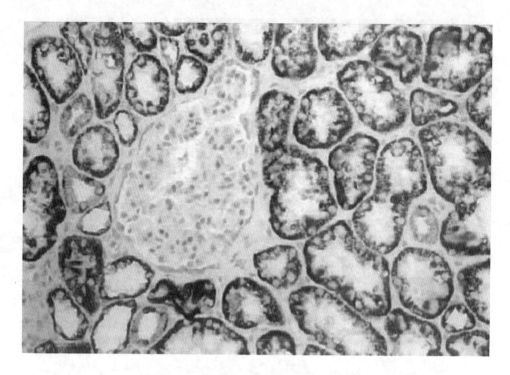

图 9-6　SP 法未加一抗曲管上皮假阳性染色

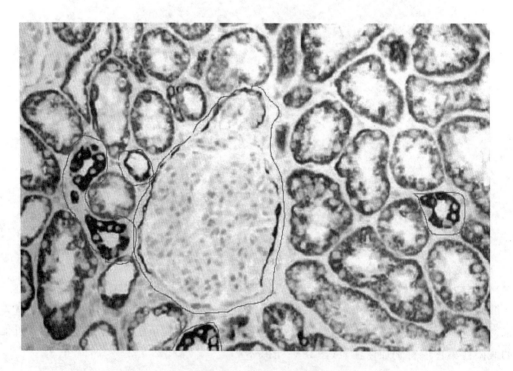

图 9-7　SP 法阳性信号与曲管上皮假阳性染色

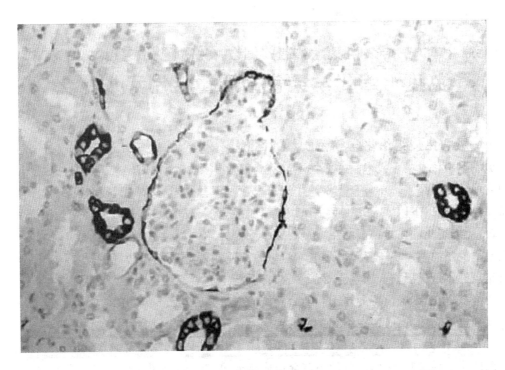

图 9-8 两步法 EnVision＋染色背景染色被消除

第九节 免疫组化的显色及显色控制

免疫组织化学的呈色是依靠酶和底物色原进行化学反应完成的。最常使用的 DAB($3,3'$-对二氨基联苯)底物显色溶液的配制是将 6mg DAB 溶解于 10mL0.05mol/L,pH7.6 的 Tris 缓冲液中,然后加入 0.1mL0.3％过氧化氢混合均匀。将配制好的 DAB 显色溶液滴加到组织切片上室温下孵育 3~8min 即可完成显色过程。

在商品化的免疫组化二抗试剂盒中一般都含有显色试剂提供或单独提供显色试剂盒。

在显色过程中,如果加入 DAB 显色溶液后的 1min 内组织切片迅速地呈现棕黄色,随着时间的延长出现明显的背景染色提示第一抗体的工作浓度偏高。反之当显色进行 5min 或 6min 后组织切片显色依然较淡,说明第一抗体的工作浓度偏低或抗原修复不足。正确的显色应首先观察同一抗体染色的阳性对照片,以阳性对照片的显色为依据判断显色的程度。

同一病例切片在免疫组化染色中各步骤的染色条件相同的情况下,由于对显色程度的把握能力不足,显色时间稍短导致显色不足,造成在对 ER 表达程度的判断级别降低。

第十节 影响免疫组织化学染色质量的因素及免疫组织化学染色的质量控制和规范化

一、影响免疫组织化学染色质量的因素

免疫组织化学染色技术是一个技术流程繁复,影响技术质量的因素众多,但又极为重要的实用病理学诊断技术。在整个技术操作流程中,几乎每一步操作的失误和疏忽都会对最终的结果产生影响,以下以 c-erbB-2 免疫组织化学染色为例分析影响组化染色质量的诸因素。

(1)免疫组化的质量控制从手术室的标本固定开始。及时地对手术标本进行固定是免疫组化质量控制的第一步。鉴于固定液对组织的穿透速度较慢,对于大型手术标本提倡由专业人员记录标本形态后切开固定。对于食管、胃肠等空腔器官的标本应剖开后固定。未能及时固定的组织,由于细胞内酶的作用和随后开始的细菌分解,会造成细胞的变性和自溶导致结构的破坏和抗原物质的弥散,在组化染色时表现为抗原定位的变化和背景染色的增高。

(2)适度的固定和及时的取材。由于醛类固定液属于交联性固定剂,会造成蛋白质氨基酸分子间的化学性交联,因此过度的固定会造成抗原决定簇的封闭和抗原的丢失。对于需要对免疫组织化学染色结果进行定量评价的基因表达蛋白和受体蛋白而言,由于过度的固定所造成的抗原决定簇的封闭和抗原的丢失是致命性的。

以上两图显示过度固定造成对染色强度级别判断造成的影响。因此组织标本取材应在24h 内完成,避免固定取材的随意性是保证免疫组化染色质量的重要的第一步。

(3)脱蜡步骤应尽量充分,由于温度低或脱蜡剂陈旧造成的脱蜡不足,会影响抗体与组织细胞的充分结合造成片块状染色不均。

(4)抗原修复环节的影响。

抗原修复环节是影响组化质量的极为重要的环节。在抗原修复环节,不同的修复方法、不同的修复条件、不同的抗原修复液都会对最终的结果产生影响。以上 A、B、C3 张图片显示,同一组织连续切片进行不同的抗原修复处理,结果完全不同,并且足以影响对染色强度级别的判断。因此必须对抗原修复的方法加以优化选择和规范,才能避免由此造成的对染色结果的错误判断。

(5)第一抗体的影响不同类型、不同克隆来源的第一抗体,对同一病例同一个组织块的切片,在其他技术条件相同的情况下,染色结果会产生较大的差异。

为了克服由于第一抗体不同造成的影响,应熟悉和掌握检测同一抗原的不同抗体的特点,加以选择和正确地使用。

(6)检测试剂盒造成的影响不同的组化检测试剂盒由于采用的技术方法存在差异,因此敏感性不同并导致组化染色的结果不同。

导致最终的染色结果完全不同。为了避免由此造成的失误选用质量优化稳定的试剂盒是稳定质量的有效方法。

(7)DAB显色试剂的影响。自行配制的显色剂和商品化的显色剂以及不同厂商制造的DAB显色剂之间存在着显色能力的差距。

二、免疫组织化学染色的质量控制和规范化

免疫组织化学实验技术在临床病理诊断和鉴别诊断工作中发挥着极为重要的作用。在肿瘤个性化治疗的今天,同一实验室免疫组化实验技术的稳定性和可重复性、不同实验室间实验结果的一致性和可重复性问题亟待解决。对于实验技术流程、实验条件和实验试剂也应加以规范。

在本节的第一部分以c-erbB-2免疫组织化学染色为例分析了影响组化染色质量的诸因素。在实际工作中,应注意以下几个主要问题。

(1)建立严格的标本固定取材制度,首先要保证病理标本的及时固定.对于大标本还应切开固定。及时的固定是保证免疫组织化学染色实验质量的基础。此外尚应注意适度的固定和及时的取材,不要随意延长或缩短固定的时间。

(2)在组织脱水程序中建议设置两个后固定步骤。由于临床病理对病理报告及时性的要求,许多病理标本取材时固定不良,适当的取材后固定可以弥补由于固定不良造成的组织形态缺陷和抗原定位不良现象。

(3)建立以处理组织标本块数为标准的组织脱水试剂规范化更换制度。保证组织脱水质量是保证组织切片质量的前提,这一点对免疫组织化学染色技术而言更为重要。

(4)把好一抗关、选择优良的抗体试剂,对检测同一抗原的第一抗体最好通过对比实验选择表达稳定良好的抗体并坚持使用,在更换某个抗体时病理技师和医师应及时沟通,以便保证对染色结果的判断一致性。

(5)在测试实验的基础上建立每一种抗体的抗原修复规范,实验室内应对每一个抗体进行最佳修复条件测试,据此形成抗原修复系列技术规范方法,在实验室内每个技术人员共同按规范化的抗原修复方案操作,是保证实验可重复性的关键。

(6)选择一个实用且高质量的免疫组织化学检测试剂盒。构成免疫组织化学检测系统的试剂盒有多种不同的组合,最简单的仅由二抗组成。通常检测试剂盒由内源酶抑制剂、二抗系统、DAB显色套液组成。为了适应免疫组化染色的自动化和标准化,某些专业试剂公司提供了非常全面的免疫组织化学检测套装试剂盒。这种试剂盒组成包括内源酶抑制剂、冲洗液、非特异蛋白封闭试剂、二抗系统、DAB显色套液和细胞核复染液。在实际工作中,应根据具体情况在实践对比的基础上,选择适合的检测试剂盒。为了保证显色的质量和稳定性,最重要的是坚持使用一种试剂盒并规范化的使用,避免使用的随意性。

(7)关注DAB显色的稳定性,如果选择使用的检测试剂盒不含DAB显色试剂,应选择一个高质量的显色试剂盒,熟悉它的性能并规范地配制,避免随意配制和使用。

(8)注重技术细节在免疫组化染色的全过程中、严格地按技术流程规范化操作,避免随意性。非主要环节的某一个小的细节操作的疏忽和随意性操作可能对整个染色结果不会造成明显影响,但是几个小的随意性操作的叠加结果可能造成整个染色的失败。

对于目前大多数手工染色的免疫组化实验室而言,在滴加每一个主要染色试剂前切记要尽量甩掉玻片上的冲洗液,然后用洁净的纸巾沿组织边缘2mm的距离擦干玻片。擦干组织

边缘水渍的目的是防止滴加抗体后,抗体沿水渍流失造成组织染色不均。

高质量、稳定、可重复性是免疫组织化学实验的生命。不规范、不稳定、不可重复的染色结果是不可信的,它不仅不能为病理诊断和鉴别诊断提供正确的参考信息,反而可能造成误导。

影响免疫组织化学实验技术质量和稳定性的因素来自涉及整个实验的各个方面。因此每个组化实验室都应该制定一套从标本固定开始到脱水透明封固为止,全面的规范化操作方案。具体到每一个抗体的规范化操作方法应通过认真的对比实验获得。在同一实验室内工作的每一个技术人员共同按照规范化方法完成每一种抗体的免疫组织化学染色,是实验室内质量控制的有效方法。

第十一节　免疫组织化学染色的自动化

一、全自动免疫组化染色机在临床的应用意义

近年来在临床病理诊断和鉴别诊断中应用的抗体呈逐步增长的趋势。随着对肿瘤相关蛋白(肿瘤细胞生长、分化、调控、信号传导通路相关蛋白)研究的深入,相信应用于病理学诊断和鉴别诊断的抗体会进一步增长。因此免疫组织化学检测的数量和种类也将随之增长。另一方面,以肿瘤靶向治疗为核心的肿瘤个性化治疗正悄然兴起,这一肿瘤治疗的新途径给免疫组织化学实验技术提出了更高的质量要求——检测技术的规范标准化和实验结果评价的标准化。

实验标本切片数量的逐步增长和对实验质量要求的高标准是免疫组织化学染色技术自动化的原始动力。相对高昂的自动化染色设备和试剂消耗是目前影响免疫组化实验技术自动化普遍应用的主要因素。

自动化的优势是可以使用标准化的系列试剂、最大限度地减少人工操作造成的技术误差、以标准化的技术流程完成大量的标本检测、实验结果重复性良好。免疫组织化学检测的自动化是未来的发展方向。

目前使用的自动免疫组化染色机主要分为两个类型。

1.前处理/染色分体型

此类机型的特点是,将待染色的玻片放入与自动染色机通用的载片架上,首先在一个独立的脱蜡/抗原修复仪器中完成组织切片的前处理,然后将载片架连同玻片移入自动染色机完成染色过程。

2.前处理/染色一体型

此类机型的特点是,只需将待染色的玻片放入自动染色机中即可完成组织切片的前处理和染色过程。

二、Leica Bond-max 全自动免疫组化及原位杂交染色仪

Bond-max 全自动免疫组化及原位杂交染色仪,可用于免疫组化及原位杂交的全自动染色。只需要将组织切片放入机器,就可以由计算机控制自动完成从烤片开始,到脱蜡、抗原修复、内源酶封闭、滴加抗体孵育、缓冲液冲洗、显色剂显色以及苏木精复染的整个免疫组化染色

全过程,自动化程度高,操作便捷,并且无须人工值守,大大减少了技术人员的工作强度。Bond-max 具有 3 架独立的玻片架,每架可放置 10 张玻片,3 架玻片互相独立,不影响其他架玻片的染色和操作,优化了染色的流程,可有效应对随机出现的加急和会诊报告,相对于传统的批次操作处理具有更高的灵活性。每张玻片下具有独立的加热模块,可以进行独立且准确的温度控制,保证染色的质量。

染色机的光学字符识别(OCR)系统可自动识别组织切片标签信息,包括染色程序,抗体种类等,按照程序设定滴加相应试剂,控制孵育时间温度,冲洗强度,可避免手工操作存在的误差和批次间差异。

机载试剂,如抗体、二抗等放置在机载试剂区,通过条码进行识别定位,无须人工校对位置,试剂通过抽吸探针进行吸取和滴加,在使用中,抽吸探针会对试剂量进行检测,实现试剂使用与消耗的实时追踪管理,方便试剂管理,当试剂不足以完成染色程序或缺少某种试剂时,机器会进行提醒。

大容量试剂,如修复液、脱蜡液等放置在机器下部,高品质,稳定性好。修复液有酸性和碱性两种,采取了专利技术,沸点高于 100℃,保证了良好的修复效果。

Bond-max 的二抗系统采用了专利的 compact polymer 技术,具有广谱性,显色效率高,背景清晰,保证了染色效果。高品质的试剂保证了染色的效果和可信度,其卓越的稳定性保证了染色结果的重现性,有利于对染色结果的质量控制。

试剂添加到玻片时,并非采用传统的开放式滴加,而是将 covertile 专利技术的高分子盖片覆盖在玻片上,利用液体的张力和毛细管作用原理,通过真空吸引使试剂均匀覆盖组织表面,有效防止了干片、染色不均匀现象的发生,试剂滴加时动作温和,对组织保护好,可以有效减少组织的脱片。

Bond-max 采用了中文的操作软件系统,界面简洁,操作人性化。染色程序编辑灵活,可以根据组织和抗体种类,对烤片、脱蜡、试剂滴加、冲洗等步骤进行添加或删减,调整试剂孵育温度和时间,创作出适合于各种情况的个性化染色程序,可控程度高,并且可以完成 IHC&IHC 双染及 IHC&ISH 双染(JHC 为免疫组织化学,ISH 为原位杂交)等应用。

Bond-max 的运行事件记录系统能够真实地记录机器试剂的状态和人工的操作,方便对染色情况,试剂使用进行记录、追溯和总结,方便科室管理,符合质量控制的要求。

该操作系统可以同时对 5 台 Bond 免疫组化机进行控制,管理,实现机器之间的信息共享,简化了人工操作,方便管理,并且可以通过连接医院信息管理系统(HIS/LIS)系统,与医院的信息化管理接轨。

Bond-max 全自动免疫组化机自动化程度高,操作人性化,减少了工作负担,有效避免了人为的操作误差。灵活的染色程序,可以实现对每张玻片进行个性化染色,高品质的试剂和 Covertile 专利技术保证了染色的质量和可重复性。智能化系统,对染色情况、试剂使用与消耗实时追踪管理,并且通过多台 Bond 的同步管理和 LIS 系统的连接提供了应用上的拓展。功能上可以随着用户染色要求实现扩展,如进行免疫组化双重染色和多重染色以及原位杂交检测等。

（一）操作程序

1.设置玻片

（1）在 Bond 软件的"玻片设置"屏幕上创建病例。

（2）输入每天病例的玻片详细信息。

（3）打印玻片标签，并将其粘贴到相应玻片上。

（4）复查玻片设置报告，以确定如何将玻片放置到玻片架上。相同的项目或修复方法尽量放在一个玻片架上，如 FSH，PTH，RCC 等更应放在一个玻片架上，因其是微波＋胰酶，时间比较长，放在一起能有效地缩短机器的运行时间。

（5）将选好的玻片放置在玻片架上，并在每个玻片上放置 covertile。

（6）将玻片架轻轻地插入操作仪。

2.装载试剂

（1）将相应的试剂容器（一抗、二抗、胰酶）放置到试剂架中。

（2）将试剂架放入操作仪的试剂平台并轻轻插入，仪器将自动扫描试剂。

（3）检查"系统状态"屏幕中的试剂区域，确保已读取了所有试剂，并确保试剂足够。

（二）运行操作规程

（1）按"装载/卸载"按钮。

（2）当玻片标签已被扫图后，检查系统状态屏幕的玻片部分是否显示了正确的详细信息。

（3）试剂区域、玻片区域都无警告提示，说明机器就绪，单击启动，运行已装载玻片的操作规程。

（三）注意事项

（1）为避免污染试剂和玻片，应尽可能在无尘的清洁环境中进行仪器操作。

（2）往玻片上贴标签时，要将标签的所有部分都安置在玻片边缘以内，如有暴露的黏性表面会导致玻片粘在 covertile 或其他设备上面损坏玻片。

（3）如有 Bond 系统不识别的玻片码，一般的处理方法是用鼠标指着问题玻片点击右键，然后点击手动选择，找出已录入过的问题玻片号，选定，之后点击插入按钮并确定，Bond 系统就会认定此玻片为确定的设置玻片，随即开始运行。

（4）仪器运行后应清洁玻片处和试剂架，必要时使用 70% 酒精清洁玻片染色装置周围，并检查各大容器液面。

（5）每天工作开始，使用操作仪之前，或前一天使用操作仪之后，需清空并灌注大容器，并确保它们各就其位。

（6）如果某个 Bond 系统大容器在染色处理期间需要灌注或清空，切记检查操作规程状态屏幕，确认该容器未在使用中（红灯时不能打开，绿灯时才可退出），原则可能会影响正在处理的玻片。为防止此现象，应在前一次机器运行后，灌注或清空大容器。

（7）不要取下大容器上的小液位感应器护帽，以免它被损伤。仅使用大的灌装清空盖来清空和重新灌装大容器液体。

（8）试剂盒、清洗混合槽都需要定期更换，仪器会自动记忆，到期将提示。Covertiles 若出现裂纹或变色也需及时更换。

(9)大容量抽吸头也需定期清洗,应用周定清洗液放入试剂平台,点击维护项中的清洗即可,清洗大约需要 15min。

(10)不要用溶剂、腐蚀性清洁液或粗糙摩擦类织物清洁任何零部件。

(11)不要将二甲苯、氯仿、丙酮、强酸、强碱等用于 Bond 操作仪,如果这类化学品溅至 Bond 仪器上,应立即用 70% 酒精清除液滴,以防止损坏操作仪防护罩。

(12)每周用温肥皂水清洗玻片架,并用流动水冲净,始终确保玻片架已干再使用。

(13)如果每天需使用 Bond 仪器不用关闭机器电源,每次开机后机器要清洗机头 15min 左有浪费液体。每周需关闭 Bond 操作仪电源一次,以使其回到初始化状态。

(14)Bond-Max 仪器是非常省液体的,每张玻片仅产生 12mL 有毒废液和 40mL 无毒废液,废液量仅为其他机器的 1/15,降低废液清理工作量。PBS、蒸馏水等也只需几百毫升液体,因此,如果每天染 30 张玻片,也只需两天灌注一次液体。

手工操作与 Bond-Maxy 仪器操作的比较见表 9-1。

表 9-1 手工操作与 Bond-Maxy 仪器操作的优缺点

手工操作	Bond-Max 操作
手工滴加试剂,无标准化,不利发展	固定试剂,标准化,科学严谨
不能均匀覆盖组织,抗体易挥发,有气泡,容易触到组织,有可能干片	covertiles 专利技术,利用了虹吸原理,确保试剂均匀覆盖组织,防挥发
有时时间不精确,染色不准确	时间精准,染色准确
浪费液体,污染环境	节省液体,保护环境,降低成本
无法实现夜间自主操作,不能更好地提高产能,适应日益增长的工作量	夜间可全自动独立完成操作,零手工操作,并保质保量,提高效率

三、DAKO Autostainer LinK 48 免疫组化仪

Dako Autostainer Link 48 及 PT Link 是一套完全自动化免疫组化染色系统,1 台电脑可以同时管理 3 台免疫组化染色仪,系统稳定,染色质量可重复性高,是目前国际病理市场上技术水平最高的系统。自动化的抗原修复和免疫组化独立操作,使抗原修复和免疫组化的功能达到最理想的效果,利于中间质控,一旦出现问题,便于查找原因。平行处理,节省时间,增加工作通量,适合日操作量大的实验室(1 个工作日内可以运行 3 轮,日操作量达 144 片)。

操作流程

1.打开仪器

接通电源,先打开计算机,在打开免疫组化染色机及打印机。双击计算机桌面上"Dako Link"图标出现登录界面,输入用户名和密码后点击"log in"后进入"New Slides"界面。

2.输入病例及切片资料(New Slides)

先输入病例资料"Case number"、姓名及住院号等。再选择需检测的一抗,点击"Add Slides"确认增加切片。病例所有检测信息输入完成后,点击"Printall Lahels"打印标签,再点

击"Case complete"确认该病例完成。再按照以 E 操作流程输入新病例,将打印条码的标签贴在相对应的切片上。

3.检查切片(Perding)

在 Perding 中,将显示所有待检病例及项目,可以在此处双击任意一条可查看相关信息。

4.执行免疫组化染色(Instruments)

将切片放入玻片架并置于免疫组化染色机中,并确认所需试剂均已放置,点击"Instruments"进行运行仪器界面。点击"Stare",仪器经扫描确认后,点击"Yes"后,免疫组化染色机开始染色。

5.染色过程结束

染色过程结束后出现"Run Complete"后,点击"Done"。取下切片进行复染及常规脱水、透明、封片。点击"New Slides"进行下一批染色。

四、BenchMark XT(罗氏)免疫组化仪

罗氏诊断产品(上海)有限公司于 2008 年推出的最新型全自动多功能的组织病理检测系统(以下简称 BenchMark XT),为组织学实验室提供了新一代高效便捷的检测方案。BenchMark XT 是一套全面整合的系统。通过使用标签条码技术保证试剂与切片的正确识别及质量控制,用于免疫组织化学(IHC)或原位杂交(ISH)进行切片上的组织学或细胞学样品的自动化染色,用于体外诊断检测。

试剂支架为最大 35 种即用型试剂提供了便捷的加载方式。切片托盘包括 30 个加热板,可进行独立温度控制,以保证卓越的染色质量。通过替代繁杂的手工操作步骤,实现了烤片、脱蜡、抗原修复以及染色的自动化,用户只需:装载切片和试剂、输入操作程序和启动流程,从而提高了实验室工作效率。同时,不再使用有害的有机试剂脱蜡,为实验室安全提供全新保障。罗氏诊断采用双重清洗、喷射式清洗、液体封盖膜、多喷头加样系统、空气涡旋混匀及动力学驱动技术等,确保切片的染色结果均一且具有较好的重复性。

操作流程

(1)接通电源,打开电脑和机器。

(2)在桌面上双击 Ventana NexES 软件图标。

(3)点击"Barcode Label"图标。

(4)点击 PROTOCOLS。

(5)从左侧下选取相应的染色方案。

(6)点击 ADD。

(7)所有染色方案选择好后点击 C10sE/PRINT。

(8)根据各医院病理科及实验室的要求填写栏目内相应信息。

(9)点击 PRINT 打印标签。

(10)打印标签后,再按标签打印机顶端的 FEED 的按钮。

(11)在切好的玻片上贴好标签。

(12)将切片放置在 XT 的切片平台上,标签向里。

(13)放置检测试剂。

（14）点击 RUN，确认运行前信息。

（15）如果需要延迟试验开始时间，选择 delayed start 选项并选择 start/completion time/date。

（16）点击 START RUN 系统，首先进行自检。

（17）如果出现错误报警信息，点击 SIGN OFF，错误改正后点击 RUN 或 RETRY。

（18）点击闹钟标志可显示倒计时时间等信息。

（19）如果进行手工滴定，系统会在需加一抗时报警提示。打开切片托盘，小心为每张切片加入 $100\mu L$ 抗体后关上切片托盘，按 Roche 按钮，继续运行。

（20）运行结束后机器报警提示，点击"SIGN OFF"。

（21）将切片取出，用含温和清洁剂的清水涮洗切片。

（22）按常规方法进行脱水、透明、封片。

（23）运行清洁程序（CIEAN 图标）。

五、使用全自动免疫组化染色机的优点

（1）使用全自动免疫组化机可以省时、省力，染色过程一般只需 3h 左右，同时避免手工操作加样时抗体不均、漏加短缺现象。每一张切片可以独立应用不同的染色方案，仪器通过读取条码标签执行自动化染色方案。

（2）由于全自动免疫组化染色机都具有相应的加强二抗相配套，所以显色强度优于手工染色，染色阳性率相应提高。

（3）由于全自动免疫组化染色机冲洗切片比手工冲洗要彻底，所以切片阳性表达清晰，背景干净。

（4）由于全自动免疫组化染色机程序相对稳定，所以染色具有稳定性，可重复性。

六、使用全自动免疫组化染色机的注意事项

（1）由于全自动免疫组化染色机的二抗具有加强染色的作用，所以要避免假阳性，在优化方案中，用阳性及阳性对照片反复试验后再确定最终染色程序，并且在每次染色中都要加阳性及阳性对照。

（2）在染色过程中，随时观察染色机的运行情况，发现问题及时处理。

（3）染色完成后，检查是否有漏染的切片。

第十章　肾活检制作技术

肾活检病理学是病理学的一个重要分支,该领域对病理检查有特殊的要求,所以肾活检病理学的病理技术也有不同于一般病理学技术的要求:

(1)肾活检标本体积小,以毫米计量,要求操作过程中需要细心。

(2)肾脏的组织结构复杂,需要做相应的细胞观察,因而切片要薄。

(3)很多肾脏疾病的病因发病机制与免疫异常有关,所以必须进行免疫病理学、光学显微镜和电子显微镜的病理检查。

肾活检技术包括:特殊染色技术、免疫荧光染色技术、免疫组织化学染色技术和电子显微镜技术。它们从不同的角度揭示了肾脏内部肾小球、肾小管、肾间质各种细胞之间的联系和病理变化,为病理诊断提供形态学依据。

第一节　肾活检标本的固定、脱水、包埋和切片

一、固定

肾活检标本一般用中性缓冲福尔马林固定液,AF 固定液的效果更好,有时为检查组织内的糖原或其他水溶性物质,需用无水乙醇固定。肾活检标本体积小,易黏附于容器壁而影响固定效果,所以在置入固定液后,应适当摇晃,使标本充分浸泡于固定液中。

二、脱水

肾活检标本脱水时,时间不宜过长否则会导致组织变脆。应采用由低向高梯度乙醇浓度脱水。70%乙醇、80%乙醇、95%乙醇(Ⅰ)、95%乙醇(Ⅱ)无水乙醇(Ⅰ)、无水乙醇(Ⅱ)、无水乙醇(Ⅲ)各 30min 进行脱水。

三、透明

透明剂选用二甲苯,分两次透明,各 10~15min,透明总时间应控制在 30min 以内,时间不宜过长,否则易使组织收缩变脆。

四、浸蜡

浸蜡不应少于 3 次,否则透明剂去除不净,不利于切片。浸蜡次数 3 次,每次 20min,蜡温60~62℃。

注意:用于肾活检标本浸蜡的石蜡应选择熔点为 56~58℃为好,浸蜡温度控制在比石蜡熔点高 2~4℃,这样便于组织浸蜡,石蜡温度过高会使肾组织干脆。

肾活检标本的脱水、透明、浸蜡过程可以采用自动组织脱水机的方式进行。由于标本较小应注意使用专门用于微小标本脱水专用的脱水盒,并在脱水盒上标记标本的条数和大小。此外,应在自动组织脱水机内设置专门的肾活检标本脱水程序。

五、包埋

将石蜡包埋机的蜡温控制在 62～64℃,选择优质切片石蜡包埋。如包埋石蜡的柔韧度不足可采用 500g 石蜡加 50g 蜂蜡混合后进行包埋。对于一条以上的标本在包埋时应注意将几条标本排列整齐并保持在同一包埋平面以利于完整的切片。

六、切片

肾组织结构致密,细胞成分多,要求组织切片要薄切,厚度以 2～3μm 为宜,太厚会造成细胞成分重叠,出现假象,太薄则着色过淡,不宜显示组织病变部位及病变程度,均可造成误诊。

第二节　肾活检标本的冷冻切片

肾活检标本的优质冷冻切片很重要,是进行免疫病理学检查的必要基础,因为冷冻切片对抗原保存最好,易于进行免疫荧光和免疫组化检查。

肾活检标本的冷冻切片的制作与大标本相似,在恒温冷冻切片机内进行,如果当时不染色,可用塑料袋包裹,扎好袋口,放入 4℃冰箱中保存,保存时间不超过 1 周,染色效果无明显差异。为防止脱片可使用防脱片胶处理后的载玻片。为使冷冻的肾活检组织减少收缩和冰晶的影响,可先以用液氮将组织迅速冻结,再进行冷冻切片。

第三节　肾活检的免疫荧光染色

免疫荧光病理学的检查,分冷冻切片法和石蜡切片法。冷冻切片荧光法可最大程度的保存抗原,所以敏感性高、特异性强、操作简单、省时、快速,成为肾活检病理诊断中一项重要的常用检测方法。

一、冷冻切片直接免疫荧光法

(1)将冷冻切片入 PBS 液浸洗 2 次,每次 3min。

(2)擦除组织四周的液体滴加 10～20μL 适当稀释的动物抗入荧光素标记抗体滴于切片上。

(3)将切片放置在湿盒内,37℃温箱孵育 30min。

(4)入 PBS 液浸洗 3 次,每次 5min。

(5)用缓冲甘油封片,荧光显微镜下观察。

肾活检的免疫病理学常规检查为 IgA、IgG、IgM、C3 和纤维蛋白(FRA),根据需要,可检查 C4、Clq、轻链蛋白等。

(一)染色结果

异硫氰酸荧光素 FITC,发绿色荧光,罗丹明发红色荧光。封固后如不立即镜检,可将切片放入湿盒内,存入 4℃冰箱中避光保存,当天镜检荧光强度差异不大,最长可保留一周,但荧光易淬灭,随着时间的延长荧光亮度逐渐减弱。

(二)试剂配制

(1)所用标记抗体应采用国际公认的试剂公司产品,所用浓度参考说明。

(2)缓冲液 0.01mol/L、pH7.4 的 PBS 液。

(3)缓冲甘油 PBS 50mL/纯甘油 50mL。

(三)染色方法

(1)石蜡切片 3μm,入 62~70℃烤箱烤片 40~60min。

(2)常规脱蜡至水。

(3)PBS 浸洗 3 次,每次 5min。

(4)直接滴加胃蛋白酶抗原修复于湿盒内,37℃恒温箱孵育 10min。也可以用微波炉或高压锅进行抗原修复。

(5)将切片入 PBS 液浸洗 3 次,每次 5min。

(6)直接滴加动物抗人荧光素标记的抗体于切片上。

(7)将切片放置在湿盒内,37℃温箱孵育 30min。

(8)入 PBS 液浸洗 3 次,每次 5min。

(9)用缓冲甘油封片,荧光显微镜观察。

(四)染色结果

与冷冻切片荧光法相同。

二、冷冻切片间接免疫荧光法

方法与直接免疫荧光法相似,只是先滴加无荧光素标记的动物抗人抗原的第一抗体(如羊抗人乙型肝炎病毒表面抗原的抗体),然后滴加荧光素标记的另一种动物抗第一种动物的 IgG 抗体(如家兔抗羊 IgG 抗体)。

三、石蜡切片免疫荧光法

石蜡切片免疫荧光法对肾活检免疫病理是一项很好的补救诊断方法。石蜡切片免疫荧光法原理与免疫组化方法相似,可以解决如下问题:

(1)冷冻切片无肾小球,无法准确判断肾小球内有无免疫复合物。

(2)科研需要对以往积累的病例进行回顾性免疫病理学研究。

(3)外地医院需要肾活检病理会诊,受时间、地点等远程转送的限制,肾活检组织的石蜡切片通过福尔马林固定、脱水、包埋等程序,导致抗原损失,必须进行抗原修复,使抗原决定簇与荧光素标记的相应抗体作用,染色结果虽然较冷冻切片荧光法弱,但仍可做出明确诊断。

第四节　肾活检的特殊染色

肾活检病理检查的光镜切片须进行苏木精伊红染色(HE)、过碘酸雪夫反应(PAS)、六胺银染色(PASM)、Masson 三色等染色方法。目的是清楚地显示基底膜,用以观察基底膜病变,显示细胞类型,有无特殊蛋白的存在。最终对肾脏疾病类型、病变活动程度、严重程度等做出诊断。

在肾活检病理诊断中,HE 染色可观察一般形态,并可分辨各种炎症细胞的种类。肾脏各部分的基底膜均含有大量糖蛋白,PAS 染色可显示肾小球、肾小管、肾血管的基底膜和肾小球系膜基质(图 10-1、图 10-2)。

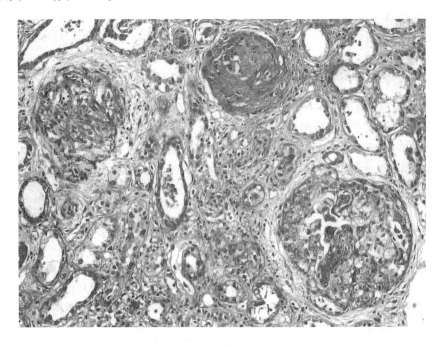

图 10-1　PAS 染色示基底膜

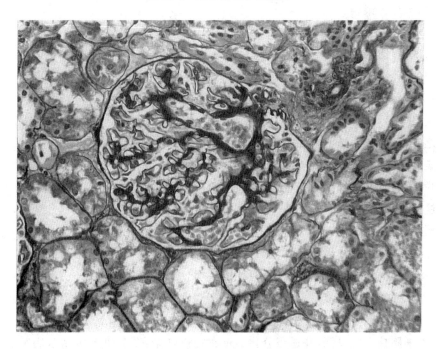

图 10-2　Masson 染色显示肾小球硬化和沉积物

Masson 三色染色不但可以显示基底膜,还可显示免疫复合物等特殊蛋白。

PASM 染色在肾活检病理诊断中,非常重要,虽然 PAS 染色也可显示基底膜,但 PASM 与 PAS 相比能更精细地显示肾小球毛细血管基底膜,可清晰地观察到基底膜增厚的病变特点,如钉突状突起、中空链环状、双轨征及多轨状的形态等。

(一)试剂配制

(1)铬酸水溶液铬酸 5g,蒸馏水 1000mL。

(2)草酸水溶液草酸 2g,蒸馏水 1000mL。

(3)六次甲基四铵水溶液六次甲基四胺 3g,蒸馏水 1000mL。

(4)硝酸银水溶液硝酸银 5g,蒸馏水 1000mL。

(5)硼砂水溶液硼砂 5g,蒸馏水 1000mL。

(6)六铵银工作液 3% 六次甲基四胺 18mL,5% 硝酸银 2mL,5% 硼砂 2mL。

(二)染色方法

(1)常规脱蜡至水。

(2)1% 过碘酸氧化 10min。

(3)水洗,蒸馏水洗。

(4)5% 铬酸氧化 4min。

(5)水洗,蒸馏水洗。

(6)2% 草酸漂白。

(7)水洗,蒸馏水洗。

(8)六铵银工作液入 60℃ 温箱,20min 后镜下控制。

(9)蒸馏水终止银染。

(10)0.2% 氯化金 3~5min。

(11)水洗,蒸馏水洗。

(12)5% 硫代硫酸钠 2min。

(13)水洗,蒸馏水洗。

(14)复染 HE。

(15)逐级乙醇脱水,透明封固。

(三)染色结果

基底膜呈黑色,网状纤维呈黑色,细胞核呈蓝色,背景呈粉红色。

(四)注意事项

(1)1% 过碘酸和 5% 铬酸起双重氧化作用,若单用 1% 过碘酸氧化,时间需 20min 以上,可省略草酸漂白一步,染色结果相差不大。

(2)六铵银工作液临用前新鲜配制,只能用一次。

(3)切片入六铵银工作液后,20min 开始镜下观察,至基底膜呈棕黑色时蒸馏水终止。硝酸银为不可逆性染料,过染后无法修复。

(4)复染细胞核不宜过深,并适当分化。可省略伊红染色,只染苏木精基底膜层次勾画得更清晰。

(5)染色的器皿一定要刷洗干净。

为更清楚地显示免疫复合物等特殊蛋白在肾小球内的确切位置,可采用 PASM 和 Masson 三色的混合套染法。

为检查肾活检标本中的特殊病变,还可采用刚果红染色、脂肪染色。

第五节　肾活检的电镜检查

肾活检病理检查中,电子显微镜检查是非常重要的。不但可以观察肾脏病变的微细变化,而且可精确定位免疫复合物的沉积,一些特殊物质的辨认(如各种纤维样物质、胶原纤维、病原体等),遗传性肾病等也必须通过透射电镜、扫描电镜、免疫电镜等确诊。

第十一章　肌肉组织活检及染色技术

肌肉组织活检及相应的特殊染色,可显示肌纤维的结构、类型及化学成分变化,帮助诊断各种类型的肌纤维疾病。肌肉组织活检技术的应用不但对已发现的肌病有更明确深入的认识,同时还能发现不少新的肌病,使骨骼肌肉病的诊断提高到形态和功能相结合的新水平。

第一节　肌肉活检标本的处理

活检的骨骼肌组织,在进行特殊染色或酶染色之前,需先及时进行冷冻切片和常规 HE 染色,HE 染色与石蜡切片的 HE 染色相似,用以观察肌纤维形态结构。冷冻切片的优点是能真实地反映肌纤维各种形态和结构的变化,避免由于固定、脱水、包埋和热处理等过程而出现人为假象和酶活性的丧失。要想使肌肉组织保持原有的结构不被破坏,必须保证活检肌肉组织绝对新鲜,急速冷冻不仅能抑制自溶和腐败,也防止细胞内物质的扩散,具体方法如下:

(1)将取好的肌肉组织放于滤纸上(用生理盐水浸过的滤纸),将表面水分吸去。

(2)取一小烧杯,倒入异戊烷,将异戊烷置于液氮内充分冷却。当烧杯内的异戊烷冷却至变得较为黏滞时,将准备好的组织投入,20s 后取出,置于液氮内保存,待冷冻切片染色。

(3)冷冻切片机温度一般为−25℃,切片 10~15μm。

注意事项

(1)组织要绝对新鲜。

(2)立即进行低温急冻很重要,否则会形成冰晶,致使组织结构离散。

(3)标本不能直接浸入液氮,以免组织膨胀破碎。

(4)冷冻后组织应置于液氮内密封保存,防止失水。

第二节　肌肉活检标本的特殊染色

一、油红 O(Oil red O)染色

(一)试剂配制

(1)油红 O 原液配制油红 O0.5g,异丙醇 1000mL。

(2)油红 O 工作液配制 0.5%油红 O 溶液 18mL,蒸馏水 12mL,过滤后使用。

(二)染色步骤

(1)切片入油红 O 工作液室温下孵育 30min。

(2)流水冲洗。

(3)苏木精染色 30s。

(4)流水冲洗。

(5)明胶封片。

(三)染色结果

脂滴呈红色,细胞核呈蓝色。

(四)注意事项

油红 O 工作液须新鲜配制,密闭缸过滤及染色,避免异丙醇挥发影响染色效果,明胶提前预热。

二、改良 Gomori 三色染色(Modified Gomori Trichrome)

(一)试剂配制

(1)Gomori 染液配制苯偶氮变色酸钠 2R0.6g,固绿 FCF0.3g,磷钨酸 0.6g,冰醋酸 1mL,蒸馏水 1000mL。调节 pH3.4,室温保存(2～3 周)。

(2)0.2％冰醋酸。

(二)染色步骤

(1)苏木精染色 10min。

(2)流水冲洗 5min。

(3)Gomori 染液 30min。

(4)流水冲洗。

(5)0.2％冰醋酸 1min。

(6)流水冲洗。

(7)梯度乙醇脱水,二甲苯透明,树胶封固。

(三)染色结果

肌纤维呈青绿色,胶原呈亮绿色,细胞核呈紫色,线粒体呈红色。在绿色背景上出现各种红染的包涵体物质,为异常病变的肌纤维。

(四)注意事项

Gomori 染液应在冰箱内保存,保存期限约为 6 个月,超过保存期应弃之以保证染色鲜亮。分化时间应视染液配制时间长短作适当调整,染液配制时间越长,分化时间应越短。

三、糖原过碘酸 Scnirr 染色(PAS)

(一)试剂配制

(1)Carnoy 液配制乙醇 300mL,氯仿 150mL,冰醋酸 50mL。

(2)5chiff 液配制碱性品红 2g,蒸馏水 400mL.亚硫酸钠 2g,1mol/L 盐酸 40mL,活性炭 8g。蒸馏水煮沸后加入碱性品红,溶解后冷却至 50℃,过滤。加入 1mol/L 盐酸,冷却至室温后加入亚硫酸钠,避光过夜。加入活性炭,搅拌混匀。过滤,保存于深色容器中,4℃冰箱保存。

(二)染色步骤

(1)Carnoy 液固定 10min。

(2)流水冲洗。

(3)0.5％过碘酸 5min。

(4)蒸馏水洗。

(5)5chiff 液 15min。

(6)流水冲洗 5min。

(7)苏木精染色 5min。

(8)流水冲洗。

(9)梯度乙醇脱水,二甲苯透明,树胶封固。

(三)染色结果

肌质网呈红紫色。

(四)注意事项

过碘酸氧化时间不宜过长,否则蛋白质和酸性黏多糖也会与 Schiff 试剂发生反应,从而影响结果的判定。过碘酸应冰箱内保存在棕色容器内,保质期 3 个月。

第三节　肌肉组织活检标本的酶染色

一、琥珀酸脱氢酶(Succinate dehydrogenase,SDH)

(一)试剂配制

(1)0.2mol/L 琥珀酸钠配制琥珀酸钠 54g,蒸馏水 1000mL。

(2)0.2mol/L 磷酸缓冲液

Na_2HPO_4 2.84×10^3 g/L,取 70mL;NaH_2PO_4 4.84g/200mL,取 130mL。调至 pH 7.4(用 1mol/L 酸和碱调整 pH)。

(3)孵育液 0.2mol/L 琥珀酸钠 15mL,0.2mol/L 磷酸缓冲液 15mL,硝基四氮唑蓝(NBT)30mg。调至 pH7.2~7.6,(用 1mol/L 酸和碱调整 pH)过滤。

(二)染色步骤

(1)切片入孵育液 37℃培养箱内孵育 1h。

(2)水洗。

(3)明胶封片。

(三)★染色结果

酶活性部位显示蓝紫色,Ⅱ型纤维显示深蓝紫色,较Ⅰ型纤维着色深。

(四)注意事项

孵育液需新鲜配制,孵育时间长短须根据镜检结果适当延长或缩短。

二、四氮唑还原酶(NADH-teLrarolium redutase,NADH-TR)

(一)试剂配制

(1)Tris 缓冲液配制三羟甲基胺乙酸 3.03g,蒸馏水 290mL,0.1mol/L 盐酸 210mL,调至 pH7.4(用 1mol/L 酸和碱调整 pH)。

(2)孵育液 0.05mol/L Tris 缓冲液 30mL,硝基四氮唑蓝 30mg,NADH 24mg,过滤,调至 pH7.4(用 1mol/L 酸和碱调整 pH)。

(二)染色步骤

(1)切片入孵育液 37℃培养箱内孵育 30min。

(2)水洗。

(3)明胶封片。

(三)染色结果

肌质网、肌细胞呈蓝紫色,胶原纤维不着色,Ⅰ型纤维着色深,Ⅱ型纤维着色浅。并可看到肌纤维内部变化,如靶样纤维、虫蚀、轴空、异常线粒体分布等。

(四)注意事项

封固前应镜下观察一次,至两型纤维有明显深浅差别终止显色。

三、细胞色素 C 氧化酶(Cytochrome C Oxidase,CCO)

(一)试剂配制

(1)0.1mol/L 醋酸钠缓冲液配制醋酸钠 6.8g,蒸馏水 500mL,用醋酸调 pH5.5(用 1mol/L 醋酸调整 pH)。

(2)孵育液 DAB(二氨基联苯胺)60mg,0.1mol/L 醋酸缓冲液(pH5.5)27mL,1%氯化锰 3mL,30%过氧化氢(新鲜)10μL,调至 pH5.5,过滤。

(二)染色步骤

(1)切片入孵育液 37℃培养箱内孵育 1h。

(2)水洗。

(3)梯度酒精,二甲苯透明,树胶封片。

(三)染色结果

肌纤维呈棕色,Ⅰ型肌纤维染色深,Ⅱ型肌纤维染色浅。

(四)注意事项

染液要新鲜配制,过氧化氢的用量要严格控制。

四、非特异性酯酶(Non-specific Esterase,NSE)

(一)试剂配制

(1)副品红配制盐酸副品红 4g,2mol/L 盐酸 1000mL。

(2)0.1mol/L 磷酸缓冲液配制。Na_2HPO_4 2.84g/dl,取 70mL,NaH_2PO_4 4.84g/200mL,取 130mL,加蒸馏水 200mL,共 400mL。

(3)1%醋酸-α-萘酚配制醋酸-α-萘酚 1g,丙酮 1000mL,棕色容器保存。

(4)孵育液 4%亚硝酸钠 0.8mL,副品红 0.8mL,0.1mol/L 磷酸缓冲液 20mL,1%醋酸-α-萘酚 0.5mL,过滤,调至 pH6.4~6.5(用 1mol/L 酸和碱调整 pH)。

(二)染色步骤

(1)切片入孵育液 37℃培养箱内孵育 30min。

(2)水洗。

(3)梯度乙醇,二甲苯透明,树胶封片。

(三)染色结果

肌纤维呈棕红色,Ⅰ型肌纤维深于Ⅱ型肌纤维。

（四）注意事项

孵育液需新鲜配制，配制过程严格按顺序添加，孵育时间长短须根据镜检结果适当延长或缩短。

五、酸性磷酸酶（Acid pHospHatase，ACP）

（一）试剂配制

（1）Veronal 醋酸钠缓冲配制。醋酸钠 1.94g，巴比妥钠 2.94g，蒸馏水 280mL，0.1mol/L 盐酸 180mL，调 pH5.0（用 1mol/L 酸和碱调整 pH）。

（2）孵育液。①4% 亚硝酸钠 0.8mL，副品红 0.8mL，蒸馏水 13mL；②N,N-二甲基甲酰胺 1mL，萘酚 AS-BI 磷酸酯 10mg；③将"②"加入"①"；④加入 Veronal 醋酸钠缓冲 5mL；⑤调 pH4.7~5.0（用 1mol/L 酸和碱调整 pH）过滤。

（二）染色步骤

（1）切片入孵育液 37℃培养箱内孵育 60min。

（2）流水冲洗。

（3）苏木精复染。

（4）流水冲洗。

（5）明胶封片。

（三）染色结果

肌纤维呈灰蓝色，细胞核呈蓝紫色。肌纤维坏死吞噬时显示高活性，呈粉红色。Ⅱ型糖原累积病出现自噬细胞可呈高活性。

（四）注意事项

染液需按顺序配制，如顺序有误会影响染色效果。

六、ATP 酶染色

（一）试剂配制

（1）巴钙液配制巴比妥钠 4.124g；氯化钙 1.998g；蒸馏水 1000mL。

（2）酸性预孵育液 A 液：醋酸钠 13.5g，蒸馏水 500mL；B 液：冰醋酸 6mL，蒸馏水 500mL；A 液 24mL ＋B 液 26mL，分 3 份；调 pH 分别为 4.3、4.4、4.5。（用 1mol/L 酸和碱调整 pH）。

（3）碱性预孵育液巴钙液两份各 20mL，调 pH 分别为 10.3；10.4。

（4）孵育液。巴钙液 10mL/份，ATP20mg/份，调 pH9.4（用 1mol/L 酸和碱调整 pH）。

（二）染色步骤

（1）切片在酸性预孵育液中孵育 15min，室温。

（2）在碱性预孵育液中孵育 15min，37℃。

（3）蒸馏水洗，2 遍。

（4）在孵育液中孵育 30min，37℃，不洗。

（5）1% 氯化钴 3min。

（6）蒸馏水 2 遍。

（7）1% 硫化铵（新配）10s。

（8）流水冲洗。

(9)梯度乙醇,二甲苯透明,封固。

(三)染色结果

pH 10.4 可区分Ⅰ型和Ⅱ型肌纤维,pH 4.3 和 4.6 可区分Ⅰ型、ⅡA、ⅡB、ⅡC 型肌纤维(表 11-1)。

表 11-1　使用 pH 区分肌纤维

肌纤维类型	pH		
	9.4	4.6	4.3
Ⅰ型	不着色	黑	黑
ⅡA	黑	不着色	不着色
ⅡB	黑	灰黑	不着色
ⅡC	黑	灰黑	灰黑

(四)注意事项

A 液、B 液、C 液用前均需以 pH 计再次测定所需 pH,以确保 pH 的准确无误,往往因 pH0.1 的偏差影响染色效果,甚至会造成截然相反的染色结果。孵育液须用前新鲜配制,以保证酶活性。

第十二章 骨组织标本制作技术

骨组织是人身体内最为坚硬的一种特殊组织,它致密、坚硬,并含有骨胶等成分,所以,它的固定、脱水、透明、浸蜡、包埋都很困难。即使经过脱钙后,骨组织变得相对柔软和疏松,但比起软组织来,它仍显得过于硬韧,对它的一些技术性操作仍有一定的难度,要经过一些特殊的处理才能达到效果。特别是病理外检标本,骨与肿瘤组织混迹在一起,脱钙很困难。如果脱钙不完全,则更极易造成切片的碎裂甚至损坏刀具,所以,对骨组织的制片需要一定的技巧和经验,要把握好每个技术细节,才能真正达到骨组织制片的最佳效果。

第一节 骨组织的固定

一、骨组织的固定

骨组织的最好固定剂是甲醛,其次为乙醇。固定剂对骨组织有收缩及减少膨胀作用,它可以抵消酸性脱钙液所引起的骨组织膨胀,从而使制片、染色更加容易,以保证质量。选用的固定剂要能最好的保存所要显示的组织成分。

二、骨组织的常用固定剂

(1)10%甲醛水溶液甲醛 10mL(40%甲醛原液),溶入 90mL 水(弱碱性自来水)中。

(2)10%中性福尔马林液。

甲醛 10mL(40%甲醛原液),溶入 90mL PBS 液(pH7.2)缓冲液中。

(3)Muller 液配制方法:重铬酸钾 2.5g+硫酸钠 1g,溶入 1000mL 蒸馏水中。

此液是骨组织的特殊固定剂,其他组织很少应用,在骨组织的一些染色中,不能应用含汞的固定剂,用此液中的重铬酸钾可以替代。

(4)Zenker-甲醛固定液配制方法:Zenker 原液 45mL+甲醛固定液 5mL+甲醛盐液(10%甲醛溶于 0.9%氯化钠液内)50mL。

此液对骨髓组织是非常好的固定剂,但要注意固定时间不能超过 30min,否则易引起收缩,对染色不利。

(5)Helly 固定液配制方法:重铬酸钾 2.5g+升汞 5g+蒸馏水 1000mL+甲醛 5mL。

此液主要用于胎儿指骨的固定。

三、注意事项

骨组织的固定一般采用两种方法,即固定后脱钙或固定、脱钙同时进行,尽量不采用先脱钙后固定的方法。此外,若非特殊需要,切忌使用酸性固定剂,如乙酸、苦味酸、三氯乙酸等,这些固定剂会使骨组织加速膨胀,破坏骨组织结构,使制片难以进行,染色不良。

第二节　骨组织的脱钙

从骨中去除钙质的方法称为脱钙,脱钙是骨组织制片当中不可或缺的重要步骤,脱钙效果的好坏直接影响骨的制片质量。所以,很好的掌握骨组织的脱钙方法是做好骨组织切片的基础。

一、骨组织脱钙方法

骨的脱钙方法总体上可分为 3 大类,即酸类脱钙法、螯合剂脱钙法、离子交换树脂脱钙法。

酸类脱钙法又可分成有机酸脱钙、无机酸脱钙、混合脱钙、电解脱钙、脱钙机脱钙等形式。

另一种分类方法是将脱钙分成酸类单纯脱钙法、酸类混合脱钙法、电离脱钙法、脱钙机法、有机螯合剂法、离子交换树脂法。

二、骨组织脱钙技术的应用

(1)骨组织科研上的应用骨的组织学、病理学等形态学研究都离不开骨组织的脱钙方法,良好的骨脱钙方法可以保证科研的科学性及客观性,但其所应用的方法与在常规病理外检中所使用方法是不同的。

(2)常规骨科病理的应用在常规病理制片中,骨的脱钙技术是每一个病理科及技师们都必须面对的课题,它是骨科病理诊断的重要保证,所使用的方法与科研使用的方法有着很大的区别。

三、骨组织脱钙技术程序

(1)组织选择脱钙前选择适当骨组织,锯成薄片,厚度 2～5mm。

(2)固定常温下固定 4～6h,固定液体积要大于标本体积 20～30 倍。固定液最好选用可保存欲显示的组织成分的相应固定剂。

(3)脱钙将已固定的骨块置于已选好的脱钙液内进行脱钙,严格控制时间,及时更换新液。

(4)酸的中和保护骨组织不过度膨胀,不影响染色质量。

(5)充分水洗去酸,为以后脱水,透明,包埋打下基础。

四、骨组织科研标本脱钙法

骨组织科研制片中,对所使用的脱钙方法的要求比较高,这是因为在科研试验中对切片的质量要求更高,要能保证试验的精确性和可重复性,同时科研试验中还需能够很好地保存骨组织中的一些重要成分,如抗原抗体、酶类及其他的生物化学成分等,要达到这些目的,选择一种最好的脱钙方法就显得十分重要和必要。

1.螯合剂(EDTA)法

乙二胺四乙酸(EDTA)是一种良好的脱钙螯合剂,它有很强的结合钙离子的能力,对组织破坏极小,不产生气泡,不影响染色,一般在两周至 3 个月可完成脱钙,如需快速脱钙,可加温至 37℃使用。

配方:EDTA 10g 溶入 1000mL PBS(pH7.2)液中,加入 NaOH(当量溶液)促溶,再用

1mol/L 的 HCl 调至 pH7.2。

2.缓冲脱钙液法

因钙离子在 pH4.5 的缓冲液中可缓慢溶解,所以可起到脱钙作用,且对组织无明显损害,所以,若无时间限制,可采用此法。

配方:7％枸橼酸 5mL,7.54％枸橼酸铵 95mL,1％硫酸锌 0.2mL,三氯甲烷数滴。

3.甲酸—螯合剂脱钙法

甲酸的脱钙速度比盐酸和硝酸的速度缓慢,破坏组织的程度也比较轻,而在 20％浓度以下时,脱钙时间较长,螯合剂的加入可促进脱钙的进行,又可较好的保护组织,减少损害。

配方:甲液:甲酸 25mL,蒸馏水 25mL;乙液:枸橼酸钠 10g,蒸馏水 50mL。临用时甲、乙两液等量混合,日换一次,因枸橼酸钠可与钙离子螯合,故可促进脱钙。

五、常规骨科病理标本的脱钙法

常规病理标本的脱钙是我们在日常工作中最多应用的技术,也是每个病理技师必须掌握的方法。由于日常病理工作要求出片及时快速,还要保证制片质量,所以,其使用的方法与科研所使用的方法有很大不同。首先在时间上有一定的限制,不可能用很长时间进行脱钙,所以科研所使用的脱钙剂无法达到要求。在常规病理中可使用的脱钙剂很有限,只能尽量使用即脱钙迅速又能最大限度减少对组织破坏的脱钙剂,而这样的脱钙剂恐怕不是很容易得到,这也就成了病理标本脱钙的一大难题,目前还没有最理想的方法。要想达到脱钙迅速的目的,在一般实验室中基本上都采取单纯强无机酸脱钙剂,如盐酸、硝酸.三氯乙酸等,而这些强酸对组织的破坏程度是相当大的,对染色的影响也很严重。而有机酸脱钙虽然对组织破坏小,但脱钙时间又很长,要想将两者的优点取之,缺点弃之,恐怕是不太可能。这样人们就想了不少的补救方法,比如配制混合脱钙液,就是方法之一。混合脱钙液的好处是通过其他化学试剂的加入,来抵消强无机酸对组织的破坏作用,同时用缩短脱钙时间的方法来减少组织在强酸中的浸泡时间,从而达到减少损害的作用。

1.JYBL-Ⅰ 脱钙液

HCl 8mL,甲醛 5mL,甲酸 12mL,蒸馏水 75mL。

此液原为电解脱钙液,在其中加入甲醛后用于日常脱钙,取得了较好的效果,其优点在于作用迅速,脱钙完全,特别适用于日常病理外检工作,一般 24～36h 完成脱钙。

2.JYBL-Ⅱ 脱钙液

HCl 20mL,甲酸 30mL,甲醛 20mL,蒸馏水 30mL。

3.JYBL-Ⅲ50％甲酸脱钙液

甲酸 50mL,甲醛 10mL,蒸馏水 40mL。

六、脱钙终点的测定

骨组织在脱钙液中如果脱钙已经完成而仍置于脱钙液中,必将给组织造成破坏。如果骨组织脱钙不彻底,骨中仍有钙质,但由于脱钙液中产生大量的游离钙,干扰了脱钙的继续进行,使骨内钙质不易再溶于脱钙液内,使脱钙受到阻碍.这时就需要及时更换新液。掌握脱钙情况,确定脱钙是否完成(已达终点)十分重要,要达到这一要求,通常采用的方法有 3 种:

1.物理检测法

即通过针戳、手掐、扭曲等方法来测定骨组织的柔软程度,从而测定脱钙终点,这种方法简便易行,完全凭经验来判断,现仍为大多数病理实验室所采用。

2.X线检测法

此法为确定脱钙终点最理想的方法,但它需要有一套较昂贵的设备,这是一般病理实验室难以做到的,而经汞固定的组织在X线上更可见到放射性斑块。

3.化学检测法

化学检测法是利用化学反应原理对脱钙液进行测定,此法简便易行,安全可靠,是实验室中最常用的方法。但是,骨组织的一些特殊情况也会对化学检测的效果造成影响,如骨含脂质较多,会使脱钙很难顺利进行,这样化学检测就很不准确。

方法:取需要检测的脱钙液5mL,用0.5mol/L NaOH调至中性(可用试纸),再加5%草酸盐(铵、钠均可)1mL,如液体混浊,说明液体中仍含有钙质,如放置至5min后仍无沉淀,表示脱钙已达终点。注意:此法不适用于螯合剂或离子交换树脂脱钙法。

七、脱钙后处理

骨组织经脱钙后,要将组织中的酸中和掉,这样才能保证染色和制片的效果不受影响。采用的方法如下:将脱钙后骨组织先放入70%乙醇中2~3h,后经流水冲洗过夜即可。

八、注意事项

1.脱钙方法的选择标准

不同的脱钙方法,效果不同。理想的脱钙方法应满足如下条件:

(1)脱钙完全,速度快。

(2)对组织损害小,不影响染色效果。

(3)技术性能稳定、可靠、容易控制。

(4)操作、配置简便易行。

2.脱钙方法的选择原则

(1)如果不是特别需要,尽量不采用无机酸脱钙剂(特别是单纯无机酸脱钙剂)。

(2)若无时间限制,尽量采用对组织损害小、对染色影响小的有机酸脱钙剂。

(3)如采用电解、树脂、螯合剂、脱钙机等方法时,要选择性能稳定、保险系数大、容易控制效果的方法。

3.EDTA脱钙剂

是骨组织科研中最为理想的脱钙剂。EDTA对组织损害小,其最大的优点是可以保存骨组织中的酶类,所以它可以应用于骨的酶组织化学、免疫组织化学及PCR原位杂交等实验中。

4.缓冲脱钙技术

是一项较为新型的脱钙技术,对组织的损害、染色的影响都很小。

5.JYBL-Ⅱ脱钙技术

采用混合脱钙液,将盐酸、甲酸、甲醛放在一起。实验证明对组织的损害程度小,可能是大量甲醛的加入,缓冲了酸对组织的破坏作用,同时又固定了组织。此液优点是脱钙时间短,效果较佳。

6.JYBL-Ⅲ50％甲酸脱钙技术

甲酸是最接近无机酸和有机酸临界线的一种有机酸,它在适当浓度时是很好的有机酸脱钙剂,具备了对组织损害小的特点,而酸性强度在较高浓度时是有机酸中酸性作用最强的酸,所以其脱钙的作用强度并不比无机酸差。加入一定量的甲醛后,效果更好。如果在脱钙前对组织进行固定,效果更佳。

7.骨脱钙应注意的问题

(1)骨组织脱钙时,取材骨块不宜过厚,一般在5mm以内,以免脱钙时间过长影响染色效果。

(2)脱钙液量要充足,一般为标本体积的20～30倍,并经常更换新液。

(3)脱钙温度在20℃左右为佳。

(4)脱钙时间应尽量缩短,一般不超过3天。

(5)整个脱钙过程中切忌使用金属容器和器械,尽量采用玻璃器皿。

(6)脱钙最好先固定后脱钙或脱钙固定同时进行,因为未经固定的骨组织脱钙产生的破坏程度比固定后的骨组织要大得多。

(7)骨在脱钙前最好经脱脂处理,以减少对脱钙进度的影响,脱脂可用95％乙醇或三氯甲烷浸泡。

第三节　骨组织的脱水

一、骨组织的脱水

骨组织经固定、脱钙后,下一步处理就是脱水。脱水是关键性步骤,它对骨的透明、浸蜡、制片、染色都有很大影响,如果这一步处理不好,就会使整个制片工作难以完成。骨组织本身致密、坚韧,而脱水剂,特别是收缩性较强的脱水剂更能增加骨组织的硬度,使以后的步骤难以进行。所以对骨组织使用脱水剂要特别注意,像丙酮、无水乙醇等强脱水剂最好不用,因为这些脱水剂使用后,经二甲苯透明时,使骨组织的硬度进一步加大,不利制片。建议采用收缩性稍弱的脱水剂,特别是可兼顾脱水透明双重作用的试剂更好,如正丁醇、叔丁醇、环己酮、二氧六环(dioxane)等。

二、脱水方法

1.一般脱水程序

骨组织经脱钙处理后,依次入70％乙醇→80％乙醇→90％乙醇各1h(大块标本可相应延长时间)。入无水乙醇或无水乙醇—正丁醇等量混合液内脱水2h,再入正丁醇3h。

2.固定后脱钙的骨组织脱水程序

方法1:逐级乙醇处理后,不经无水乙醇,直接入正丁醇4～6h。正丁醇脱水力较弱,组织收缩小,并可不经透明剂直接浸蜡。

方法2:逐级乙醇处理后,不经无水乙醇,直接入叔丁醇3～5h。叔丁醇较正丁醇脱水性好,且不使组织收缩和变硬,不必经透明剂可直接浸蜡。

方法3:逐级乙醇处理后,不经无水乙醇,直接入环己酮3～5h。环己酮脱水力较强,但不使组织收缩变硬,也可替代透明剂而直接浸蜡。

方法 4:二氧六环(dioxane):特点很突出,可免去各级乙醇处理,直接入二氧六环中脱水,骨组织在其中可放置很长时间而不会引起收缩和硬化。一般 6～8h 后即可直接浸蜡。

三、注意事项

(1)固定后脱钙或固定脱钙同时进行的骨组织,不应采用强收缩性脱水剂,而应采用正丁醇、叔丁醇、环乙酮、二氧六环等弱收缩性脱水剂。

(2)对于因某种原因采用先脱钙,后固定的骨组织,建议采用无水乙醇或无水乙醇和正丁醇等量混合脱水剂。

(3)采用无机强酸先脱钙后固定的骨组织脱水,骨组织膨胀较严重,所以,要采用收缩力较强的脱水剂,如无水乙醇(一般大小标本以 2～3h 为佳),或采用无水乙醇—丙酮 2～3h,尽量不采用纯丙酮脱水,因丙酮的脱水力很强,对组织的收缩较大,易使骨组织变硬。

第四节　骨组织的透明

一、骨组织常用的透明剂

常用的透明剂有苯、甲苯、二甲苯、氯仿、香柏油、苯甲酸甲酯、水杨酸甲酯、苯胺油、Waxout(环保型二甲苯替代品)等。

二、使用方法

1.二甲苯

逐级乙醇脱水后,入二甲苯 1～1.5h。

2.甲苯

逐级乙醇脱水后,入甲苯 1.5～2h。

3.香柏油

逐级乙醇脱水后,入香柏油 12～24h。

4.氯仿

逐级乙醇脱水后,入氯仿 12h。

5.苯甲酸甲酯

逐级乙醇脱水后,入苯甲酸甲酯 12～24h。

6.水杨酸甲酯—苯甲酸甲酯

逐级乙醇脱水后,入小杨酸甲酯—苯甲酸甲酯混合液(5∶3)24h。

7.Waxout

逐级乙醇脱水后,入 Waxout 2h。

三、注意事项

1.二甲苯

特点是透明力强、时间短,易造成骨组织的收缩变脆、变硬。所以,作为骨组织的透明剂是不适合的。

2.甲苯

与二甲苯性质基本相似,可替代二甲苯,它比二甲苯对组织的影响要小。

3.香柏油

硬化作用小,经它处理的组织易于切片,但它的缺点是透明速度慢,小块组织也要 12h 以上,但作为骨组织的透明剂还是较好的。

使用香柏油透明时,将香柏油倒入一个小容器内,上面叠注一层等量无水乙醇,两层溶液的结合部避免混合,将骨组织轻轻放入乙醇内,此时它全漂于两液间的界面上,当透明作用产生后,组织内会慢慢浸入香柏油,然后用吸管吸出乙醇,骨组织再移入新鲜香柏油内数小时即可。

4.氯仿

透明力较苯要差,透明时间亦长,其优点是不易使组织变硬、变脆。它可作为骨组织的透明剂,特别是大块骨组织标本经过氯仿透明后效果较好。

方法:骨组织经逐级乙醇脱水后转入 3:1 的氯仿-无水乙醇混合液内 1h(大块组织可 6～12h);在经氯仿Ⅰ 12h(大块组织可 24～48h);再入氯仿Ⅱ 2h(大块组织可 24～72h);当组织块下沉至容器底部时,表示透明完成。

5.苯甲酸甲酯

特点是对组织的收缩和硬化作用很小,由于它可以溶解火棉胶,所以,是石蜡和火棉胶双重透明剂,也是骨组织较理想的透明剂,值得推荐使用。

6.水杨酸甲酯—苯甲酸甲酯

混合液是骨组织的良好透明剂,但它的透明时间较长,比较适合骨组织的科研制片。

7.Waxout

是一种环保型二甲苯替代试剂,为微淡黄色透明液体,其作用强度略低于二甲苯,所以,使用时应稍延长一定时间,但其对组织的破坏作用要远低于二甲苯,即便处理时间过长也不会对组织产生较大影响,这一点较二甲苯有较大优势。Waxout 对某些组织确有较好地处理效果,如骨脱钙标本,骨肿瘤穿刺标本,由于 Waxout 对组织的作用不像二甲苯那样剧烈,所以经它处理过的组织不会发生收缩和硬化现象,同时,它对免疫组化及特染的影响也很小,值得推荐。

第五节　骨组织的浸蜡及包埋

一、浸蜡包埋技术

石蜡是组织学制片技术中最常用的支持剂,为弥补石蜡冷凝后脆性较大的缺点,一般要加入少量蜂蜡以加强石蜡的韧性,骨组织非常致密,所以,直接用石蜡浸蜡效果不佳,要用与组织透明剂相应的预浸液先进行处理,然后再入石蜡中浸蜡。

1.浸蜡方法

方法一:用正丁醇作为脱水透明剂的骨组织,预浸液为正丁醇 50mL＋石蜡 1000mL 3h,

入纯石蜡中 3h。

方法二：用二氧六环作为脱水透明剂时，预浸液为二氧六环 50mL＋石蜡 1000mL 3h，入纯石蜡中 3h。

方法三：在以苯作为透明剂时，预浸液为苯 50mL＋石蜡 50mL 2h，入纯石蜡中 3h。

方法四：如采用叔丁醇、环乙酮、氯仿、Waxout 作为透明剂时，可直接浸蜡，但透明时间要相应延长。

2.包埋方法

骨组织的石蜡包埋方法与软组织基本相同。

二、注意事项

(1)叔丁醇、环乙酮、氯仿等溶剂穿透组织的能力较弱，而且对石蜡的溶解也较慢，但它们都对组织损伤小，并可减少组织变硬、变脆的程度，所以。这几种溶剂很适用于骨组织(较适用于骨组织科研制片)。

(2)香柏油作为透明剂时，有人认为它不易被石蜡所代替，所以经它透明的组织还需经二甲苯处理后才易于浸蜡，但如果采用前面所介绍的香柏油-无水乙醇法则无须再经二甲苯处理完全可以达到要求。

(3)Waxout 为新型透明剂，它的最大优势在于无毒无味，对人体损害小，是理想的环保型透明剂，且对骨组织的收缩很小，透明时间的宽容较大，易于掌握，特别适用于外检标本的制作，一般透明时间 150～180min。

(4)骨组织的石蜡包埋时有一点要特别注意，包埋骨组织的石蜡应尽量采用较硬的石蜡，以适应骨组织的硬度，但以不失蜡的韧性为佳(加入适量的蜂蜡约 8∶1)。

第六节　骨组织标本的切片

一、切片刀

能否制作出好的骨组织切片，优良的切片刀是关键的因素。

目前多数医院已经使用一次性切片刀片，传统切片刀仍具有一定的优势，切片刀论述详见第六章第四节和第五节介绍。

二、切片机

用于骨组织的切片机可分成 4 种，即石蜡切片机、火棉胶切片机、不脱钙骨切片机、冷冻切片机。

(1)骨组织经脱钙后，小块的石蜡包埋切片可采用普通的石蜡切片机。

(2)骨组织经脱钙后，经火棉胶包埋的切片可采用滑动式(推拉式)切片机。

(3)不脱钙骨组织直接制片，是骨组织切片技术中最难掌握的技术，需用特殊的包埋法(塑料包埋)和切片机(Leica SM2500E)、(Leica RM2255)，被普遍采用。

(4)软骨组织的冷冻切片，可采用多种品牌的冷冻切片机。

第七节　骨组织标本的染色

骨组织标本的染色技术包括骨的组织学染色技术及骨的病理学染色技术,前者主要用于骨组织的科研制片,而后者主要用于日常病理诊断工作。骨组织病理染色的方法大部分与软组织病理染色的方法相同。

一、软骨基质的显示

新鲜软骨基质呈均匀凝质状态,这是因为埋于其中的胶原纤维比较细,排列规则,折光指数几乎与基质相同的原因,位于深部的软骨基质对碱性染料有亲和力,如其对甲苯胺蓝显异染性。软骨基质的主要成分包括软骨黏蛋白(多糖物质和蛋白质结合而成)、多糖物质(硫酸软骨素、硫酸角质素),酸性硫酸根是软骨基质嗜碱性染料和异染性的主要原因。

(一)甲苯胺蓝法

1.染色步骤

(1)切片脱蜡至水。

(2)蒸馏水洗。

(3)2‰甲苯胺蓝染色 1~1.5min。

(4)水洗。

(5)丙酮脱水,二甲苯透明。

(6)中性树胶封固。

2.染色结果

软骨基质呈红色,其他组织染成不同色调的蓝色。

3.注意事项

甲苯胺蓝枸橼酸缓冲液配制,浓度在 1‰~2‰。

(二)俾斯麦褐-甲基绿法

1.染色步骤

(1)切片脱蜡至水。

(2)1%俾斯麦褐乙醇(50%)染色 5~10min。

(3)95%乙醇分色。

(4)1%甲基绿溶液 3~5min。

(5)95%乙醇分色。

(6)脱水、透明、封固。

2.染色结果

软骨基质呈棕褐色,核绿色。

3.注意事项

甲基绿是由氯化甲烷或碘代甲烷作用于结晶紫而生成的化合物,市售的甲基绿往往纯度不够,常含有甲基紫或结晶紫在内,所以在配制染液时需做如下处理:将甲基绿溶于蒸馏水内,再放入分液漏斗中,加入适量的氯仿,用力振荡,使甲基紫溶于氯仿中,放置片刻,分成两层,弃去下层紫色氯仿溶液,反复更换氯仿,直至氯仿不现紫色为止。提纯后的甲基绿用真空抽气法抽干液体,干燥后备用。

(三)不同电解质浓度的阿利新蓝法

1.染液配制

阿利新蓝 50mg,0.2mol 醋酸盐缓冲液 1000mL(pH5.8),在上述染液内,按下量加入氯化镁过夜染色:

(1)加入 $MgCl_2$ 1.2g,配成 0.06mol 染液,可显示硫酸软骨素 A、硫酸软骨素 C 硫酸角质素呈蓝色。

(2)加入 $MgCl_2$ 6.1g,配成 0.3mol 染液,可显示硫酸软骨素 A,硫酸软骨素 C,含乙糖醛酸的软骨基质呈蓝色。

(3)加入 $MgCl_2$ 10.15g,配成 0.5mol 染液,结果与(1)相同。

2.注意事项

阿利新蓝染色剂一定要符合要求:

(1)应为 8GX(不应为 8GS)。

(2)药品要求新鲜,保质期应不超过 3 年。

(3)溶解宽容度要大,一般水溶液至少不能低于 5%。

(4)1%浓度时,在 2mol/L $MgCl_2$ 以 0.025 mol/L 醋酸缓冲液混合后在 24h 内不应产生沉淀。

(5)组织切片至少染色 4～24h,效果会很好。

(6)$MgCl_2$ 低浓度时,背景可稍着色。

(四)不同 pH 的阿利新蓝法

(1)pH0.5 阿利新蓝:可显示硫酸软骨素 A、硫酸角质素呈蓝色,阳性中等。

(2)pH2.5 阿利新蓝:可显示硫酸软骨素 A、硫酸角质素浅蓝色,阳性弱。

(3)注意事项:阿利新蓝是一种水溶性氰化亚铊铜盐,其着色性可能是盐与酸基键结合,必须在酸性条件下使用,已证明当在 pH1.0 以下使用时,其对硫酸基有较大的亲和力;而在 pH 2.0 以上使用时,其对羧基有较大的亲和力。所以,准确的标定 pH 是染色成败的关键。染色时间上 pH0.5 要不低于 30min,pH 2.5 不要超过 30min。

(五)天青 A 异染法

1.染液配制

天青 Alg,0.1mol/L 磷酸盐-枸橼酸盐缓冲液 5000mL(pH 2.0)。

2.染色步骤

(1)切片脱蜡至水。

(2)入天青 A 染液 30min。

(3)丙酮分色。

(4)透明、封固。

3.染色结果

硫酸软骨素 A、硫酸角质素呈异染,紫红或红色,背景蓝色。

4.注意事项

天青 A 是细胞核燃料,常与伊红及焰红搭配使用,但它又是一种很好的异染剂,在 pH1.5 至 pH3.0 以下时可使强酸性硫酸根呈异染性;而在 pH3.0 时却仅使弱酸性黏液物质呈异染性,所以,在配置染色液时 pH 的精确性就非常重要,制备从 pH0.5～5.0 的染色液可使用 Walpole 缓冲液。

5.溶液配置(表 12-1)

表 12-1　Walpole 醋酸钠—盐酸缓冲液配制表(pH0.65～5.2)

pH	1mol/L 醋酸钠(mL)	1mol/L 盐酸(mL)	pH	1mol/L 醋酸钠(mL)	1mol/L 盐酸(mL)
0.65	100	200	3.29	100	95
0.91	100	160	3.50	100	92.5
1.09	100	140	3.79	100	85
1.24	100	130	3.95	100	80
1.42	100	120	4.19	100	70
1.71	100	110	4.85	100	50
1.99	100	105	4.76	100	40
2.32	100	102	4.92	100	30
2.72	100	99.5	5.20	100	20
			3.09	100	97

(1)1mol/L 醋酸钠:将 82.04g 无水醋酸钠(或 136.09g 结晶醋酸钠)溶于 1000mL 称量瓶内,加蒸馏水至刻度。

(2)1mol/L 盐酸:先配制 10mol/L 盐酸,并用标准碱滴定,再用此稀释配制。相应地按表中每种溶液量加入,再用蒸馏水加至 500mL 配制。

(六)酚蓝法显示黏蛋白

1.染色步骤

(1)标本固定于 Carnoy 固定液内。

(2)石蜡切片脱蜡至蒸馏水。

(3)1％汞溴酚蓝乙醇溶液(氯化汞饱和液)2h。

(4)0.5％醋酸液 5min。

(5)叔丁醇脱水。

(6)二甲苯透明、封固。

2.染色结果

黏蛋白呈鲜蓝色。

3.注意事项

(1)标本不能用锇酸固定。

(2)染色液如用下液效果更好:氯化汞 1g、溴酚蓝 0.05g,溶于 2％醋酸水溶液 1000mL 中。

（3）如果用乙醇脱水处理,则必须在脱水前用中性缓冲液将切片恢复 pH 中性,才能使染色出现蓝色型,采用叔丁醇脱水可免去此步骤。

二、弹性软骨的显示

弹性软骨见于耳郭、外耳道、咽鼓管、会厌及喉的小舟状软骨、楔状软骨等处,弹性软骨与透明软骨的区别在于其细胞间有许多分支的弹性纤维,并互连成网,而其细胞的形态基本上与透明软骨相似。

（一）碱性蓝 B 法

1.固定方法

标本固定于 Zenker 液内。

2.染色步骤

（1）切片脱蜡至水,进行脱汞处理后放入70%乙醇内。

（2）碱性蓝 B0.6g,70%乙醇 1000mL 配制的染色液内 5～10min。

（3）蒸馏水速洗。

（4）4%铁明矾水溶液 2～3min。

（5）蒸馏水洗 1min。

（6）50%乙醇 1～2min。

（7）0.05%氢氧化钾,乙醇（70%）,分色 3～5min,使背景清晰。

（8）蒸馏水速洗两遍。

（9）0.5%荧光桃红水溶液 3～5min。

（10）蒸馏水洗。

（11）95%乙醇分色 1min,无水乙醇脱水 1min。

（12）透明、封固。

3.染色结果

弹性软骨蓝色,胶原纤维红色。

4.注意事项

氢氧化钾乙醇液分色是最重要的步骤,分色时镜下控制,直至背景清晰,弹性软骨染色清晰为止。

（二）Tripie-Staining-Method 三联染色法

1.固定方法

使用 10%中性福尔马林液。

2.染色步骤

（1）脱蜡至水,自来水冲洗 5min。

（2）50%乙醇速洗。

（3）0.05%氢氧化钾水溶液内 5min。

（4）自来水冲洗 5min。

（5）蒸馏水洗 3 次,各 30s。

（6）5%硝酸银水溶液 15min。

(7)新鲜配制的 5％硝酸银水溶液于阳光下 15min。

(8)0.5％氯化金 5min。

(9)0.25％硫代硫酸钠 1min。

(10)自来水洗 5min。

(11)蒸馏水洗 3 次,各 30s。

(12)入地衣红 1g,70％乙醇 1000mL,浓盐酸 0.6mL 的染液 30min。

(13)95％乙醇洗 30s 镜下观察进行。

(14)无水乙醇 50mL,加浓盐酸 5 滴而成的酸乙醇 30min。

(15)蒸馏水洗 3 次,各 30s。

(16)入新鲜配制的 Perls 染液(5％亚铁氰化钾 25mL,5％盐酸 25mL)45min。

(17)蒸馏水洗 3 次,各 30s。

(18)脱水、透明、封固。

3.染色结果

弹力纤维深棕色,钙盐黑色,含铁血黄素蓝色。

4.注意事项

(1)硝酸银如果没有条件在阳光下照射,可采用紫外线灯照射 30min 代替。

(2)95％乙醇分色中要用显微镜观察弹力纤维是否已呈深棕色,如果没有,重新放入地依红中,当弹力纤维正常呈色时,再进入下一步。

三、纤维软骨的显示

纤维软骨多见于椎间盘、关节盘、半月板、股骨头韧带、耻骨联合处等,主要特点是细胞间质内含有大量平行或交叉排列的胶原纤维。

(一)MCT 法

1.染色步骤

(1)切片常规脱蜡至水。

(2)0.5％酸性复红水溶液 1～5min。

(3)蒸馏水或酸性水速洗 1～2 次。

(4)苯胺蓝橘黄 G 液(水溶性苯胺蓝 0.5g,橘黄 G2g,磷钨酸 1g,蒸馏水 1000mL)内 20～60min。

(5)80％乙醇速洗。

(6)逐级乙醇脱水。

(7)透明、封固。

2.染色结果

纤维软骨呈深蓝色。

3.注意事项

标本以 Zenker 固定效果最好,若采用常规甲醛固定就必须再经二次固定,即在切片染色前可用重铬酸钾—醋酸液(重铬酸钾 2.5g、醋酸 5mL、蒸馏水 95mL)媒染 60min,但 Zenker 固定的组织需用 0.5％碘酒溶液脱汞 5～10min,水洗后用 95％乙醇脱碘 5min,水洗后用 0.5％硫代硫酸钠水溶液漂白后水洗。

(二)Luxol 坚牢蓝 G 法

1.染色步骤

(1)切片脱蜡至水。

(2)甲基化处理:切片置于盐酸 1mL,甲醇 1000mL 液内,25℃处理 4~6h。

(3)甲醇 2 次,各 1mm。

(4)Luxol 坚牢蓝 G 染液(坚牢蓝 G 甲醇饱和液:0.9%~1%)内染色 3min。

(5)甲醇速洗 2 次。

(6)0.1%坚牢红染液(坚牢红 0.1g,5%硫酸铝水溶液 1000mL)内胞核对比染色。

(7)水洗、脱水、透明、封固。

2.染色结果

弹性蛋白深蓝色,胶原纤维蓝色。

3.注意事项

甲基化处理是本染色方法的关键步骤,Luxol 坚牢蓝 G 是脂蛋白的染色剂,而弹性蛋白的羧基(COOH)是未被消除嗜碱性的,所以无法被坚牢蓝 G 着色,只有将其羧基(COOH)变成可被坚牢蓝 G 着色的甲基酯(COOMe),即用甲基取代羧基,才能达到显示弹性蛋白的目的,而这种将羧基酯化的过程就称为甲基化。

所以甲基化的成败就成为染色的关键,一般采用的是温和甲基化方法,即在常温(25℃)或 37℃下处理 4h;还有一种积极甲基化法,即 60℃下 4h,这种方法被甲基取代的羧基可被皂化作用而恢复,但这种坚牢蓝的染色不需这样的处理。

(三)Romeis 亚甲蓝染色法

1.固定方法

标本采用 Helly 液固定。

2.染色步骤

(1)切片脱蜡至水。

(2)核固红溶液(核固红 0.1g,5%硫酸铝水溶液 100mL)内染 5~10min。

(3)蒸馏水洗。

(4)入亚甲蓝染液(亚甲蓝饱和水溶液 1~3 滴,蒸馏水 100mL,0.5%盐酸水 20 滴)内染色 12~24h。

(5)蒸馏水洗。

(6)5%钼酸铵水溶液固定染色 2~3 h。

(7)蒸馏水洗。

(8)铬亚甲蓝 2R 95%乙醇饱和水溶液染 1~3min。

(9)无水乙醇速洗。

(10)透明、封固。

3.染色结果

纤维软骨鲜蓝色,细胞核紫或红色,胶原纤维红色。

4.注意事项

5‰钼酸铵水溶液可以起到保持和稳固前面亚甲蓝液染色的作用,所以不可轻视,一定要保证固定的时间不得少于 2h,切勿随意缩短固定时间。

四、骨组织结构的显示

(一)Lillie 硝酸银沉淀法

1.固定方法

标本固定于 10%中性福尔马林液。

2.染色步骤

(1)蒸馏水洗。

(2)2%～2.5%硝酸银水溶液 4～5 天(37℃)。

(3)蒸馏水洗。

(4)标本脱钙、脱水、浸蜡、包埋。切片脱蜡至水。

(5)氯化钠半饱和水溶液 2～3 次。

(6)Weigert 苏木精染核。

(7)VG 复染。

(8)脱水、透明、封固。

3.染色结果

骨小管及骨小梁呈黑色;骨内膜及骨外膜之间的骨小板呈红色;软骨中的钙化部分以及硫酸钙沉淀处均呈黑色,可鉴别未钙化、新钙化和旧钙化的骨小板。

4.注意事项

标本的脱钙可以采用 Von Ebner 法,但因其采用盐酸,所以对组织损坏较大,建议采用 JYBL-Ⅲ法效果会更好。

(二)Schmorl 硫紫—磷钨酸法

1.固定方法

标本固定于 Miiller 液,脱钙,脱水,制片。

2.染色步骤

(1)切片脱蜡至蒸馏水洗约 10min。

(2)碱性硫紫液(0.25g 硫紫溶于 200mL 蒸馏水中,加入浓氨水 2 滴)染色 10～30min。

(3)流水速洗。

(4)入磷钨酸饱和水溶液 10s。

(5)水洗至切片呈天蓝色。

(6)10%氨水处理 3～5min。

(7)脱水、透明、封固。

3.染色结果

骨基质淡绿至蓝色,骨腔隙、骨小管和骨胶原纤维蓝至蓝黑色。

4.注意事项

(1)此法是对儿童骨骼最好的染色方法。

（2）Miiller 固定液是骨组织的特殊固定液，很少用在其他组织，特别是一些骨的精细制片，在此固定液中固定的时间越长效果越佳，长的可 3 个月，此液固定缓慢，但固定均匀，收缩少，固定过程中需时常更换新液，固定后流水冲洗。

（3）此法是目前比较稳定的方法，其碱性硫紫染液是半饱和硫紫水溶液，氨水加入的多少，直接关系到染液的 pH，可直接影响染色效果。

（4）氨水处理过程中要镜下观察，如染色太深，可用 1‰盐酸酒精处理后充分水洗。

（三）Schmorl 苦味酸—硫紫法

1.固定方法

标本固定于 Muller 液内。

2.染色步骤

（1）切片用蒸馏水洗 10min。

（2）碱性硫紫染液内 10～15min。

（3）水洗。

（4）苦味酸饱和水溶液处理 0.5～1h。

（5）水洗。

（6）70％乙醇分色，5～10min。

（7）迅速脱水。

（8）透明、封固。

3.染色结果

骨基质黄或褐色，骨腔隙和骨小管呈暗褐至黑色，软骨基质紫红色。

4.注意事项

（1）苦味酸处理后，要充分流水冲洗。

（2）70％乙醇分色是关键步骤，要分化到切片上不再出现染色剂云雾为止。

（四）Von. Kossa 法

1.固定方法

含钙质标本固定脱水至石蜡切片。

2.染色步骤

（1）脱蜡至水、蒸馏水洗。

（2）浸于 0.5％～2％硝酸银溶液中。

（3）蒸馏水洗。

（4）浸入 5％硫代硫酸钠水溶液 2min。

（5）蒸馏水充分水洗。

（6）1％中性红复染 1min。

（7）脱水、透明、封固。

3.染色结果

钙质（磷酸盐及碳酸盐）呈棕黑色，核红色。

4.注意事项

V.K 法不直接显示钙质，它是利用银、磷酸根、碳酸根形成银盐，通过日光紫外线照射或其他还原剂的作用还原为金属银而将钙质沉淀成棕黑色。此法为钙质的特殊显示法,一般在软骨发生蜕变时,最突出的特点就是钙化,大量钙离子沉积于软骨细胞肥大区,形成临时钙化灶。

(五)钙红染色法(McCee-Russell)

1.固定方法

含钙质标本固定脱水至石蜡切片。

2.染色步骤

(1)切片脱蜡至水。

(2)钙红染液(钙红 2g,蒸馏水 1000mL 洗 2 次,再将残留物 0.25g 溶于 100mL 蒸馏水中)1～10min。

(3)蒸馏水洗。

(4)脱水、透明、封固。

3.染色结果

钙质呈红色。

4.注意事项

在病理性钙化及骨化的病理诊断及科研中常使用此法,如骨折的修复、骨化性肌炎、陈旧性瘢痕组织骨化等都可应用。

(六)茜素红 S 染色法

1.染色步骤

(1)含钙质标本固定脱水至石蜡切片。

(2)切片脱蜡至水。

(3)入茜素红染液(茜素红 S 1g,蒸馏水 90mL,1％氢氧化铵 10mL)5～10min。

(4)蒸馏水洗。

(5)1％淡绿溶液内 30s。

(6)0.2％～1.0％醋酸水中速洗。

(7)滤纸吸干。

(8)95％乙醇中脱色。

(9)透明封固。

2.染色结果

钙质呈橘红色,核呈暗绿色。

3.注意事项

茜素红可与钙形成有色的螯合物,把钙染成双折光性橘红色。茜素红染色当中要镜下控制,直到着色反应强而不弥散为止。染色时最好设阳性对照片。

(七)茜素红多色亚甲蓝染色法

1.染色步骤

(1)含钙质标本,固定脱水至石蜡切片。

(2)切片脱蜡至水。

(3)1％茜素红水溶液染色 20～60min。

(4)95％乙醇 3～5min,58℃。

(5)多色亚甲蓝液染色(亚甲蓝 1g＋碳酸钾 1g＋95％乙醇 20mL＋蒸馏水 1000mL。临用时取染液 5 份,蒸馏水 1 份稀释)3～5min。

(6)95％乙醇分色。

(7)脱水、透明、封固。

2.染色结果

骨质红色、软骨紫色、细胞质黄色,胞核蓝色。

3.注意事项

此法为 6～8 个月胎儿指骨最佳染色法,Helly 固定.不脱钙石蜡切片。

五、骨及软骨的酶组织化学技术

在骨及软骨的细胞以及一些骨性肿瘤细胞中含有大量的酶类,这些酶在骨及软骨形成过程中起着非常重要的作用,也是骨细胞活性检查及骨肿瘤病理诊断的重要指标。骨组织中酶的显示是较为困难的,因骨组织坚硬不易制片,要经过一些较复杂的技术处理。而酶类的显示最重要的一条原则就是组织新鲜,要在酶失活之前进行显示,其最好的方法为冷冻切片,软骨冷冻切片较为容易,但骨组织却很难制作冷冻切片,必须经脱钙后才能制片,而经脱钙后骨中酶早已丧失殆尽,无法显示,目前最为理想的方法是利用 EDTA 脱钙。

(一)显示 AKP 的 Gomon 法

(1)取新鲜骨片 2mm,EDTA 脱钙。

(2)取新鲜对照组织(肝、肾或肾上腺)。

(3)组织入丙酮固定脱水处理。

(4)二甲苯两步处理 45min,浸蜡 1h(分两步)。

(5)石蜡包埋、切片。

(6)切片常规至水。

(7)于基质中孵育 1～3h 37℃。孵育液:2％甘油磷酸钠 25mL,2％巴比妥钠 25mL,蒸馏水 50mL,2％氯化钙 5mL,2％硫酸镁 2mL,氯仿数滴。

(8)蒸馏水速洗。

(9)2％硝酸钴处理 2min。

(10)水洗 1min。

(11)1％硫化铵处理 1min。

(12)水洗 3min。

(13)中性红对比染色。

(14)水洗。

(15)脱水、透明、封固。

1.染色结果

AKP 棕黑色;其他红色。

2.注意事项

(1)新鲜组织要入冷丙酮 24h,一般置于 — 20℃冰箱中,再入丙酮 2h(室温下),换液两次。

(2)孵育液不能储存,现配现用。

(二)显示 ACP 的 Gomori 法

(1)取新鲜骨组织 2mm,EDTA 脱钙。

(2)对照组织应取前列腺。

(3)与 AKP-Gomori 相同制成切片。

(4)入孵育液中 1~24h (37℃)。孵育液:1mol/L 醋酸盐缓冲液(pH5)15mL,5％硝酸铅 5mL,蒸馏水 30mL,2％甘油磷酸钠 15mL。

(5)蒸馏水速洗。

(6)2％醋酸处理 1min。

(7)蒸馏水洗。

(8)1％硫化铵处理 1min。

(9)水洗 2~3min。

(10)中性红对比染色。

(11)水洗。

(12)脱水、透明、封固。

1.染色结果

ACP 棕黑色,其他红色。

2.注意事项

(1)此法适用于骨组织 EDTA 脱钙后的石蜡切片,ACP 在骨组织中是较为丰富的一种酶,在骨组织酶学中应用也较广,特别是在一些骨肿瘤中 ACP 是一个敏感的指标。

(2)对照组织非常重要,如果对照组织未选好,则染色的准确性必遭质疑。

(3)孵育液配制时要充分摇荡,静置数小时后再过滤,用前以 3 倍蒸馏水稀释使用。

(三)显示 SDH(琥珀酸脱氢酶)的 Pearson 二甲亚砜法

(1)取关节软骨一块,对照组织肝脏一块,冷冻切片。

(2)入孵育液 10~40min (37℃)。孵育液:0.1mol 琥珀酸钠 5mL,0.1mol 磷酸缓冲液(pH7.6)5mL,硝基蓝四唑(NBT)10mg,二甲亚砜(DMSO)5mg。

(3)生理盐水洗涤。

(4)10％甲醛盐液固定 10min。

(5)15％乙醇内浸洗 5~10min。

(6)蒸馏水洗。

(7)甘油明胶封固。

1.染色结果

SDH 呈蓝色。

2.注意事项

(1)SDH 可提供一个可靠的组织活性指标,主要用于冷冻切片。

（2）组织要新鲜，不可固定。

（3）孵育液配制时，注意配制顺序，先将 NBT 溶于 SMSO 中，然后加入琥珀酸钠及磷酸缓冲液中。

（4）甲醛盐液固定很重要（甲醛 10mL＋生理盐水 90mL），它属于二次固定，对细胞核有保护作用，可将 pH 调制 7.0。

六、骨髓标本的染色法

骨髓组织标本可分成两种，一种是抽取骨髓后的涂片标本，一种是骨髓组织的石蜡制片技术。

（一）骨髓穿刺液标本的石蜡制片染色技术

1.固定方法

将穿刺抽取的骨髓液 0.2～0.5mL，放入试管内，加入抗凝剂，于振荡器上振荡数分钟，再入离心机中处理 2～3min，离心后将标本取出，倾去表面液，将沉淀物放入固定液中固定、甲酸脱钙、石蜡制片。

2.染色步骤

（1）入 Delafied 苏木精稀释液中 5～10min。

（2）流水冲洗，盐酸酒精分化。

（3）流水冲洗返蓝，蒸馏水洗。

（4）亚甲蓝—天青—伊红复合液中染色 30～120min。亚甲蓝—天青—伊红复合液：1％亚甲蓝水溶液 5mL，1％天青 Ⅱ 水溶液 5mL，1％伊红水溶液 5mL，加蒸馏水稀释成 1000mL。

（5）蒸馏水速洗，吸水纸吸干。

（6）95％乙醇分色 2min，在镜下控制分色程度，至各类细胞着色分明。

3.染色结果

（1）各类成血细胞，呈紫蓝色，胞质灰蓝至红色。

（2）红细胞，呈红色。

（3）嗜酸性各期髓细胞，核蓝色，颗粒呈红色。

（4）中性各期髓细胞，核呈紫蓝色，颗粒呈浅红色。

（5）嗜碱性各期髓细胞，核呈蓝色至蓝紫色，颗粒呈紫蓝色。

（6）单核细胞和淋巴细胞，核蓝色，胞质呈浅蓝至灰蓝色。

（7）多核巨细胞，核呈深蓝色，胞质呈浅蓝色。

4.注意事项

（1）沉淀物（主要为骨髓颗粒）中如有较多血液掺杂，可再用抗凝剂清洗数次，再度离心。

（2）固定剂以选用 Susa 液为佳，它对组织作用快，收缩小渗透力强，特别是对硬组织效果很好，它可以使颗粒聚集或凝结，所以特别适用于骨髓组织。

（3）脱钙液以 JYBL-Ⅲ 为佳。

（二）大体标本骨髓取材制片染色技术（骨肿瘤断端骨髓取材标本）

1.固定方法

这种骨髓标本主要是骨肿瘤的断端髓腔的取材，这样的骨髓往往含有骨松质及肿瘤成分，所以,需要脱钙处理及完好固定。

(1)标本固定于 Zenker 固定液中 20～30min。Zenker 固定液:Zenker 原液 45mL,甲醛 5mL,甲醛盐液 50mL。

(2)充分水洗,去除重铬酸钾。

(3)氯仿脱脂 2h。

(4)甲酸脱钙 6～12h。

(5)充分流水冲洗过夜。

(6)石蜡制片。

(7)pH 6.8 缓冲液在 56℃,孵育 30min。

(8)Leishman 染色液 30～60min。

Leishman 原液:Leishman(李斯曼染色剂)0.15g,无水甲醇 1000mL。

Leishman 染液:Leishman 原液 10mL,pH 6.8 缓冲液 30mL。

(9)pH6.8 缓冲液冲洗。

(10)1:10000 醋酸液内分色除去多余的蓝色。

(11)透明、封固。

2.染色结果

(1)胞核:蓝红色。

(2)嗜酸性颗粒:粉红至红色。

(3)嗜碱性颗粒:蓝色。

(4)红细胞:橙红或粉红色。

3.注意事项

(1)Zenker-甲醛—盐固定液固定时不得超过 30min,如时间过长可引起组织收缩,有损随后的染色。

(2)流水冲洗充分,可将重铬酸钾去除,一般不少于 3h。

(3)骨髓标本中含有较多脂质,如不能去除则影响脱钙的进行。

(4)pH 6.8 缓冲液是一个预染过程,它直接为染色剂创造一个稳定的环境,如果 pH 不准确,则染色受影响,如果时间允许可用 37℃ 60min 效果更好。

(5)Leishman 原液的配制比较复杂,不易掌握,所以需特别重视。将染料置于乳钵内,加少量甲醇磨至糊状,然后用甲醇将染色液冲洗至玻璃瓶内,向乳钵内加少量甲醇,再次研磨和冲洗直至所有染料溶解,37℃温箱内过夜,临用时配置。

第八节　骨穿刺标本的脱钙制片

骨组织穿刺技术是骨疾患,特别是骨肿瘤性疾患的重要诊断工具。穿刺标本多为肿瘤组织,在日常病理制片过程中只需经过常规方法制片就可以得到较为满意的效果,但在一些骨性疾患及个别骨肿瘤的穿刺标本中,也经常可以遇到穿到碎骨成分的情况,这样穿刺标本在病理制片过程中就会遇到较大的困难,甚至导致制片失败而无法诊断。

一、骨穿刺标本制片技术存在的问题

骨标本必须经脱钙后方能制成石蜡切片,而在日常工作中骨穿刺标本大都采用直接制片的方法效果不理想,原因有三:

(1)穿刺标本中的碎骨成分与坏死物、软组织、肿瘤组织、凝血块等混杂在一起,由于碎骨未经脱钙,所以使整个穿刺标本无法制成完好的切片。

(2)由于碎骨包裹在其他组织内,所以,即使使用脱钙液,也不能很好地对碎骨进行脱钙,即碎骨未能充分暴露。

(3)传统脱钙剂(盐酸、硝酸等)对其他的穿刺组织有较强的损害作用,所以,对有碎骨成分的穿刺标本进行传统式的脱钙,亦难以制成较佳的切片。

以上情况充分说明,对带有碎骨成分的穿刺标本不能使用常规制片技术,而应建立起一种适合它的新方法。

二、骨穿刺标本的制片方法

(1)标本固定于甲醛中。

(2)将标本放入一试管内,注入生理盐水,于振荡器上摇动1min,静置数分钟,倾去上面大部分液体。反复进行上述处理直至认为标本中的血性液、坏死物及其他影响组织处理技术的物质已基本冲洗干净为止。

以上处理可起到两种作用:

①可去除影响组织处理的物质;

②可使碎骨成分与其他穿刺组织脱离。

(3)将振荡后的标本试管内放入一定量的生理盐水中,放入离心机中离心数分钟,然后弃去试管中的生理盐水,将离心后的穿刺标本放入浸透性较好的拷贝纸包中。

(4)将标本包放入氯仿中脱脂处理30min。以上处理是保证脱钙液能以最快的速度对碎骨进行脱钙,降低脱钙液对其他组织的损害程度。

(5)入脱钙液中脱钙。JYBL-Ⅳ液,最好在37℃恒温下(水浴)进行2h,可根据情况适当延长。JYBL-Ⅳ液:甲酸50mL,甲醛5mL,生理盐水45mL。

(6)自来水冲洗过夜。

(7)标本逐级乙醇脱水(至95%乙醇)。

(8)正丁醇Ⅰ60min。

(9)正丁醇Ⅱ60min。

(10)正丁醇Ⅲ60min。

(11)直接浸蜡120min。

(12)石蜡包埋、切片、染色。

第九节 骨组织病理制片染色常见问题及处理方法

骨组织病理制片染色常见问题及处理见表12-2、表12-3。

表 12-2　骨组织制片中易出现的问题及处理方法

错误现象	造成原因	处理方法
焦缩现象	1.浸蜡温度过高（超过 60℃）	1.严格控制浸蜡温度（不超过 60℃为佳）
	2.对组织及蜡的性质不熟悉	2.掌握各种组织的特点及其与浸蜡之间的关系
	3.浸蜡机器温控装置失控	
龟裂现象	1.切片后未及时进行烤片和附贴处理	切片后立即进行烤片、附贴处理，未经处理的切片要
	2.切片在空气中长时间暴露干燥	放入湿润、低温条件下（低温冰箱中）保存
膨胀现象	1.脱钙过度	1.严格控制脱钙时间、温度、严禁长时间流动水洗
	2.流水冲洗过度	2.先固定后脱钙，脱钙后及时进行去酸处理再行脱水
疏散现象	1.切片刀不快	1.提高磨刀质量（老式刀）
	2.捞片水温太高	2.严格控制捞片水温，有条件采用自控
	3.脱水、透明时间过长组织变脆	3.掌握好脱水、透明时间
划痕现象	1.切片刀有缺口、卷刃、刀锋有异物	1.制片前检查切片刀，不合格的刀片不得使用
	2.组织标本蜡块内有毛发、骨质、钙化、缝线、纸等异物	2.如发现组织中含有异物，应想方法去除
脱片现象	1.载片不清洁	1.玻片需经酸液浸泡
	2.切片过厚	2.避免切片过厚焦缩
	3.组织焦缩	3.做好组织处理，防止焦缩
	4.烤片时间短	4.掌握好烤片时间
	5.附贴剂应用不当	5.合理使用附贴剂
皱褶现象	捞片水温过低或过高，切片未能展平	可利用 30％乙醇的液面张力作为展平剂，严格控制水温
污染现象	捞片时水中其他切片的残留物被捞取混入切片中埋蜡时也易出现这种现象	及时清洁捞片水槽，埋蜡时要注意镊子清洁干净认真检查
模糊现象	1.染色前脱蜡不净	1.保证脱蜡时间
	2.染色后脱水透明不够	2.脱水透明要彻底
	3.附贴剂过多	3.附贴剂不可涂抹过多
	4.玻片、盖片不净	4.用免清洗的玻片盖片或进行酸处理
	5.显微镜头污染	5.注意清洁镜头
切片困难	1.取材过厚、过大	1.取材厚度不得超过 2mm
	2.固定不彻底，脱水透明不够	2.固定、脱水、透明要严格按要求进行
	3.蜡温过高或过低	3.浸蜡温度要恒定在 60℃
	4.切片刀不快	4.注意角度，磨好刀（一次性刀片注意质量）
	5.脱钙不彻底	5.脱钙要彻底

表 12-3 骨组织切片染色中易出现的问题及处理方法

错误现象	造成原因	处理方法
胞核不着色	1.苏木精配置不当,成熟不够,冰醋酸调节作用减弱	采用标准化苏木精,注意掌握分化程度和脱钙时间
	2.盐酸分化过度,自来水中次氯酸含量过高	
	3.脱蜡不净	
	4.脱钙过度	
核着色过深	1.苏木精染液中钾明矾含量过高	采用标准化的苏木精,掌握好染色时间及分化时间,及时更换新液
	2.染色时间过长,分化时间短	
	3.分化液失效	
核质界限不清	1.着色不良	染色前的一切技术处理都要严格按要求进行,以免影响染色质量,要掌握好分化程度
	2.分化过度	
	3.伊红过染	
	4.伊红染后未分化	
地图样结构	切片脱蜡不净	切片后要充分烤片,使蜡完全熔化,有条件最好能对脱蜡剂进行一定的加温,以促进脱蜡完全,切忌操之过急
全部红染	1.脱钙过度,酸液冲洗不净	1.严格控制脱钙程序,流水充分洗涤
	2.组织未固定,坏死,自溶	2.组织及时固定,以免自溶

第十三章　肝活检组织制作技术

肝活体组织及穿刺检查在临床肝疾病的诊断中起着非常重要的作用,虽然肝穿刺标本很小,但常能代表肝内病变的进展情况。所以被称作是临床诊断的"金标准"。肝穿刺适应证:

1.慢性肝炎

是肝穿刺活检诊断的最主要适应证。主要用于确诊、随访、疗效分析。对组织炎症和纤维化状况分期、分级以及预后判断。

2.酒精性肝病

用于酒精性肝病的诊断和预后分析。

3.药物性肝病

对病史不明确,难于与慢性肝炎鉴别时,多采用肝穿刺活检明确诊断。

4.感染性疾病

包括结核、布鲁热、梅毒、组织胞质菌病、钩端螺旋体病、化脓性细菌感染、球孢子菌病、阿米巴病以及各种机会性感染如疱疹病毒、巨细胞病毒、EB病毒、柯萨奇病毒等肝的感染性疾病的鉴别。

5.代谢性肝病

包括淀粉样变、糖原累积病、血色病、Wilson病。肝穿活检以明确诊断,评价疗效,判断预后。

6.器官移植

肝脏移植前后对供肝和移植肝的穿刺活检,可有效诊断排斥反应、感染、栓塞、梗阻以及判断肝移植手术的指征。

7.其他

用于诊断或鉴别诊断不明原因的肝脾大或血清学异常而无明确诊断的患者。

第一节　肝穿标本的基本要求

病理诊断与肝组织长度、宽度密切相关。病理诊断要求活检肝组织有足够的长度(＞1.5cm)相宽度(16号穿刺针),保证6个以上较完整的汇管区。临床慢性肝炎患者肝穿组织长度与病理诊断准确性的关系见表13-1。

通过上表可以清楚地看出,肝穿的长度直接影响诊断的准确性。同样,肝穿标本的制作质量对病理诊断也起着至关重要的作用。

表 13-1　肝穿组织长度与病理诊断准确性的关系

诊断准确性	长度		
	3mm	6mm	9mm
慢性肝炎轻度(%)	38.1	63.4	84.3
慢性肝炎中度(%)	26.6	96.4	100

第二节　肝穿标本制片技术

一、肝穿标本的固定

肝穿刺后组织标本需及时固定,根据特殊检查需要,选择最佳固定方式:

1.常规检查

常用 10%中性福尔马林(Formalin),酸碱度在 pH7.4 左右。10 倍于标本体积量(常规 4 倍于标本体积量)。

2.怀疑淋巴瘤、血色病采用 B5 固定液。

3.糖原贮积症

无水乙醇固定。

4.代谢性疾病、电镜检查

2.5%戊二醛磷酸缓冲液、多聚甲醛固定。

5.免疫荧光染色、显示脂肪颗粒

OCT 包埋冷冻切片,无须固定。

注意事项

(1)新鲜肝组织固定时首先肉眼观察其颜色、形态。脂肪组织在固定液中呈白色,漂浮在液体表面;肝脂变为微黄色,呈缓慢沉降;严重淤胆时呈绿色;肝性卟啉症、Dubim-Johnson 综合征时,可呈现黑或墨绿色;肝硬化时的标本可呈破碎状;对组织性质的大概了解,利于操作,避免组织损伤。

(2)肝穿标本如需长途转运,需将固定液加满至标本容器口,避免由于液体过于震荡损伤组织。

(3)将组织放入固定液时,切忌用镊子用力钳取,避免组织断裂或受力过大,造成肝细胞挤压。应用眼科小弯头镊子的双镊头轻缓水平捞取组织。

(4)固定液量充足,为组织 10 倍为佳。

二、肝穿活检组织手工脱水程序

见表 13-2。

特别提出注意的是二甲苯透明时间在肝穿组织标本制作过程中非常关键,一般控制在 50min 内。切忌因时间过长,组织脆性增大,标本易破碎,无法制成完整的肝组织切片。

表 13-2　肝穿活检组织手工脱水程序

试剂	时间(h)
75％乙醇	1
85％乙醇（Ⅰ）	1
85％乙醇（Ⅱ）	1
95％乙醇（Ⅰ）	1
95％乙醇（Ⅱ）	1
无水乙醇（Ⅰ）	1
无水乙醇（Ⅱ）	1
二甲苯（Ⅰ）	20min
二甲苯（Ⅱ）	15min
浸蜡（Ⅰ）	35min
浸蜡（Ⅱ）	15min

三、包埋

保持肝穿组织原有长度，切忌因组织长，切成几段。整条组织包埋平整非常重要（肝穿组织如包埋不在同一水平面上，无法切出整条完整的组织切片）。

四、切片

包埋平整的肝穿组织能显示足够数量、结构完整的汇管区、中央静脉，利于诊断。切片前需先削除组织周围的多余石蜡，然后粗削，找好组织平面，再用锋利刀片 4μm 厚连续切片，并按顺序（因特殊情况下，诊断需从第一张和最末张同时取片染色观察）捞片、存片。为保证诊断、科研以及回顾性研究，每个蜡块连续切片 15 张左右为佳。

五、捞片

用 30％酒精初展蜡片，展片仪 45℃展片后，每张 HE 切片应捞取 3 条肝穿组织（以保证＞4～9 个汇管区）。免疫组化和特殊染色捞取 2 条肝穿组织。

六、烤片

65～75℃烤片 30min。

第三节　常规染色技术

常规组织 HE 染色是肝穿组织的诊断基础，其方法详见第六章。

第四节　特殊染色技术

在病理诊断过程中为了显示组织或细胞中的正常结构或病理过程中出现的异常物质、病变、病原体等,需要选用相应的显示这种特殊成分的染色方法进行染色,称为特殊染色,也可称为选择性染色。

基本原理:

特殊染色是利用肝穿组织内细胞化学成分与各种染色剂所发生的某种特异性的反应,以了解肝组织、细胞内各种蛋白质、酶类、核酸、糖原等化学成分特性的组织和细胞化学方法。对形态结构变化的认识,揭示普通形态学方法所不能观察到的肝组织、细胞的化学成分的变化。作为病理 HE 染色诊断的辅助和补充,特染为肝穿诊断提供了重要的参考依据。

常用特殊染色方法介绍如下

一、Masson 三色改良染色法

(一)染色应用

有助于呈辨别胶原沉积、肝结构改变及纤维化程度、发现闭塞血管。诊断肝纤维化、肝硬化、肝静脉闭塞性疾病。

(二)染色原理

Masson 染色的几种阴离子染料的分子量由小到大分别是:

(1)苦味酸(黄色、分子量:229.11)。

(2)橘黄 G(橘黄色、分子量:452.00)。

(3)丽春红 C 红色、分子量:480.42)。

(4)酸性品红(红色、分子量:585.53)。

(5)苯胺蓝(蓝色、分子量:737.71)。

(6)亮绿(绿色、分子量:792.72)。

根据小分子量易于穿透结构致密、渗透性低的组织,而大分子量则能进入结构疏松、渗透性高的组织。组织染色反应依分子大小,通过渗透、电子吸附而分别着红色、蓝色(绿色)和黄色。

(三)试剂配制

1.Masson 复合液

丽春红 0.7g,酸性复红 0.3g,橘黄 G0.35g,冰醋酸 1mL,蒸馏水 99mL。

2.苯胺蓝溶液

苯胺蓝 0.4g,冰醋酸 0.4mL,蒸馏水 99.6mL。

3.0.2%冰醋酸溶液

冰醋酸 100mL,蒸馏水 400mL。

(四)染色步骤

(1)切片脱蜡至水。

(2)Bouin 固定液二次固定 30～60min。

（3）自来水冲洗。

（4）高锰酸钾氧化 5min。

（5）自来水冲洗。

（6）草酸漂白 1～2min。

（7）蒸馏水洗。

（8）置 Masson 复合液染色 5min。

（9）0.2%～0.5%醋酸溶液稍洗。

（10）5%磷钨酸分化，至镜检胶原纤维呈淡粉色，肌纤维和纤维素呈鲜红色，2～5min。

（11）0.2%～0.5%醋酸溶液稍洗。

（12）苯胺蓝（亮绿）染色 2～4min。

（13）无水乙醇脱水、二甲苯透明、封固。

（五）染色结果

胶原纤维呈蓝色，肌肉组织和纤维素呈红色，红细胞呈黄色。

（六）注意事项

（1）可根据观察者喜好选用苯胺蓝或亮绿。

（2）使用弱酸性水以防止染料被洗掉，可根据水质选择 0.2%～0.5%醋酸溶液。

（3）如省略二次固定，可适当延长苯胺蓝染色时间。

（4）磷钨酸分化一定要在显微镜下观察，以控制染色程度。

（5）在实际染色中，两种阴离子染料的比例很重要，如果比例不当，将出现偏色。

二、苦味酸-酸性复红法（Van Gieson 染色）

（一）染色应用

区分胶原纤维和肌肉，诊断肝纤维化。

（二）染色原理

同 Masson 染色原理。

1.试剂配制

VG 染液：1%酸性品红 10mL，苦味酸饱和水溶液 90mL，用等体积蒸馏水稀释并煮沸 3min，使溶液"成熟"。

2.染色步骤

（1）脱蜡至水。

（2）苏木精溶液染核 1min。

（3）自来水洗。

（4）VG 染液 30s～1min。

（5）95%乙醇分化。

（6）无水乙醇脱水、二甲苯透明、中性树胶封固。

3.染色结果

胶原纤维呈红至粉红色，肌肉呈黄色，核呈蓝色。

4.注意事项

(1)VG 液染色后一定用蒸馏水速洗,因碱性的自来水可将红色的酸性品红脱掉。

(2)黄色可被酒精脱掉,注意时间。

(3)VG 液内放置时间过长,苏木精将被脱掉。

三、Gomori 网状纤维染色法(Reticular fiber)

1.染色应用

在肝炎、肝硬化、肝结节性病变及肝脏肿瘤时,网状纤维染色弥补了 HE 染色不足。可清楚显示肝窦网状支架、窦周纤维化、肝细胞坏死脱失(窦塌陷)、肝细胞板增厚程度及结构变化。

2.染色原理

网状纤维主要成分是胶原蛋白。用氨银溶液浸染能使纤维变成黑色,故又称嗜银纤维,它构成了网状支架。

(1)首先网状纤维经酸性高锰酸钾氧化,具有选染性。氧化后的切片呈棕褐色,经草酸处理后去除氧化剂中锰盐的颜色。硫酸铁铵媒染增加了网状纤维对氨银液的选择性,然后氨银液浸染切片,使氨银化合物与网状纤维结合,即被具有嗜银性物质的网状纤维吸附。

反应过程:

$$AgNO_3+NaOH \longrightarrow AgOH+NaNO_3$$
$$AgOH \longrightarrow Ag_2O+H_2O$$
$$Ag_2O+4NH_4OH \longrightarrow +2[Ag(NH_3)_2]OH+3H_2O$$

(2)然后用 10%甲醛把与网状纤维结合的氨银化合物还原成棕黑色的金属银。

$$2[Ag(NH_3)_2]OH+HCHO \longrightarrow 2AgI+HCOOH+4NH_3+H_2O$$

(3)(此步可以省略)再用 0.2%氯化金调色使棕黑色金属银变为紫黑色的金属金沉淀,金属金比金属银更稳定,切片更清晰,但氯化金也可使胶原纤维由黄棕色变为灰紫色与网状纤维对比不理想,因此,此步可以省略。洗去切片上未起反应银离子,并用 5%硫代硫酸钠将附着于网状纤维内的已还原的金属银固定下来。

3.试剂配制

(1)酸性高锰酸钾溶液。0.5%高锰酸钾水溶液 95mL,3%硫酸溶液 5mL。

(2)氨银溶液。逐滴加氨水至 10%硝酸银 5mL 中至沉淀,继续滴加氨水至沉淀物不能完全溶解为止。再加 3%氢氧化钠 5mL,溶液立刻呈黑色,然后逐滴加氨水直到溶液中仅有少许微量棕黑色颗粒为止,加蒸馏水至 50mL,过滤,放入棕黑色瓶中,置 4℃冰箱保存。

4.染色步骤

(1)常规脱蜡至水。

(2)0.25%酸性高锰酸钾溶液氧化切片 5min。

(3)流水冲洗。

(4)1%草酸漂白切片至无色。

(5)流水冲洗。

(6)蒸馏水洗。

(7)2%硫酸铁铵(铁明矾)媒染 8min。

(8)蒸馏水洗 2～3 次。

(9)氨银溶液滴染 15s～1min。

(10)蒸馏水洗 2～3 次。

(11)10％中性福尔马林还原 1～2min。

(12)水洗。

(13)0.2％氯化金光镜下调色。

(14)自来水洗。

(15)5％硫代硫酸钠固定 2min。

(16)蒸馏水洗。

(17)乙醇脱水、二甲苯透明、树胶封固。

5.染色结果

网状纤维:黑色;胶原纤维:棕色。

6.注意事项

(1)必须在洁净玻璃容器中配制。

(2)氨银溶液滴染时间可根据配制的时间长短适当调整(原则上现用现配,实际放 4℃冰箱可维持 2～3 周)。

(3)氨银溶液配制过程,如氨水过量,可滴加 10％ $AgNO_3$ 补救。

(4)甲醛还原后,镜下观察,浸银不足用蒸馏水冲洗后再次滴加氨银;浸银过度,可用高锰酸钾溶液稍分化,再流水冲洗以补救。

四、Perls 普鲁士蓝法

1.染色应用

鉴别组织、细胞中含铁血黄素存在。血色病、酒精性肝病、陈旧出血灶、铁颗粒沉积在肝细胞质内,或被库普弗细胞巨噬细胞吞噬。此时铁颗粒呈蓝色。

2.染色原理

染色剂和组织、细胞之间的化学性结合。高价铁与亚铁氰化钾作用生成亚铁氰化铁(普鲁士蓝反应)。

$$HCl_4Fe_3 + 3K_4Fe(CN)_6 \longrightarrow Fe_4[(CN)]_3 + 12K$$

3.试剂配制

Perls 液:2％亚铁氰化钾 25mL,2％盐酸 25mL。

4.染色步骤

(1)脱蜡至水。

(2)蒸馏水洗。

(3)切片入 perls 溶液 15～30min。

(4)1％伊红复染。

(5)梯度乙醇脱水。

(6)透明、中性树胶封固。

5.染色结果

含铁血黄素呈蓝色颗粒。

6.注意事项

(1)Perls溶液应新鲜配制并过滤。

(2)每次染色设阳性对照。

(3)染色时间据组织含铁量增减。

(4)使用分析纯试剂。

五、红氨酸染色法

1.染色应用

铜在人体中含量很少,一般采用组织学方法检测不到。肝脏和肝硬化中铜的含量有所增加,特别是肝豆状核变性时,肝内铜的含量大为增加,为正常人十几倍。

2.染色原理

红氨酸(二硫乙二胺)$H_2N—C—C—NH$ 与铜盐反应生成红氨酸—二亚胺(二硫乙二胺红氨酸)型铜盐沉淀,呈黑绿色。

$$H_2N—C—C—NH_2 \longrightarrow HN—C—C—NH$$
$$\quad\quad | \quad | \quad\quad\quad\quad\quad\quad\quad\backslash\ /$$
$$\quad\quad S \quad S \quad\quad\quad\quad\quad\quad\quad Cu$$

3.试剂配制

红氨酸染液:0.1%红氨酸无水乙醇液2.5mL,10%醋酸钠50mL。

4.染色步骤

(1)切片脱蜡入水。

(2)入红氨酸染液,37℃过夜(12～24h)。

(3)70%乙醇15～30min。

(4)无水乙醇6h(或75℃ 1h)。

(5)新鲜无水乙醇脱水。

(6)二甲苯透明,中性树胶封固。

5.染色结果

铜颗粒:呈绿黑色颗粒。

6.注意事项

(1)红氨酸无水乙醇液、醋酸钠溶液,临用时混合。

(2)如需复染,第4步后进行(可用醇溶伊红复染)。

(3)含铬、汞重金属成分固定液不适用。

六、PAS染色

1.染色应用

鉴别肝糖原、肌糖原;观察某些代谢性疾病以及由先天遗传性疾病引起的糖原贮积症,在肝、肾、心肌、骨骼肌等处均有大量的糖原沉积。真菌感染的孢子及菌丝呈阳性反应。

2.试剂配制

详见第八章第十二节。

3.染色步骤

详见第八章第十二节。

4.注意事项

详见第八章第十二节。

5.染色结果

糖原及中性黏液物质、(某些)酸性黏液物质、黏液物质、基底膜、色素、脂质、真菌、垂体呈红色。细胞核蓝色。

七、淀粉酶消化-PAS染色(D-PAS染色)

用淀粉酶消化法可鉴定糖原:用淀粉酶消化去除糖原后染PAS更适用于肝活检。库普弗细胞、巨噬细胞吞噬脂褐素及细胞残骸后呈红色(α抗胰蛋白酶小球呈强阳性)所以,在α抗胰蛋白酶缺乏症的肝炎坏死灶(小胆管周围基底膜损伤)诊断中具有针对性。

1.染色步骤

(1)脱蜡至水。

(2)1%淀粉糖化酶37℃消化1h或室温下涎液消化30min。

(3)蒸馏水洗片。

(4)1%过碘酸水溶液10min。

(5)蒸馏水洗片3遍。

(6)Schiff液染色10~15min。

(7)流水冲洗5min。

(8)苏木精复染1~2min。

(9)自来水冲洗返蓝。

(10)常规脱水、透明、封固。

2.染色结果

D-PAS非糖原糖蛋白呈品红色。

3.注意事项

(1)Schiff液应4℃保存。如液体发红,可加入少量偏重亚硫酸钠使液体颜色变清后继续使用。

(2)糖原容易水解,新鲜标本应及时用中性甲醛固定,避免流水冲洗。

(3)过碘酸氧化不宜超过10min。

(4)染色前Schiff液应恢复室温。

(5)避免乙醇固定,以免组织严重收缩,糖原边聚,产生"流水样"人工假象。

八、苦味酸天狼猩红染色

1.染色应用

肝纤维化及肝硬化改变,区分Ⅰ、Ⅲ型胶原。

2.染色原理

组成胶原纤维的胶原蛋白具有双折光性,偏光显微镜下,各型胶原蛋白因排列紧密、疏松,折光强、弱,而呈现不同的颜色。

3.试剂配制

(1)天狼猩红饱和苦味酸液 0.5% 天狼猩红 10mL,苦味酸饱和液 90mL。

(2)天青石蓝液天青石蓝 B 1.25g,硫酸铁铵 1.25g,蒸馏水 250mL 煮沸溶解,冷却过滤后,加入甘油 30mL,浓盐酸 0.5mL。

4.染色步骤

(1)切片脱蜡至水。

(2)天青石蓝液染 5～10min。

(3)蒸馏水洗 3 遍。

(4)天狼猩红饱和苦味酸液染色 15～30min。

(5)无水乙醇分化脱水,二甲苯透明,中性树胶封固。

5.染色结果

胶原纤维呈红色,细胞核呈绿色,其他呈黄色。

6.注意事项

(1)封固后的切片及时在偏光显微镜下观察、照相以保持鲜艳的色彩。

(2)可省略核复染,也可用 Hams 苏木精代替。

九、苏丹Ⅲ染色

1.染色应用

单糖和双糖易溶于水,组织固定时全部溶解消失。石蜡包埋的切片在镜下所见到的空泡,是糖原水样变性、还是被溶解的脂肪不易鉴别。一般冷冻切片苏丹Ⅲ染色,用于重症肝炎肝细胞小泡性质变、酒精性肝病、妊娠、Rey 综合征的鉴别。

2.试剂配制

详见第八章第十节。

3.染色步骤

详见第八章第十节。

4.注意事项

详见第八章第十节。

第五节　免疫组织化学染色技术

(一)染色应用

免疫组化染色在肝脏病理检查中常用于辨识组织内的感染因子、结构成分、代谢产物及肿瘤的诊断。

(二)常用抗体

1.感染因子

HBsAg、HBcAg、HCAg、HDAg、CMV EB、HIVp24、HIVgp120、CAR、HSV1、HSV2 证明相应病毒感染及病毒复制状态,阳性颗粒见于肝窦内皮及库普弗细胞。

2.结构成分

AE1/AE3,上皮性成分及其肿瘤。

CK7 CK19,胆管、小胆管、增生的细胆管。

CD57 窦内相关淋巴细胞。

CD68 肝窦库普弗细胞。

α-SMA 活化增生的肝星状细胞。

CEA 肝毛细胆管。

CD34 正常窦内皮细胞 CD34(-),窦毛细血管化后转阳,肝癌窦样血管内皮(+),血管源性肿瘤(+)。

各种 ECM 抗体如:LN、FN、Ⅰ、Ⅱ、Ⅳ型胶原、PG 等。

3.代谢产物

α-1 抗胰蛋白酶:α-1 抗胰蛋白酶缺乏症肝细胞浆内的球形小体(+)。

胎甲球蛋白(AFP):肝细胞癌阳性。

泛素(Ubiquitin):肝细胞内 Mallory 小体阳性。

纤维蛋白原:肝细胞浆内苍白小体(纤维蛋白原小体)阳性。

4.肿瘤

原发肝细胞癌:GPC-3\CK8\CK18\CAM5.2\AFP。

转移癌。

第十四章　皮肤组织活检制作技术

第一节　皮肤组织活检的意义

皮肤组织活检是病理学实验室技术在皮肤科的具体应用,它是皮肤组织病理学的基础。由于皮肤面积大,微结构的复杂程度高,决定了皮肤组织活检的复杂性,导致了它的诊断往往需要与临床相结合。因此,我们把皮肤组织活检分为以下几个步骤:

(1)选择活检部位,它可以是一个部位,也可以是多个部位。

(2)选择合适的方法并取得标本。

(3)固定、脱水、包埋等制片过程。

(4)正确的组织学诊断。

有时为了达到正确的诊断,还需要通过组织化学、免疫荧光、甚至电镜等其他手段。

第二节　皮肤组织取材部位的选择

在取材前,临床医师应先对皮肤病变的分布、范围及深度作出初步判断,决定组织活检的取材位置以及取材的方法及深度,以利于病理医生的诊断。

(1)最好选择处于充分发育阶段的皮损。有些炎症性皮肤病,早期损害没有什么特异性,而后期的疱疹样皮炎、湿疹以及疥疮等皮肤病,由于病人的干预,比如用药或搔抓导致的糜烂、溃疡、结痂、渗出或炎症恢复期的色素沉着,都可对病理医生的诊断造成干扰。

(2)对于大疱性水疱性皮肤病,则应尽量选择新起的 $24\sim48h$ 内的清亮的小疱,避免选择陈旧性的疱、结痂的疱、脓疱。因为:一则疱的基底很可能再生表皮,二则疱内继发感染,干扰病理诊断。

对环形损害的病变如环状肉芽肿、远心性环状红斑等,应自环状边缘取材。对片状损害如硬斑病、类脂质渐进性坏死等则应从其活动性的边缘部位取材。

(3)对于皮肤肿瘤,取材做活体组织检查时,一定要包括周围的正常皮肤。有些肿瘤的诊断,结构形式判断是极为重要的,如角化棘皮瘤、良性幼年性黑素瘤,此时应尽可能将肿瘤全部切除,若肿瘤较大,不能全部切除,则最好自肿瘤中心至边缘取一楔形标本,以供组织学检查。

第三节　皮肤组织的取材方法

皮肤取材的方法包括:削法、环钻法和手术切除法。此外,少数情况下可用剪刀剪除,这尤其适于某些带蒂的皮肤肿物如皮赘。

(1)削法是指用手术刀或消毒刀片在与皮肤表面大致平行的方向上削去病变组织,此法简单,不需缝合,但仅适于个别病变。主要是良性、向外生长的皮肤肿物或错构瘤,如疣、皮赘、脂溢性角化等。削法并不能应用于恶性肿瘤及向内生长的皮肤肿物,也不适于炎症性皮肤病。

(2)钻孔法是指用环钻钻入皮肤而取材,环钻的大小从 2～8mm 不等,所用环钻的大小及钻入皮肤的深度需视病变大小和病变的性质而定。在皮肤活组织检查时,钻孔法是最常应用的方法。但是钻孔法不太适于脂膜炎时的取材。因为脂膜炎时,由于皮下脂肪层的炎症改变了皮下脂肪与真皮的连接,用钻孔法取材时皮下脂肪常常不太容易随真皮取出(特别是采用 6mm 以下的环钻时,大于 6mm 的环钻取材情况要好得多),因而常导致无法做出脂膜炎诊断。此外,在鉴别结节红斑与硬红斑时,一个重要的方面是皮下脂肪大血管的情况,用钻孔法时常因不易取到大血管而使诊断发生困难(特别是小钻头取材时),因此对脂膜炎,应用尽量采用手术切除法取材。为诊断头皮秃发,取材亦应达到皮下脂肪,因为在头皮,毛囊球部位置深,位于皮下脂肪层,因此最好也用手术切除法。如果用 4～6mm 环钻,钻的方向应大致与毛囊走行方向一致。除面部外,不需缝合,靠近创口边缘贴以蝶形胶布,再用胶布固定即可。如需缝合,以缝两针较妥,因一针容易松脱。

(3)手术切除法是指用手术刀作梭形切除病变组织,除了上述的脂膜炎及秃发等炎症性病变应用此法外,手术切除更常用于皮肤肿瘤的检查。特别是有些肿瘤如角化棘皮瘤、幼年性良性黑素瘤,其组织学上结构形式的全貌是远比细胞学特点更为重要的诊断依据。此时用手术切除法切除局部肿物以供组织病理学检查是十分必要的。如果用环钻法取材,由于无法判断病变的结构形式,而仅从细胞学上寻找依据,常常会导致错误的诊断,可能将角化棘皮瘤误诊为鳞状细胞癌、幼年性良性黑素瘤误诊为恶性黑素瘤。手术切除法一则标本可以较大、较完整,二则容易达到所要求的深度。后者对肿瘤,特别是恶性肿瘤也是重要的,因为瘤细胞所达到的深度是判断预后的一个指标。有人认为对恶性肿瘤,特别是恶性黑素瘤损害做活组织检查会促使瘤细胞转移,这是不正确的,活组织检查并不会促使肿瘤的转移,相反由于对肿瘤的性质、恶性度及深度有了更好的了解,将有助于决定切除的范围及深度。对所取下的活体组织标本,应注意尽量避免用镊子夹,特别是钻孔法取材的标本,将标本自环钻中取出时切勿使用镊子,可用局麻注射针头挑起,然后用剪刀在标本皮下脂肪处剪断,否则将破坏整个病变的结构形式,使细胞形态无法辨认,而难以做出病理学的诊断。其次活体标本最好包括一部分正常皮肤,特别是判断色素沉着或色素减退,需要与正常皮肤进行比较后才能做出判断。此外,包括正常皮肤也有助于判断病变的范围及界线,但一定要注意标本和切片的制作,否则,因技师切法不当,结果可能在切片中仅见到正常皮肤。假使所取标本含有肿瘤组织,但切片中未见到,而发出无肿瘤组织的报告之前,应深切组织块,再做切片检查。最后还要注意,术前局麻药的注射应该在病变组织的下方或周围,而不应注射于病损中。总之,在取材前,临床医师必须先对病变的分布、范围及深度做出初步判断,以决定活组织检查所应采用的方法及深度,有条件的单位可以拍下临床照片,以供病理医生参考,使病理医生能做出正确的诊断。

第四节　皮肤组织制片技术

皮肤组织制片与普通病理制片操作程序基本相同,但皮肤组织表皮细胞层次多,纤维组织和脂肪组织丰富,故制片时应根据其特点,做相应调整,才能制出高质量的切片。

一、固定

固定的目的是防止组织自溶、腐败;防止细胞和组织内的一些成分弥散、脱失;使组织"硬化"以便包埋、切片;并使组织切片能被不同的染料"着色"。

取出的组织标本应立即放入10%中性福尔马林液中固定。如果取下的组织标本不立即放入固定液中或未能充分浸入其中,将会使标本出现人为的改变。如果环境温度过低,为了避免标本冻结,则应在固定液中加入10%体积的95%乙醇。如果取下的标本同时需做其他检查,则应放入相应溶液中:

(1)若需作直接免疫荧光检查,则取下标本后将其分为两半,一半放入10%中性福尔马林中供 HE 染色用,一半放入 Michel 保存液:[硫酸铵55g 溶于1000mL 缓冲液。缓冲液含2.5mL0.1mol/L N—乙基顺丁烯二酰亚胺,87.5mL 蒸馏水,最后以1mol/L 氢氧化钾调到pH 7.0;或用改良缓冲液:硫酸铵55g,叠氮钠0.05g,蔗糖7g,甘油3mL,酚红0.001g,0.05mol/L PBS(pH7.0)1000mL,最后以1mol/L 氢氧化钾调到pH 7.0]。标本可在上述保存液中在室温下放置1周。如在取材当日即作直接免疫荧光检查,则可放入生理盐水或0.01mol/L pH7.0 的 PBS 液中。

(2)若需作真菌培养,则需将组织切分成细碎颗粒放入真菌培养基中。

(3)若需作酶检查,则应将取下标本放入湿纱布中立即送实验室做冷冻切片。若需做电镜检查,则应将标本根据要求放入相应的固定液中。标本固定的时间应足够长,4mm 厚的标本至少需要8h;6mm 厚的标本至少需要12h;大的肿瘤标本,应将其切开后固定。

二、脱钙

可疑为骨化或钙化的皮肤组织标本可在固定后进行脱钙处理,否则不能切出高质量的切片,还会损伤刀刃。脱钙的方法有多种:酸液脱钙;离子交换树脂脱钙;螯合剂脱钙;电泳脱钙等。但最常用的方法为酸液脱钙,如硝酸、蚁酸和三氯醋酸等脱钙方法。

三、脱水与透明

皮肤组织中纤维组织丰富,脂肪含量多,因此,脱水时间及方法要适宜,以达到脱水彻底,透明均匀,这样才能保证理想的染色效果(表14-1)。常用的组织脱水剂是乙醇,一般在室温下进行。脱水可按表14-1顺序进行,脱水时间一般与标本的大小成正比,冬天脱水时间应延长,或在温箱内进行。

表 14-1 标本大小与脱水时间的关系

脱水剂	标本Ⅰ(h) (0.5cm×0.5cm×0.5cm)	标本Ⅱ(h) (1cm×1cm×1cm)	标本Ⅲ(h) (>1 cm³)
80%乙醇	4	4	12~24
95%乙醇Ⅰ	4	4	12~24
95%乙醇Ⅱ	过夜	过夜	12~24
无水乙醇Ⅰ	1~2	2~4	4~6
无水乙醇Ⅱ	1~2	2~4	4~6

透明时间一般为2~4h,二甲苯液要定期更换。皮肤组织有其组织学及皮损的固有特点,因此在浸蜡及包埋用的石蜡中均应加入10%~15%的蜂蜡,才能切出连续切片及完整切片。浸蜡时间也与标本大小成正比,一般0.5cm×0.5cm×0.5cm大标本浸蜡3~4h即可,较大的标本应相应延长浸蜡时间,温度60℃左右。皮肤组织的自动脱水程序见表14-2。

表 14-2 皮肤组织的自动脱水程序

脱水程序	项目	处理时间(min)
1	85%乙醇	60~120
2	95%乙醇	60~120
3	95%乙醇	60~120
4	95%乙醇	60~120
5	无水乙醇	60~120
6	无水乙醇	60~120
7	无水乙醇	60~120
8	二甲苯	60~120
9	二甲苯	60~120
10	二甲苯	60~120
11	石蜡(熔点 56~60℃)	60~120
12	石蜡(熔点 56~60℃)	120~240

注:组织标本厚度应小于5mm,否则脱水、透明不彻底而影响浸蜡。根据使用频率,定期更换部分溶剂。

四、包埋

包埋时所用的温度应高于浸蜡温度,一般为65℃左右,以避免切片或展片时组织分离。皮肤组织有方向性,要求表皮、真皮及皮下组织分明,因此,包埋时表皮的方向应与切面相垂直。

五、切片

切片通常采用轮转式切片机,一般石蜡切片厚度为4~7μm。提高切片的质量,锐利的切片刀及精密的切片机是非常重要的,但技术不熟练或经验不足也常导致切片失误。常见的有:

(1)切片出现皱褶、横裂、蜡带弯曲或切片过厚,主要的原因是组织脱水不够完全导致标本密度不均匀,蜡块切面不够方正,切片时角度太大或过小。

(2)切片不能形成蜡带,主要是由于切片温度掌握不好,皮肤蜡块最佳的切片温度是 0～3℃,当室温高时可用冰块制冷后再切;或由于石蜡黏度不够,保留的蜡边过少等引起,可在石蜡中加 10%～15% 的蜂蜡,以增加其黏度。

(3)切片不全、破碎、组织松散或切片厚薄不匀,主要是组织脱水透明、浸蜡过程处理不当,或由于刀太钝以及蜡块和切片刀固定不紧所致。此外,大疱病切片时,蜡带展片的水温要略低,时间适宜,以免使疱顶与下面组织分离。贴片时,水盒中的温度只能与石蜡的熔点相近,不能过热,以避免蜡带溶化造成组织分离或形成裂隙等假象。每张切片应连续切 4～6 个切面,以便于观察病变的连续变化。

冷冻切片和恒冷切片主要用于组织化学研究和手术中的快速诊断。

切出的组织片一般就只要在温水面上展平,再贴附到载玻片上即可,但也常常需按不同要求在载玻片上先涂上一薄层不同的黏附剂,以免以后染色或处理时组织片脱落。组织切片黏附剂种类很多,如蛋清甘油、明胶、淀粉、甲基纤维素、多聚-L-赖氨酸及 $3'$-氨丙基三乙氧硅烷($3'$-aminopropyl triethoxysilane)、APES、电光片等。

六、染色

1.常规染色——苏木精—伊红染色(hematoxylin-eosinstain,HE)

多年来,在组织学、细胞学和病理学上都以 HE 染色为常规染色,皮肤组织病理学用 HE 染色可以诊断绝大多数的皮肤病。用这种染色方法,细胞核染成蓝色,而胶原、肌肉和神经染成红色。苏木精和伊红两种染液各有不同的配方可供选择。

2.常用组织化学染色(特染)

有时为了特殊目的,需要显示特殊病原体或鉴别特殊结构,单用 HE 染色不能满足诊断,需做特殊染色。皮肤常用特殊染色方法见表 14-3。

表 14-3　皮肤常用特殊染色方法

染色	目的	结果
Masson 三色	胶原	胶原:蓝色;核:黑色;胞质、肌肉、神经:暗红色
Verhoeff-Van Gieson,VG	弹力纤维	弹力纤维:蓝黑或黑色;胶原:红色;细胞质及肌肉:黄色
维多利亚蓝	弹力纤维	弹力纤维:蓝色;胶原纤维:红色
硝酸银浸染	网状纤维	网状纤维、黑色素、神经:黑色;胶原纤维:紫色;核及胞质:灰色
PAS	真菌、中性黏多糖真菌、基底膜、含中性黏多糖的黏蛋白、糖原、纤维素及网状纤维:玫瑰红至紫红色	
阿利新蓝	酸性黏多糖	蓝色
甲苯胺蓝	酸性黏多糖	酸性黏多糖:异染性紫红色;肥大细胞颗粒:红至紫红色

续表

染色	目的	结果
GiemSa	肥大细胞颗粒、酸性黏多糖、嗜酸性粒细胞、利什曼原虫	肥大细胞颗粒、酸性黏多糖：异染性，紫红色；嗜酸性粒细胞颗粒、利什曼原虫：红色
Wade-Fite	抗酸杆菌	红色
Perls 亚铁氰化钾	含铁血黄素	蓝色/绿色
碱性刚果红	淀粉样蛋白	偏振光镜下绿色双折光
结晶紫	淀粉样蛋白	有异染性，紫红色
Ziehl-Neelsen	抗酸杆菌	鲜红色
胶样铁	酸性黏多糖	酸性黏多糖：深蓝色；胶原：红色；胞质及肌肉：黄色
Von Kossa	钙	黑色
苏丹Ⅲ或Ⅳ	脂质	棕红色
猩红	脂质	红色
Bodain	神经纤维	神经纤维、核：黑色；髓鞘、肌肉及红细胞：红色
Warthin-Starry	螺旋体 Donovan 小体	黑色
Gram-Weigert	细菌	阳性菌：蓝色；阴性菌：红色
间苯二酚—品红	弹性纤维	紫色

以上特殊染色大部分用常规石蜡切片即可，但在 Buscke 硬肿病和淀粉样变性病时，未固定的冷冻切片比常规的石蜡切片作特殊染色效果更好。此外，苏丹Ⅲ或Ⅳ及猩红染色需冷冻切片。

第五节　组织化学在皮肤病诊断中的应用

组织化学(histochemistry)是在组织形态结构的原位上研究其化学组成和代谢状态的学科，是形态、功能和生物化学的交界学科，它着重研究和观察化学物质的类别和数量在组织结构上的定位。组织化学应用范围很广阔，在皮肤科的应用相对简单，主要的应用是对皮肤组织中糖类物质的检测以及应用免疫荧光方法检测自身抗体。

糖类分为中性多糖、糖原、黏多糖（又分为中性黏多糖和酸性黏多糖）、糖蛋白及糖脂几类，组织化学可依其不同的性质予以显示。其中过碘酸—雪夫反应(PAS)和阿利新蓝反应在皮肤组织病理学中相当重要。

一、PAS 染色

PAS 染色可显示糖原和含有中性黏多糖的黏蛋白，将其染成红色。PAS 染色多用于：

1.研究纤维蛋白样变性

纤维蛋白沉积在纤维蛋白样变性区域，呈阳性 PAS 反应。

2.鉴别真菌

真菌的细胞壁是由纤维素和透明壳质混合形成,其中含有多糖,因而所有的真菌经 PAS 染色均能染成红色。为了将中性黏多糖及真菌与糖原沉积区别开,必须连续切 2 张切片进行对比。一张切片先用淀粉酶消化,另一张不消化,因为糖原可被淀粉酶消化,因此含糖原的切片经消化后就不再被 PAS 着色,从而与耐淀粉酶的中性黏多糖及真菌相区别。

3.某些附属器肿瘤的诊断

由于糖原存在于外根鞘细胞及小汗腺细胞中,而中性黏多糖则见于小汗腺及顶泌汗腺细胞中,故证明糖原的存在,对毛鞘肿瘤(如毛鞘瘤)、透明细胞汗腺瘤和小汗腺汗孔瘤有诊断价值。而证明中性黏多糖的存在,对乳房 Paget 病、乳房外 Paget 病、透明细胞汗腺瘤、小汗腺螺旋腺瘤及小汗腺汗孔瘤有诊断价值。

二、阿利新蓝染色

阿利新蓝反应可将酸性黏多糖染成蓝色,从而证明其存在。酸性黏多糖存在于真皮基质内,因在正常皮肤中含量很少,不能证实。然而在真皮黏蛋白病中,可发现非硫酸盐酸性黏多糖(主要为透明质酸)大量增加,因此,黏多糖可用阿利新蓝染色。在肛门的乳外 Paget 病伴直肠癌,以及含有杯状细胞的胃肠道癌的皮肤转移中,皮肤中的癌细胞(像其母体细胞一样)可分泌涎黏蛋白。涎黏蛋白含有阿利新蓝着色的非硫酸盐酸性黏多糖以及 PAS 阳性的中性黏多糖。非硫酸盐酸性黏多糖在 pH 2.5 时对阿利新蓝着色,而在 pH0.5 时则不着色。而强酸性的硫酸盐酸性黏多糖(例如肥大细胞颗粒中的肝素和软骨中的软骨素硫酸盐)在 pH 2.5 及 pH0.5 时均可被阿利新蓝着色。

第六节　免疫荧光检测自身抗体

皮肤病应用免疫荧光试验常用的有两种方法:一种是直接免疫荧光试验(DIF),用病人自身的皮肤或黏膜;另一种是间接免疫荧光试验(IIF),用病人的血清。直接免疫荧光试验在 3 类疾病中有诊断价值:慢性自身免疫性水疱性疾病、各型红斑狼疮和白细胞碎裂性血管炎。间接免疫荧光试验可用于一些慢性水疱性疾病,例如各型天疱疮及类天疱疮。间接试验不如直接试验灵敏,但可作为补充试验。免疫荧光技术在皮肤病的诊断中应用见表14-4。

活体组织检查时,在慢性自身免疫性水疱疾病中,不应取皮损做试验,因为在各型天疱疮及类天疱疮中,活检标本中的疱顶时常发生分离,以致产生假阴性结果。在疱疹样皮炎中,明显的炎细胞浸润可以吞噬皮损内的免疫复合物,因此,活检标本应在皮损周围一定距离处取材,于臀部取材更好。在各型天疱疮中,活检可取自外观正常未受累的皮肤,若活检标本距活动性皮损太远,特别是仅有少数皮损的患者,可能会得到阴性的结果,所以,应取皮损周围的皮肤做活检。各型天疱疮、大疱性类天疱疮及疱疹样皮炎几乎可得到百分之百的直接免疫荧光阳性结果,瘢痕性类天疱疮及妊娠疱疹也有高百分比的阳性率。

在红斑狼疮中,直接免疫荧光活检部位取决于试验目的:如果是为了证实诊断,活检应从皮损处取材;如果是为了鉴别系统性红斑狼疮还是盘状红斑狼疮,则活检应从未受累或避光处皮肤取材。血管炎的活检标本要取发育早期的部位,最好是不超过24h的皮损。活检标本的保存,最初认为必须快速冷冻标本,并使其保持在冷冻状态直到试验;现在明确标本可在专门的保存液中保持两周或更长时间,并不失去其反应性,或者放在磷酸缓冲液生理盐水中运送,这样可使直接免疫荧光方法更加适用。

表 14-4 免疫荧光技术在皮肤病的诊断中的应用

皮肤病	应用
红斑狼疮(LE)	皮损真表皮结合部颗粒状 IgM、IgG 及 C3 沉积;如正常皮肤呈阳性反应,提示系统性红斑狼疮
天疱疮	皮损周围皮肤角质形成细胞间,IgG、C3 沉积
类天疱疮/获得性大疱性表皮松解症	皮损周围皮肤真表皮结合部线状 IgG、C3 沉积
妊娠疱疹	皮损周围皮肤真表皮结合部线状 C3、+/−IgG 沉积
儿童慢性大疱性皮病/线状 IgA 大疱性皮病	皮损周围皮肤真表皮结合部线状沉积 IgA、+/−C3 沉积
疱疹样皮炎	水疱周围皮肤或正常皮肤的真表皮结合部颗粒状 IgA、+/−C3 沉积
白细胞碎裂性血管炎	皮损血管内及血管周围 IgM、IgG、C3 及纤维素沉积

第七节　免疫组织化学在皮肤病中的应用

免疫组织化学在病理诊断上主要用于肿瘤的诊断,另外也用于某些感染性疾病和免疫性疾病的诊断,在病理学研究工作中应用更为广泛。其检测的抗原涉及:细胞结构蛋白(中间丝)、激素受体、凝集素受体、血型物质、细胞外基质、增殖细胞核抗原、肿瘤相关抗原、病毒性肿瘤标志物、癌基因与抑癌基因的蛋白产物、凋亡相关蛋白及肿瘤标志物等多个方面。

皮肤组织结构的各种细胞具有一定的免疫表型特征,且在增生性疾病和肿瘤中大多仍保持其特征。因此免疫组化定位有助于确定肿瘤组织的起源,根据皮肤的不同组织成分可分为。

一、上皮组织标志物

1.角蛋白(KER)

是一组分子量为 40000～68000 的中间丝抗原,见于表皮角质形成细胞及其附属器上皮细胞的胞质内,用于鉴别上皮组织和非上皮组织。通常鳞状上皮细胞中 KER 的分子量较高,腺上皮细胞中 KER 的分子量较低。除基底细胞外,表皮角质形成细胞、毛囊内、外毛根鞘细胞和毛发细胞及其相应肿瘤表达高分子量 KER;基底细胞、毛母质细胞、皮脂腺、大、小汗腺及其相应肿瘤表达低分子量的 KER。但皮脂腺癌有时只表达高分子量的 KER,而低分化鳞癌可表达低分子量的 KER。

2.上皮细胞膜抗原(EMA)

是人乳脂肪球膜上提纯的一种糖蛋白。大、小汗腺和皮脂腺及其相应肿瘤均表达 EMA。

基底细胞不表达 EMA。乳外 Paget 病和低分化鳞癌可表达 EMA,皮肤恶性淋巴瘤,恶性黑色素瘤等也可呈阳性。

3.癌胚抗原(CEA)

是胎儿腺管上皮合成的一种糖蛋白,存在于正常皮肤的表皮角层。大、小汗腺及其相应肿瘤可表达 CEA,小汗腺螺旋腺瘤和圆柱瘤不表达 CEA。乳房和乳外 Paget 病、角化棘皮瘤及鳞癌可表达 CEA。

4.包壳蛋白(involucrin)

只存在于角层细胞。高分化角化性鳞癌和有角化的毛囊肿瘤可表达包壳蛋白。

二、黑素细胞标志物

1.HMB45

是一种特异性较强的黑色素瘤的标记,阳性反应定位于胞质和胞膜表面。原发性和转移性黑色素瘤的瘤细胞对其呈阳性反应,但梭形细胞性恶黑和促结缔组织增生性恶黑的瘤细胞对其呈阴性反应,而对 S-100 蛋白则呈阳性反应。HMB45 也对某些痣(如交界痣及混合痣的交界部分)中的黑素细胞呈阳性反应。因此,它不能被用以鉴别恶黑和良性痣细胞痣。

2.S-100 蛋白

广泛存于人体内多种细胞的胞质及胞核中,如黑素细胞、langerhans 细胞、小汗腺分泌部细胞、软组织细胞以及上述细胞来源的良恶性肿瘤,最常用于黑色素瘤的诊断及鉴别诊断,尤其是梭形细胞恶黑的诊断及晕痣中黑素细胞的鉴别诊断。但其敏感性强而特异性较差,故常和 HMB45 同时选用。

三、神经元和神经内分泌细胞标志物

1.神经元特异性烯醇化酶(NSE)

神经元、神经内分泌细胞及其相应肿瘤均可表达 NSE。Merkel 细胞癌对 NSE 也呈阳性反应。黑素细胞及其相应肿瘤虽可表达 NSE,但特异性较差。

2.髓磷脂碱性蛋白(MBP)

存在于构成神经鞘、神经纤维瘤及颗粒细胞瘤的瘤细胞胞质中。神经痣中黑素细胞对该蛋白不表达,故可用于帮助鉴别神经纤维瘤与神经痣。

3.嗜铬颗粒蛋白(CHG)

是一组分子量为 68000～120000 的可溶性酸性蛋白,Merkel 细胞癌对 CHG 呈阳性反应。

4.突触囊泡蛋白(SYN)

是一种分子量为 38000 的糖蛋白,神经母细胞瘤和 Merkel 细胞癌均可表达 SYN。

四、间叶组织标志物

(1)波形蛋白(VIM),是一种分子量为 58000 的多肽,存在于所有间叶组织中,用以初步筛选肿瘤。

(2)结蛋白(DES),存在于平滑肌和骨骼肌及其相应的肿瘤内。

(3)肌动蛋白(Actin),是一种直径为 5nm 的胞质内细丝,具有收缩功能,存在于肌纤维母细胞和肌上皮细胞及其相应的肿瘤内。其中 α 平滑肌肌动蛋白及 α 骨骼肌肌动蛋白分别对平滑肌及骨骼肌有特异性。肌肉特异性肌动蛋白(MSA)主要用于诊断横纹肌肉瘤。

(4)单核巨噬细胞系统的标记,溶菌酶、α1 抗胰蛋白酶(α1-AT)和 αr 抗糜蛋白酶(αrACT)常作为组织细胞的标志物,但特异性及敏感性都不如 MAC387,KPl (CD68)等标记抗体强。

(5)内皮细胞的标记,第 8 因子相关抗原(F8 RA)为血管内皮细胞合成的抗血友病因子中 3 种功能成分之一,被用作内皮细胞及其肿瘤的标志物,但只适用于冷冻切片。荆豆凝集素(UEA-1)对内皮细胞及其相应肿瘤呈强阳性反应,敏感性比 Fs 高,但特异性较低,故在证实肿瘤的内皮细胞性质时,最好同时应用 F8 RA 和 UEA 标记。

(6)真皮树突状细胞的标记,常用标志物为第 13α 因子相关抗原(F13 RA)及 CD34,用以检测皮肤纤维瘤及隆突性皮肤纤维肉瘤。

五、淋巴造血组织标志物

主要用于鉴别淋巴造血组织和非淋巴造血组织,确定细胞类型及其为单克隆性或多克隆性,区别不同成熟阶段的 T、B 淋巴细胞。在淋巴瘤诊断中用于石蜡包埋的标记抗体见表 14-5,用于冷冻切片的部分单克隆抗体见表 14-6,皮肤及相关肿瘤的免疫组织化学染色见表 14-7。

表 14-5　用于石蜡切片免疫标记淋巴瘤的抗体

抗体	CD 系统	主要特异性
LCA	CD45	S 细胞共同抗原(T、B、M)
UCHL-1	CD45Ro	全 T 细胞
MT-1	CD43	全 T 细胞、单核细胞
L26	CD20	全 B 细胞
LN2	CD74	B 细胞(套区和生发中心)
Ki-1,BerH	CD30	粒细胞、Ki-1 淋巴瘤、淋巴瘤样丘疹病
Kp-1	CD68	单核—巨噬细胞、肥大细胞
LeuM1	CD15	粒细胞、单核—巨噬细胞、R-S 细胞
MY-10	CD34	成髓细胞、血管内皮细胞
MAC387		单核—巨噬细胞、粒细胞
Ly2 注		粒细胞、单核—巨噬细胞
PCNA(Ki- 67)		增殖细胞核抗原
BcL-2		B 细胞
Lambda/ kappa chain		浆细胞
S-100(多克隆)		巨噬细胞、黑素细胞,胶质细胞

表 14-6 用于冷冻切片的部分单克隆抗体

CD	常用名称	主要特异性
CD1	T6,OKT6,Leu6	胸腺细胞、Langerhans 细胞
CT2	T11,OKT11,Leu5	全 T 细胞(E 花结受体)
CD3	T3, OKT3, Leu4	全丁细胞
CD4	J4, OKT4,Leu3a	辅助/诱导 T 细胞,单核细胞
CD5	Tl, OKT1,Leul	全 T 细胞,偶有 B 细胞
CD6	T12, OKT17, TU33	全 T 细胞
crr7	T2, Leu9	全 T 细胞,髓细胞,单核—巨噬细胞
CD8	T8, OKT8, Leu2a	细胞毒/抑制 T 细胞
CD9	J2, BA2	T,B 细胞,髓细胞
CD10	J5, BA3,CALLA	前 B 细胞
CD11	M01, Leu15	单核—巨噬细胞、粒细胞
CD14	M02.LeuM3	单核—巨噬细胞、Langerhans 细胞
CD16	Leull, OKNK	NK 细胞,单核细胞、嗜酸性粒细胞
CD19	Leu12, B4	B 细胞
CD20	Leu16, Bl	B 细胞
CD21	0KBl, B2	B 细胞
CD22	Leu14, B3	全 B 细胞
CD23	Leu20	全 B 细胞
CD25	IL-2R	活化 T、B 细胞,单核细胞
CD56	Leu19, NKHl	NK 细胞、细胞毒/抑制 T 细胞

注:部分抗体也可用于石蜡切片。

表 14-7 皮肤及相关肿瘤的免疫组织化学染色

免疫组织染色方法	适应病变
角蛋白	在上皮性肿瘤,附属器肿瘤、鳞状细胞癌、Merkel 细胞癌及腺癌阳性;在间质肿瘤和多数其他肿瘤阴性。不同分子量的角蛋白具有不同的组织细胞特性
波形蛋白	在间叶来源的细胞及肿瘤(成纤维细胞、内皮细胞、淋巴细胞、组织细胞、黑素细胞及 Schwann 细胞)阳性;上皮肿瘤阴性。肉瘤和淋巴瘤阳性,癌阴性
结蛋白	见于所有肌细胞,如骨髓肌细胞、平滑肌细胞、心肌细胞阳性,是肌源性肿瘤的标志物。血管球瘤阳性。在鉴定平滑肌肉瘤中很有价值
S100 蛋白	在黑素细胞,Schwann 细胞、langerhans 细胞、汗腺及软骨细胞阳性;多用于鉴定元色素黑素瘤、神经肿瘤和组织细胞增生症
上皮膜抗原(EMA)	在汗腺,皮脂腺上皮阳性。用于鉴定 Paget 病,附属器肿瘤和转移性腺癌
癌胚抗原(CEA)	在腺癌,汗腺肿瘤,Paget 病和基底鳞癌阳性
HMB-45	是黑素瘤的标志物,比 S-100 特异,但敏感性较低:在某些痣(发育不良痣、Spiltz 痣)呈阳性,但在梭形细胞黑素瘤呈阴性
髓鞘碱性蛋白	Schwann 细胞阳性;黑素细胞和神经痣阴性。用于神经肿瘤和颗粒细胞肿瘤的鉴定
嗜铬粒蛋白	小汗腺和神经内分泌肿瘤阳性,包括 Merkel 细胞瘤
突触(小)泡蛋白	神经内分泌肿瘤,包括 Merkel 细胞瘤阳性
白细胞共同抗原(LCA)	多数良、恶性白细胞阳性。帮助诊断未分化性浸润,如淋巴瘤、白血病、组织细胞增生症及血管内皮瘤病
神经元特异性烯醇化酶(NSE)	神经组织及一些黑素细胞阳性。用于鉴定 Merkel 细胞癌
α-抗胰蛋白酶/α-抗糜蛋白酶/溶菌酶	巨噬细胞阳性。帮助诊断纤维组织细胞肿瘤和肉芽肿,但结果非常可靠
Ⅷ因子相关抗原/荆豆凝集素	是内皮细胞的标志,常用于鉴定血管源性肿瘤和血管肉瘤。如 Kaposi 肉瘤和血管肉瘤,荆豆凝集往往更敏感,但有时某些癌也可阳性

第十五章　特殊组织制作技术

第一节　胃肠镜、食管镜活检制作技术

目前,我国消化道肿瘤的发病率呈逐年上升趋势,胃癌和结直肠癌是继肺癌之后,发病率和死亡率都位居前列的恶性肿瘤。因此,针对消化道肿瘤的早期诊断、早期治疗是提高癌症患者康复率和生存率的重要措施。随着纤维胃镜和电子胃镜、肠镜的普及,食管镜、胃肠镜活检标本日益增多,且同一患者经常取多块标本,由于活检的标本较小(尤其是食管镜标本,有时仅仅是一小片黏膜),通常把钳取的数块标本放在一起脱水、包埋制成一个蜡块,这样虽然省事,但带来了两个缺点:一是在一个蜡块内的几个标本不能位于同一平面;二是每块标本的包埋方向也很难做到正确无误,从而直接影响了切片质量和诊断的准确性。为了配合临床病理诊断需求,针对胃肠镜、食管镜小标本组织切片制作流程,必须制定一套切实可行的、质控严格的操作规范。

一、食管和胃的正常解剖学

食管为一肌性管状结构,在成人长约 25cm,内衬黏膜为非角化性复层鳞状上皮。基底层为 1～4 个细胞厚度。黏膜固有层由疏松结缔组织组成,在食管的远端部分,包含被称为(食管)贲门腺的黏液腺。与胃肠道其他部位相比,食管黏膜肌层相对较厚,特别是在食管的远端。

胃大体上分为贲门、胃底、胃体、幽门窦和幽门几个部分。这与胃黏膜的 3 种主要组织学类型即贲门、胃底和幽门(胃窦)黏膜有些对应关系(但不能等同起来)各型胃黏膜之间存在移行区域。所有的胃腺均有两种主要成分:小凹和分泌部分(腺节)。小凹是胃癌发生的最重要的部位。胃黏膜的另外两种成分是固有层和黏膜肌层。黏膜肌层由内环外纵两层组成,并有细小的平滑肌束与之连续向上长入黏膜固有层直达表面上皮下方。

二、固定前处置

首先,胃镜/食管镜活检标本应在腔镜室活检时,将标本从活检钳中取出时用拨针将黏膜铺开,分辨出黏膜面及固有层面(带血点为下),而后用镊子夹一小块滤纸膜贴附于黏膜组织表面,用拇指轻压一下,使黏膜表层贴附于滤纸膜上,保持平坦。

另一种方法是用塑网代替滤膜,使黏膜平铺于 2 层塑料网之间,然后置于脱水盒中进行固定。

三、固定

将附有黏膜组织的滤膜放入装有 10% 中性福尔马林液标本管中固定。

四、脱水前处置

脱水前将活检标本从标本瓶中取出,分离组织与滤膜,将已固定好的组织用粗滤纸包好放

入脱水盒中,入脱水机进行脱水或手工脱水,或将固定后的组织块置于两片海绵片之间,把夹有标本的双层海绵放入塑料脱水盒内进行脱水。脱水时,应在80％乙醇中放入少许伊红搅匀以便在脱水过程中使小块活检标本着伊红色,易于包埋面的识别。

五、脱水方法

(一)脱水时间

(1)10％中性福尔马林,2h。

(2)80％乙醇,40min。

(3)90％乙醇,40min。

(4)95％乙醇Ⅰ,1h。

(5)95％乙醇Ⅱ,1h。

(6)95％乙醇Ⅲ,1h。

(7)100％乙醇Ⅰ,20min。

(8)100％乙醇Ⅱ,40min。

(9)二甲苯Ⅰ,Smin。

(10)二甲苯Ⅱ,20min。

(11)石蜡Ⅰ,5min。

(12)石蜡Ⅱ,25min。

(二)注意事项

(1)手工脱水每步骤须控干液体。

(2)严格控制脱水时间。

(3)严格控制液体浓度,防止组织过硬、过脆。

(4)为避免标本过硬,可在无水乙醇后浸入香柏油片刻,软化后再透明。

六、包埋

用鸭嘴镊打开脱水盒中的滤纸包,从中取出食管镜标本或胃黏膜标本,放入包埋机冷台上的包埋模具中,加入少许蜡,待黏膜标本在蜡底部立埋凝固后,抽出镊子,再放上脱水盒充满蜡移至大冷台,待完全冷却后卸下蜡块修去多余蜡边,即可上机切片。

七、切片与染色

切片前,将已修好的蜡块放在冷台上冷冻,使组织与石蜡温度一致,以利切片。切片时做连续切片(厚度为3～4μm),每张玻片上捞5～6片组织,切片控干后70～80℃烘烤30min,常规HE染色,树胶封片。

前述的活检标本制作方法:用拨针平铺食管镜/胃镜黏膜小标本而后用滤膜贴附标本,由于此种方法操作简捷,平铺贴膜技术易掌握,适合在数量较大的普查工作中使用。以往一直将扭曲成团的内镜活检标本,不加任何处理直接放入固定液中,黏膜不能平铺展开,包埋时难以定向定位,故切片质量不佳,常因出现黏膜不全、断裂或平切导致影响对病变的判断。采取上述方法可获得满意的食管镜/胃镜黏膜活检切片,镜下观察,可见黏膜组织层次分明,结构清晰,获得了切片的最佳观察效果。

第二节　前列腺穿刺活检制作技术

一、前列腺穿刺活检的意义

前列腺疾病的诊断,传统上主要是依据患者的临床症状进行肛肠指诊检查,化验检查:尿液前列腺液化验镜检以及血清中 PSA 含量,物理学检查:X 线平片、CT、磁共振、细针吸取细胞学(FNA),早期进行的直肠指诊经会阴穿刺及直肠指诊经直肠前列腺穿刺取活检法由于其准确度太低现已很少使用,前列腺穿刺对患者损伤小且准确度高较传统方法对癌症的检出率明显提高。

前列腺疾病一般分为:前列腺的炎症,良性增生,瘤样病变和肿瘤等。1989 年,Hodge 提出的经直肠超声引导前列腺穿刺活检术已被广泛认同,成为标准术式。近些年来国内外随着这项工作的逐渐开展,对前列腺疾病的认识有了显著的提高,前列腺病学的研究也有了迅速发展,对该病的诊断分类分级也随之更加明确。

前列腺穿刺活检的适应证主要是前列腺肿瘤的诊断与鉴别诊断,特别是前列腺癌的早期诊断,其病理形态即有几十种类型之众,因此积极开展前列腺活检已成为病理学的重要内容之一。

前列腺穿刺活检损伤小,获取的前列腺组织新鲜,不但适合常规病理检查,而且还适合其他现代先进方法的研究,对前列腺疾病特别是前列腺肿瘤的早期诊断、治疗具有非常重要的作用。

前列腺活检病理是根据其疾病的发展特点,在一般常规病理染色方法的基础上,吸收了免疫组化染色如高分子量角蛋白(34βE12)、α甲酰基辅酶 A 消旋酶(P504S)、P63 蛋白等,这些技术对各类前列腺疾病特别是前列腺肿瘤的病理形态学观察和分类治疗及其预后的评估具有重要作用,对其病因、发病机制的研究也有极大的价值。

二、前列腺穿刺活检标本处理

(1)目前发现前列腺癌的常规方法是超声引导下经直肠穿刺活检。对直肠指诊或超声检查中发现的病变进行直接穿刺活检应与标准化方案的系统性穿刺活检相结合。六点方案穿刺法分别在前列腺两侧叶的尖部、中部及基底部进行穿刺取样。其穿刺点位于前列腺每一叶的中间区域,与中线及前列腺两侧缘距离相等,而前列腺癌大多位于前列腺外侧区。有人建议对六点穿刺法进行修改。近来研究表明,10～13 点系统穿刺活检法的前列腺癌检出率比传统的6 点穿刺法高 35%,这与前列腺外周区靠外侧部位取样机会增多有关,很多前列腺癌位于该部位。

(2)如何处理穿刺活检前列腺穿刺活检应分别标明其穿刺部位。如果在同一部位穿两针,可包埋在一个蜡块里。但在一个蜡块中包埋两针以上的活检标本,在切片时不易切全。若发现有可疑前列腺癌的非典型区域,应以该区域为重点再次穿刺活检。前列腺及其周围结构的正常组织学在基底部与尖部有所不同,因此病理医师需要了解前列腺穿刺活检部位。

三、光学显微镜镜检标本的制作

光学显微镜观察是前列腺活检的最基本的方法,但是与一般病理检查比较,其制片染色又有独特的要求。首先,因为前列腺标本较长较细,有时是一个蜡块包埋 2 条穿刺组织,所以制片从固定、脱水、透明、浸蜡、包埋、切片、染色等都有较严格的要求。

(1)穿刺组织的固定前列腺穿刺组织的固定常用的固定液为缓冲甲醛(40% 12mL,水 88mL,磷酸二氢钠 0.4g,磷酸氢二钠 13.g,pH7)。前列腺组织在上述固定液内于室温下固定 1h 以上。

(2)脱水、透明、浸蜡、包埋梯度酒精脱水以 80%酒精 50min、95%酒精(Ⅰ)30min、95%酒精(Ⅱ)30min、95%酒精(Ⅲ)30min、无水酒精(Ⅰ)30min、无水酒精(Ⅱ)30min、二甲苯(Ⅰ)15min、二甲苯(Ⅱ)15min、优质石蜡(熔点 58~60℃,Ⅰ)30min、(Ⅱ)30min、(Ⅲ)1h、(Ⅳ)1h。

(3)包埋时要求前列腺穿刺一定要与包埋盒底面保持平行。具体做法是准备一支 3 号钢钉,将钢钉头向下放入包埋机镊子预热孔内预热,包埋前列腺穿刺标本时用包埋镊子将组织轻轻夹出,平铺包埋盒底面后用钢钉头部平面轻轻将组织压平压实、浇蜡、冷却、取出蜡块。

(4)切片将蜡块修成小长矩形块置于专用冷台上冷却 5min,在优良的切片机上,以锋利的切片刀切出 4μm 的切片,2~4 片连续切片,捞在洁净的载玻片上。由于前列腺穿刺活检的标本很细,当 HE 切片中发现少量可疑腺泡或细胞巢时,再重新切片做免疫标记常常发现可疑癌的成分已经切完,这时会使病理医师的诊断处于左右为难的境地,有些患者不得不重复穿刺活检。因此,应对所有前列腺穿刺活检病例在做 HE 切片的同时预留 6 张连续切片,以备其他染色的需要。

四、常规 HE 染色方法

(1)切片常规脱蜡入水。

(2)Harris 苏木精 5~15min(视苏木精新旧程度而定)。

(3)自来水充分水洗。

(4)1%盐酸酒精分化数秒。

(5)自来水洗。

(6)0.5%~1%氨水返蓝数秒。

(7)自来水洗至蒸馏水。

(8)1%伊红染胞质 1~2min。

(9)水洗一次数秒。

(10)脱水、透明、封固。

染色结果

细胞核、细胞质内颗粒(细胞器)紫蓝色,细胞质、基底膜、平滑肌及纤维组织粉红色。

五、免疫组织化学染色

(一)免疫组化的意义

免疫组化是诊断前列腺癌的五大要素之一,尤其是 HE 切片难以判断良恶性的可疑病例,免疫组化常有决定诊断的意义。

正常前列腺腺泡周围有完整的基底细胞层,基底细胞消失是诊断癌的重要依据,它的重要性甚至超过肌上皮细胞消失对诊断乳腺癌的重要性。前列腺癌腺泡或导管周围如果存在基底细胞层,即使上皮细胞核仁增大已经达到癌的标准也只诊断高级别的 PIN,不诊断癌。在 HE 切片中基底细胞是否存在常难以判断,幸运的是前列腺分泌细胞和基底细胞有不同的免疫表型,分泌细胞阳性的标记主要是低分子量的 CK(包括 CK8 和 CK18),基底细胞阳性的标记主要是高分子量 CK(包括 34βE12、CK5/6)和 P63。前列腺癌的免疫表型类似分泌细胞,而几乎所有良性前列腺腺泡和导管周围都有基底细胞围绕,因此前列腺组织内形态结构和生长方式可疑的腺泡或上皮细胞巢,如果低分子量细胞角蛋白及 PSA、PAP 阳性,而基底细胞标记 34βE12、CK5/6 和 P63 阴性,也就是说前列腺来源的腺泡周围基底细胞层消失是诊断前列腺癌的有力证据。几乎所有前列腺癌,不论其分化程度高低,腺泡周围的基底细胞均消失。

(二)免疫组织化学常用抗体及方法

高分子量角蛋白(343E12)的免疫组化染色可使不能确诊的前列腺癌病例从 6% 降至 2%。因此有必要在切片时存留一些用于做免疫组化染色的空白切片备用。前列腺活检中 2.8% 的病例是靠这些备用切片确诊的,从而使患者免于再次活检。P63 是一种核蛋白,与 P53 有同源性的基因编码,P63 与高分子量角蛋白在诊断前列腺癌时具有相似的应用意义,P63 的优点是:①可标记 34βE12 阴性的基底细胞;②不易产生类似于 34βE12 染色的不稳定性;③由于其染色结果可使细胞核呈阳性且背景低,因此阳性结果易于鉴别。

此类染色一般用于前列腺增生与肿瘤的诊断与鉴别诊断,常用的种类有 343E12(高分子角蛋白)、P63 蛋白、P504S(α 甲酰基辅酶 A 消旋酶)。

1.染色方法

(1)组织切片后置 60℃烤箱内烤片 45～60min。

(2)经烤片后的切片置于二甲苯Ⅰ 5min、二甲苯Ⅱ 5min 脱蜡。

(3)梯度酒精脱苯复水。

(4)切片于 EDTA 修复液内置于高压锅内 100℃,抗原隔水修复 5～7min,冷却至室温。

(5)切片水洗 3 次。

(6)切片入 3%过氧化氢 15min 消除内源性过氧化物酶。

(7)蒸馏水洗 3 次,PBS 洗 3 次。

(8)将切片组织周围水擦干,滴上一抗置于湿盒内室温 1h 或 4℃过夜。

(9)将切片上的一抗甩掉后入 PBS 洗 3 次每次 3min。

(10)将切片周围组织水擦干滴上二抗湿盒内室温 15min。

(11)甩去二抗,入 PBS 水洗 3 次,每次 3min。

(12)DAB 显色数分钟。

(13)水洗后复染苏木精。

(14)常规脱水透明封固。

2.染色结果

阳性物质棕褐色,胞核蓝色。

第三节　心内膜心肌活检制作技术

一、心内膜心肌活检的应用和意义

1962 年 Konno 和 Sakakibara 发明了一种心脏活检导管,并应用心导管进行心内膜心肌活检(Endo myocardial biopsy,EMB),随后几经改进,目前心内膜心肌活检 EMB 已成为心脏较为安全简便的检查技术。其特点是能直接通过活检取得心肌组织做病理检查,对心肌疾病的诊断能提供一些无创伤性检查所不能提供的有诊断价值的资料,而且还可以对病程的经过作动态观察,有利于指导治疗和判断预后。国内自 1981 年以来已广泛开展此项工作。心内膜心肌活检可通过静脉和动脉分别进入右心或左心,钳取心肌组织进行活检。一种方法是用导管经静脉进入右心室,通过室间隔右侧的不同部位取得心肌组织。另一种方法是将导管经动脉进入左心室,取左心室心肌进行活检。目前由于右心活检技术操作比较容易,此方法较为多用,在临床上也大多采用右心活检。由于心肌活检可以造成一定的心肌损伤,属于创伤性检查,故应严格地掌握其适应证。虽然右心活检的并发症和危险性较少,但也可发生右心室压力或容量负荷的增加,累及心肌。如病变心肌主要累及左心室时,则应采用左心活检。左心活检的指征,常为病变累及左心室的某些心内膜心肌发生纤维化如硬皮病的心肌损害、左心放射性损伤、婴幼儿的心内膜纤维弹力组织增生症、二尖瓣和主动脉瓣病变所致的左室功能障碍和各种形式的心肌肥厚等。此时一般不采取心房壁或右室游离壁,因为这部分的心室壁较薄,取材时有引起穿孔的危险性。

二、心内膜心肌活检的适应证

(1)监测和确定心脏移植后的排斥反应。对排斥反应的病变程度进行分级,并可随访其病程演变及其预后情况。

(2)监测某些药物对心肌的损伤(如抗肿瘤药物蒽环类或阿霉素性心肌病变等),进行确诊和分级,通过一系列心肌活检指导临床用药。

(3)确诊某些有特殊形态学改变的心内膜心肌病变,如心内膜心肌纤维化、心内膜纤维弹力组织增生症、心肌淀粉样变和心肌结节病等。

(4)协助临床诊断或进一步了解原发性心肌病,以及缩窄性心包炎等。

(5)帮助或随访心肌病的诊断。

(6)诊断或随诊继发性心肌病,如贮积性疾病等。

(7)诊断心肌原发或继发性肿瘤。

(8)有助于特发性心肌病、胸痛和(或)心律失常的诊断。

(9)某些研究方面的应用,包括对活检组织进行生化、组织化学、形态分析、药理学、免疫学和病原学等研究。

三、心内膜心肌活检诊断的疾病

目前经 EMB 诊断的疾病有:心脏移植排斥反应及排斥反应程度的分级、心肌炎,蒽环类抗肿瘤药物的心肌损伤及分级；心脏淀粉样变、心脏结节病、Fabry病、心内膜心肌纤维化、心内膜纤维弹力组织增生症、放射损伤、贮积病、心脏肿瘤、感染、血管炎、心肌缺血、嗜酸性粒细胞综合征、Lyme心肌炎。

四、心内膜心肌活检的并发症和局限性

心肌活检组织在组织采取过程中也可发生一过性胸痛或心律失常（多为房性或室性早搏），偶尔可出现一过性短阵性心动过速。个别病例也可发生栓塞、心脏破裂或穿孔、心包积血或心肌梗死等严重并发症。右心室室间隔心肌活检较左心室活检安全、迅速、容易，较少有发生栓塞的危险。

同时EMB也有一定的局限性，如各种类型心肌病的病理形态变化缺乏特异性，因此，在鉴别诊断时必须结合临床进行综合分析。有时由于EMB所取心肌活检量较少，活检阴性并不能完全排除其他疾病。有些EMB标本尚应排除人为的误差。

五、心内膜心肌活检的标本制作

(1)活检组织活检病理标本经10％中性福尔马林固定，用滤纸包好，编号。

(2)80％乙醇脱水10min。

(3)95％乙醇脱水Ⅰ～Ⅲ，各10min。

(4)无水乙醇脱水Ⅰ～Ⅲ各10min。

(5)二甲苯透明Ⅰ～Ⅱ分别10min。

(6)56～58℃石蜡浸蜡10min。

(7)58～60℃石蜡浸蜡15min。

(8)石蜡包埋。

(9)连续石蜡切片4～5μm：每个组织块要切6张切片（每个切片至少需3个组织面），分别将第1、3、5号切片做HE染色。

(10)将第2、4、6号切片分别做PTAH、弹力＋VG、masson三色染色。

六、注意事项

(1)由于EMB取材较少，在取材和标本制作中必须谨慎小心，避免人为的损伤。一般除按常规作光镜检查外，必要时还须作特殊染色、免疫组化和电镜观察。

(2)为减少心内膜心肌活检中的人工假象，组织避免长时间置于滤纸、纱布或其他等渗溶液中，而应立即于10％中性福尔马林液内，且固定液应于室温下保存；为最大限度地减轻心肌组织挤压变形.不用镊子夹取标本而用针来挑取。

(3)每块组织要在3个层次连续切片，以便更充分观察，常规HE染色及PTAH、弹力＋VG、mas-son三色染色。

(4)若事先考虑需做电镜观察，宜在2.5％～3.0％戊二醛和4％甲醛磷酸缓冲混合液中(pH7.4，称作McDoWell固定液)固定，如需做免疫组化可提前切好和保存染色切片。

(5)如需做进一步研究工作,应将组织快速冷冻,用于免疫荧光或其他的研究(如核酸原位杂交、原位PCR反应、基因表达谱)。组织取出后迅速擦去水分置于OCT包埋剂,组织迅速冷冻后移入液氮中,或－80℃保存,冷冻保存组织可用于免疫荧光或分子生物学检测。

第四节　眼球标本制作技术

眼科病理标本制作包括标本固定方法、取材、脱水、包埋及常规 HE 染色技术。

一、标本固定

标本固定的目的是通过固定液迅速、完全的穿透组织，来保存细胞的形态和结构，保存组织的抗原性和核酸物质。临床医生在手术前应确定是否需要做病理检查和准备好固定标本的容器和固定液。临床上通常使用 10％的中性福尔马林固定液，手术标本切下后应立即放入固定液中固定。一般标本固定 24h；较大的标本（如眶内容或眶内肿物）应先取材后固定，否则固定液不易渗透到深部组织。摘除的眼球应放入较大的容器内，固定液的量应是眼球体积的 10 倍以上，以促使固定液向眼球内充分渗透。切忌向眼球内注入固定液或将眼球壁开窗，以避免破坏原有的眼内组织结构。眼球一般应固定 48h，然后用流动水洗，再经逐级酒精脱水。

在固定液的选取上，通常使用 10％中性福尔马林作为常规固定液，其优点是易于购买，使用方便，利于组织渗透；缺点是由于眼球解剖结构的复杂性，容易使组织过度收缩，造成人为的球内结构变形。因此我们也选取其他的固定液，如酒精—福尔马林—冰醋酸混合液，西京液等。

有些需要做特殊检查的标本可根据要求选择不同的固定液。电镜检查的标本通常用 40g/L 的戊二醛固定液。电镜检查是为了观察细胞和组织的细微结构，因此标本取下后应及时放入 40g/L 的戊二醛中固定，并立即送到电镜室取材。由于戊二醛固定液穿透组织的能力较差，故取材后的标本体积不应超过 $1mm^3$，且应放置于 4℃冰箱内固定 24h。

二、眼球标本取材前的处理

眼球是一解剖结构复杂、组织成分独特的视觉器官。眼球标本的制作不同于常规组织病理标本的制片过程，具有很多特殊性。

（1）眼球经过福尔马林固定后，应充分用流动自来水冲洗，时间为 6～8h，同时要注意调节流动水柱和流速，以缓流细线状流水冲洗即可。水洗的目的在于洗去标本上的福尔马林色素结晶，并可除去眼球表面遗留的异味，这对于其后的制片是有帮助的。

（2）充分水洗后，将眼球放置于不同浓度的酒精溶液中进行梯度酒精脱水，顺序为逐级从 70％酒精→80％酒精→95％酒精，各历时 12～24h。其优点为可使眼球的硬度逐渐加强，减少组织的过度收缩所造成的眼球壁变形和组织结构的改变，利于顺利切开取材。

（3）经过 95％酒精第一次脱水后，开始进行眼球取材。取材前我们应先确定眼别，并且观察眼球表面有无异常情况，如是否有角膜或巩膜伤口、瘢痕、葡萄肿，球内肿瘤有否穿出巩膜导管等改变；测量伤口长度和葡萄肿大小，并在病理申请单上予以记录。

三、辨认眼别的方法

（1）将眼球的后面（视神经面）朝向检查者。

（2）寻找视神经两侧水平走行的睫状后长静脉（鼻侧、颞侧各 1 支），该静脉位于视神经两侧,呈水平方向走行。视神经稍偏鼻侧。

(3)观察上、下斜肌在球壁的附着点,以确定眼球的上、下方位及鼻、颞侧。下斜肌的附着点位于视神经颞侧附近的水平面,上斜肌附着点位于眼球颞上象限。

四、取材

取材前必须了解病变或肿瘤在眼内的部位,不可盲目随意切开眼球,因为只有确定正确的象限,才能准确地切取到病变或肿瘤。对眼球取材时,应根据病变的部位确定切开部位,将视神经朝向上方,用拇指和示指轻夹住眼球,自视神经从后向前方角膜方向垂直切开。切取的眼球应包括角膜、巩膜、前房、虹膜、睫状体、脉络膜、视网膜、晶体、玻璃体、视神经。操作时应果断垂直下刀切开眼球,不要采用拉锯法,从而避免将眼球切面切成凹陷形,影响眼球切片的制作。

对于球内有肿瘤的眼球更应仔细观察,根据病理申请单描述的位置予以准确定位,对肿瘤部位描述不清的眼球可以采用透照法或用手直接接触巩膜以确定肿瘤的位置。确定位置准确与否对于取材及标本制作十分重要,切忌在未能确定肿瘤具体部位的情况下随意切开眼球,更不应将眼球分解成若干个部位进行制作。准确的定位,可获得肿瘤最大基底径和最大高度。

对于先天性青光眼、继发性青光眼、角巩膜葡萄肿、高度近视眼、圆锥角膜等眼球径线明显增大、角巩膜变薄的眼球,切开时易造成眼球组织的变形,可根据具体情况,分别采取由前向后或由后向前切开眼球的方法。切开眼球后,应仔细观察球内的情况,有无病理申请单内没有提示的情况,例如异物,玻璃体积脓、小的脉络膜色素痣及其他异常情况。对于常年外伤造成的眼球萎缩应注意有无球内组织的钙化、骨化,若遇此情况,采用脱钙液进行脱钙,脱钙时间可自行掌握。脱钙后的眼球应充分水洗,再进行脱水、取材。

五、眼球病理标本的脱水、透明、浸蜡

眼科切片常规采用石蜡包埋法,方法如下:

脱水:取材后的眼球置于无水乙醇Ⅰ中过夜

↓

无水乙醇Ⅱ1h;

透明:二甲苯Ⅰ、Ⅱ各30~50min

浸蜡:蜡Ⅰ 30min

↓

蜡Ⅱ 30min

↓

蜡Ⅲ 60min

六、切片、染色

切片、染色方法及步骤与常规组织病理切片、染色相同。

七、眼球组织病理标本制作过程中的注意事项

(1)眼球取材时的厚度应在4mm左右,不应过薄或过厚,过薄的眼球在二甲苯透明中易变形,尤其是巩膜壁较薄的眼球;过厚的眼球不利于后期的组织浸蜡。

（2）眼球在取材时应开窗，即按照切开的水平面相反方向再次水平切开，切取成一个 4mm 厚度、两面均暴露球内组织的眼环组织，这样同样便于眼内组织的充分浸蜡。

（3）在二甲苯中透明时间不宜过长，时间过长容易使组织变脆、变硬，不利于切片。

（4）组织浸蜡要彻底，我们选择三步浸蜡的方法。包埋蜡的熔点要高，使眼球变硬，利于切片。

（5）切片过程中，对于含有肿瘤的眼球应注意肿瘤所在位置，了解其转移的途径，切取到正确的部位。例如视网膜母细胞瘤常穿过筛板经视神经转移，所以切片中应注意视神经乳头、筛板的位置，并且一定要在切片上显示视盘和筛板结构。脉络膜黑色素瘤常常通过巩膜导管转移，故在切片中应见到肿瘤组织即开始留片，并应做连续切片。

要想切好一张眼球病理切片不仅要有很好的操作技术，还要具有一定的眼科解剖知识，并应具有耐心细致的工作态度。对于实验动物眼球标本的制作，包括固定液的选取、梯度脱水的时间、透明试剂的选取及时间、浸蜡的时间都各有特殊的要求。

八、其他眼部组织标本的取材和制作

对于除眼球之外的其他眼科组织病理标本的取材和制作，应结合该部位的解剖特点和临床要求，使病理医生检查时能够看到一个完整的组织断面切片以及对病变大体所见准确的描述。关于取材和制作的要求基本上同常规病理标本制作。谈几点注意事项，供大家参考。

（1）石蜡包埋的组织应包括有病变部位和完整的解剖层次，例如，角膜组织在包埋时应包括上皮细胞层、前弹力层、实质层、后弹力层、内皮细胞层 5 层结构，同时还要选取其病变明显的部位；因其内皮层为单层较薄，容易丢失受损，取材切开时应特别注意，应将角膜内皮面朝上，不要使内皮面受到过多的摩擦。对于皮肤、结膜面肿物，取材包埋时，应注意正确的组织解剖学切面。眼睑由 5 层组织构成，由表及里为皮肤、皮下组织层、肌层、睑板和结膜。因此眼睑病变的取材应垂直于睑缘切开，才能观察到眼睑各层组织的改变。正确选取病变部位有助于对病变做出明确的组织病理学诊断，例如，一些眼眶内肿瘤标本，应选取组织比较实的部位，尽量少选取坏死部位。对于怀疑为恶性肿瘤的病变，应注意切取手术边缘组织活检，便于了解病变范围并确定是否需要再次手术。

（2）若遇到切除恶性肿物时，有时还需要选切病理标本。例如眼睑、结膜恶性或怀疑为恶性的病变，除了做解剖层次的切片外，还应对肿物的边缘进行选切，观察其边缘受侵的情况。包埋切片时，应选取手术切除面，而并非人工取材面进行包埋。

（3）对于眼睑、结膜较小的肿物，玻璃体增殖膜，为防止丢失，可点上伊红等染料作为标志进行石蜡包埋切片。

（4）对于玻璃体切割术后获取的玻璃体切割液，其中有些有形物在液体中漂浮，首先应加入福尔马林加以固定，然后经离心机离心后，提取沉淀物质进行石蜡包埋切片或直接铺片、涂片检查。

第五节　淋巴结活检制作技术

淋巴组织疾病的诊断是外科病理学实践中的难点之一,而制作精良的淋巴组织切片对于正确诊断至关重要。在日常会诊工作中,有时所谓的"疑难"病例往往是因为制片不良而造成的。由于淋巴组织富于细胞而间质较少,因此在制片过程中与其他组织相比有自己的特点。

一、固定

送检新鲜的淋巴结组织应有初检医师剔除周围脂肪组织,切开标本及时固定于新鲜的10％中性福尔马林液中。固定时间取决于取材的大小、取材的厚度、室温的温度,常温下一般以 8～24h 为宜。固定时间短,造成脱水不佳,切片困难,染色效果不理想;固定时间过久,影响免疫组化显色。淋巴结无论大小都要切开固定,因为淋巴结的包膜是较为致密的结缔组织,会阻碍固定液的渗透。

二、脱水

固定好的淋巴结组织,应从低浓度(75％～80％)酒精开始进行脱水,在 95％酒精脱水时间要长一些,大约需 4h,以便将淋巴组织内的水分及少许脂肪彻底脱水;在进入二甲苯之前,要加一步无水乙醇与二甲苯等量混合液处理 30min,效果更佳。

三、浸蜡、包埋

浸蜡最好选用熔点为 56～58℃的石蜡,蜡温设置在 58℃,此时容器里的石蜡是固体蜡与液体蜡的混合液,这样的浸蜡条件为最佳。蜡的熔点过高会导致淋巴组织出现裂隙或导致淋巴结周围组织变硬,而中心组织浸蜡不佳。浸蜡最好分为 3 个步骤,每步骤 1h 即可,然后将浸好蜡的淋巴结组织立即包埋于 58～60℃的石蜡中,包埋时组织不要在空气中暴露过久。

四、切片、染色

切片时要注意以下几点:

(1)石蜡组织快不要冻得太冷,否则切片时易出现碎末。

(2)粗削组织块时,不能削得太厚,否则易使淋巴组织结构碎裂。

(3)切片刀要锋利,切片厚度 3µm 为宜,切片过厚,细胞重叠,染色易脱片,给诊断造成困难。

(4)漂片水温一般设置在 45℃为宜(石蜡熔点减去 15℃),水温过热,组织易散开,结构不完整。

(5)烤片温度一般设置在 68～70℃,HE 染色烤片时间为 10min,免疫组化染色烤片时间为 45min。烤片温度过高影响免疫组化的染色效果。

(6)淋巴结组织需做冷冻切片时,操作温度设置为−20℃。

染色方法详见第六章。

第六节 大体标本制作技术

为了能在单独的一张切片中,可以完全详细地观察整个瘤组织病变及其毗连组织的关系和细微结构,必须制作出完整的显微镜下石蜡切片。制作大块组织石蜡切片往往很困难,特别是在固定、脱水、透明、浸蜡、包埋、切片、染色的整个过程中稍有不慎,则可能得不到完整的、高质量的石蜡切片。采用火棉胶包埋,用火棉胶切片机能得到完整的切片,其缺点是切片太厚,高倍镜下不能观察。若以石蜡包埋,组织受到切片机的限制,达不到目的。现多采用推拉式石蜡切片机切片,则可得到满意的效果。如果切取整叶肺组织制作石蜡切片,就必须采用大型推拉式切片机切片,才能达到满意的效果。本章节主要以整叶肺组织为例,介绍石蜡切片制作技术。

一、固定方法

首先将配制好的 15%中性福尔马林固定液装入具有加压装置的玻璃瓶中,如果没有加压装置,可将固定液放在较高的位置上,接好固定液管,将手术取下新鲜整叶肺标本的支气管与固定液管紧密连接,达到不明显漏液为宜,开始向肺支气管内注入固定液,如有可调速之水泵,可达到 25～30cm15%中性福尔马林固定液柱的稳定压力。如果没有可调水泵,也可以专人监视,不断向加液瓶内加入固定液,人为调至所要求之压力。开始灌注固定时,需要严密注意观察压力,当肺被固定到一定程度时,向外漏液就会减少,所以完全可以人工调节,固定 48h 后即可取下肺标本放入 10%中性福尔马林固定液中。

二、脱水程序

将固定好的整叶肺标本放置在切标本板上,用一块厚玻璃板压在肺标本上面,使之不易移动,用锋利的取标本大刀,平行于取材板切取厚度在 1～1.2cm 的肺整叶组织,选择肿块直径最大的肺整叶组织进入脱水程序。

将整叶肺组织放在适当的容器内(有盖),依次进行脱水、透明、浸蜡程序。75%乙醇脱水 24h;85%乙醇脱水 24h;95%乙醇(Ⅰ)脱水 24h;95%乙醇(Ⅱ)脱水 24h;无水乙醇(Ⅰ)脱水 24h;无水乙醇(Ⅱ)脱水 24h;二甲苯(Ⅰ)透明 12h;二甲苯(Ⅱ)透明 12h;浸蜡 3 次,每次 8h,蜡温在 60℃左右。

三、包埋、切片、染色

包埋时应先将石蜡放在包埋槽内,再放入整叶肺组织,轻轻压住四角,当石蜡凝固后再放入足够的石蜡。蜡块修整后贴于蜡托上,用推拉式大切片机切石蜡切片,厚度在 10～15μm 之间。蜡片置于涂好蛋清甘油的大玻片上,烤片后即用二甲苯脱蜡至水,染色一般采取滴染的方法,苏木精染色时间为 20min,分色、返蓝一定要在显微镜下控制,伊红染色为 10min。脱水、透明一定要慢,然后封固,镜下观察。

第十六章　病理尸检常规技术

第一节　尸体解剖的意义

病理尸体解剖技术是病理学基础之一,是病理学不可分割的一部分。尸体解剖是收集临床诊断及治疗、病理教学、科研资料的重要途径。大量资料的积累,促进了医学的进步与发展。通过尸体解剖可以观察和发现死者各脏器器官、组织的病理变化,找出主要病变,进行分析、判断直接死亡原因。通过尸体解剖可以验证临床对患者诊断的正确与否以及手术情况和治疗效果,发现诊断和治疗上存在的问题,通过临床病理讨论会的形式,实现病理医师和临床医师交流与统一。病理学对疾病的诊断研究从宏观(肉眼观察病变)发展到微观(用光学显微镜、电子显微镜、电子显微切割等观察病变)的过程,充分证实了病理学的发展,是在不断引进新的设备和新的技术方法,例如免疫组织化学、PCR 技术、原为杂交技术、突变检测技术、基因重排技术等,提高了病理诊断和临床治疗的水平,并且不断发展,不断创新。

第二节　病理解剖室的设置和器械准备

一、病理解剖室的设计要求

病理尸体解剖室是医疗、教学、科研的基地,由于尸体解剖,尸体及固定液所挥发的有害气味,影响工作效率及医务人员健康,因此,需要有良好的送排风设施与尸体解剖台配套使用,总的要求空气流通,无异味,无害化排放。

(1)病理解剖室应建在与医院太平间相邻的地方,以利于尸体的提取和存放。

(2)病理解剖室应宽敞明亮,空气流通,送风、排风设备。排风设备为微负压($-15Pa$)以防污染物产生的气溶胶及化学溶液(甲醛)挥发的气味向实验室外扩散,通过送风变频控制新风量维持室内恒定负压。

(3)解剖实验室宜分区设计污染区、缓冲区、半污染区、缓冲区和清洁区,实现室区域隔离。污染区为解剖台工作区,实验室内气流按照梯度负压由清洁区向污染区定向流动,最终由污染区室内四周底部设置的排风口,经过净化处理后确保无害化再向室外排放,排风口末端应设计在解剖室的建筑物楼顶,实现无害化高空释放。

(4)污染区即解剖台工作区应设计为上送下排的通风方式,解剖台正上方为送风口,正下方解剖台为下排风负压解剖台,上送下排形成气流风幕,以保护解剖人员的呼吸区安全,送、排风应设计为自动化连锁控制,风量及风速、风压,温度、湿度均可根据尸体解剖感染程度不同及工作人员要求随意调节。

(5)病理解剖室应安装无影手术灯。

(6)病理解剖室应安装摄像系统与电视、计算机相连接,有利于观摩及教学。

(7)病理解剖室应设有取材台设备及消毒设备。

(8)病理解剖台台面设计要大一些,除了能容纳尸体外,还要留出放置解剖器械和检查脏器的地方。

(9)病理解剖台宜设计升降式,避免操作时不方便。

(10)病理解剖台要选择不锈钢台面,台面应为一次模压成形,不应有隐蔽的焊缝及接缝,减少病毒和细菌滋生藏身的空间,并有利于清洗和消毒。

(11)解剖台应具备自动冲洗及自动消毒功能。

(12)病理解剖台水池下面应配有粉碎机,避免硬组织阻塞下水道。

(13)病理解剖台下面应设有消毒池,根据污水多少,加入一定比例的漂白粉或洗消净消毒后再进入排污处理,对排放气体进行无害化处理。

(14)在标本(废物)处理器(池)上方设置局部排风罩,排风罩设有电动阀门,可随时启停。当不用时,可关闭排风,减少新风负荷,达到节能目的。

(15)设有男女更衣室及带卫生间浴室。

二、病理解剖常用的器械

(1)刀类:解剖刀、截肢刀、肋骨刀、切皮刀、心脏刀、取脑刀和切脑刀。

(2)剪类:钝头、尖头解剖剪、弯头剪、静脉剪、肠剪和肋骨剪。

(3)镊:有齿镊和无齿镊。

(4)钳:弯血管钳、直血管钳和有齿血管钳。

(5)取脑器械:头颅固定器、板锯、弓锯、电动锯、铁锤和骨凿。

(6)金属药膏刀:无菌取材用。

(7)大小探针:检查胆道、输尿管、尿道用。

(8)刻度量杯:称量胃肠道内容物和体腔积液用。

(9)注射器和针头:抽取液体培养用。

(10)量尺:测量尸体身长和测量脏器大小用。

(11)缝合针和线。

(12)电子天平。

(13)尸检头枕。

(14)标本缸、标本池。

第三节　尸检前的准备及注意事项

(1)病理科应在各级领导的重视及临床各科室的支持下,积极开展尸检工作。尸检应遵照有关尸体解剖的法规并经组织批准。病理科在收到手续完备的尸体解剖通知书后,才能进行尸体解剖。尸体解剖申请单由临床医师填写,包括解剖部位、解剖要求、病史摘要和死亡经过等。

（2）病理医师在尸检前必须研究死者的病史，包括临床诊断、治疗情况及死亡情况。并请临床医师在尸检时介绍病情，提出注意事项及要求，以便有目的、有重点地进行检查，尤其应注意与疾病有关部位，以免遗漏。

（3）涉及医疗纠纷或医疗事故的问题，应按照当地卫生行政部门的规定处理。

（4）尸检时除病理科人员外，其他人员未经病理科或医院领导同意，不得进入尸检场所。

第四节　尸体解剖常规检查

（1）尸检医生应根据申请单，核对死者的姓名、性别及其他情况是否相符。如有疑问应查明后再进行尸检。

（2）参加尸检的医务人员，都应态度严肃。尸体要保持清洁，头部及外阴部须用纱布遮盖。参观者必须严守尸检室规则，未经许可，不得随意取用尸检标本。在未得出正式结论前，对尸检所见不得随意外传。

（3）尸检医师及工作人员应戴手套，口罩，帽子，身着隔离衣及橡皮围裙，锯骨时应加戴线手套。尸检过程中应注意个人防护，手套如被刺破要及时更换；皮肤破损应及时行创口清洗消毒处理。操作过程中应注意保持清洁，手套、刀剪、器械及尸体表面有血迹时，应随时洗净。切勿将污水溅起或洒于地面。

（4）尸检所见由病理科技师或指定的工作人员，按剖检者口述填写尸检记录单，必要时摄影、照相，作为书写尸检记录基础。

（5）尸检一般程序按体表、体腔（腹腔、胸腔、心包腔）、各内脏器官（胸腔器官、腹腔器官、盆腔器官）及神经系统顺序进行检查。

（6）必要时采取血液、其他体液、分泌物或器官组织作细菌培养。病毒性脑炎或疑有病毒性脑炎的病例应采取脑组织作病毒分离，但须在死后 3h 内进行剖检，剖检时应从脑部首先剖检。采取细菌培养或病毒分离的标本部位，应先消毒以免污染。须采取电镜标本，按照有关操作进行。

（7）中毒或疑有中毒的病例，或猝死不能明确诊断的病例，必要时应保留足量的胃内容物、粪、尿、血、胃、肝、肾、心或脑组织作毒物分析化学检查。

（8）新生儿剖检，应注意肺曾有否呼吸，发现心、血管畸形时，应将心与肺一并取出，仔细检查心与肺循环的关系。有颅内出血时，检查大脑镰和小脑幕有无撕裂出血。注意检查脐带，必要时做细菌培养。

（9）与手术有关死亡病例的尸检，须有外科医师的到场，其中至少要有一名参加该手术的医师，以便报告病史、手术经过、术后情况、可能存在的问题及提出尸检的要求。

（10）尸检操作程序根据该病例的具体情况而定。尸检切口最好不经手术切口。对创口内外、手术缝合及周围情况应仔细观察，必要时摄影记录。若当时在原位不能弄清需解决的问题，则连同周围组织一并切下，以便仔细剖检。

（11）各脏器检查，先应观察切面情况，勿立即用水冲洗。剖开原则：显露器官最大切面，一般沿长轴剖开；将器官内导管一起切开显露其分布和关系。

（12）若发现脏器有严重结核感染（如肺、肾、肠等）应将整个脏器小心取出，立即放入固定液内，同时用固定液注入脏器的血管或导管内，待整个脏器完全固定后，才可切开检查。

（13）尸检时应尽量少破坏尸体的外形，检查完毕后，应吸取体腔内的血水，凡不需保留的脏器，均应放回体腔内，并以木屑或其他吸水物质填塞，缝合切口。缝合时要尽量注意整复尸体外形。将体表洗净擦干，包裹或穿着妥善后放回尸体箱内。

（14）尸检时发现法定传染病，应在确诊后及时报告上级卫生行政管理部门。尸检时应按传染病隔离消毒常规执行。

（15）尸检时需细菌培养及其他各种检查标本，均附有检查申请单一并送相关科室检查。检查后结果交回病理科，由尸检主检医生粘贴或抄录于该尸检报告中。

（16）尸检完毕后，清洗各种器械及尸检台。器械和隔离衣及时清洗消毒。

（17）尸检完毕后，主检医师应向临床医师做出尸检的简短小结，并在24h内写出大体检查记录，3天内做出初步病理诊断，送交临床科室。

（18）烈性传染病尸检应在指定机构进行。

第五节　尸体解剖体表检查

一、死亡征象检查

（1）确认死者呼吸、心脏停搏，神经系统对刺激无反应。

（2）确认存在尸冷、尸僵和尸斑。尸僵的部位和程度；尸斑的部位、色泽、面积，按压是否退色。

（3）确认角膜混浊及其程度。

（4）尸体是否腐败。

二、体表检查

1.一般检查

性别、年龄（估计），身高、体重（可不测），发育，营养状况等。

2.体表检查

伤痕，畸形，缺陷，出血，分泌物，呕吐物等。

3.皮肤

颜色，水肿，溃疡形成，出血点，淤斑，皮疹，色素痣，肿物，体毛分布状况、文身等。

4.皮下脂肪

脂肪厚度，水肿，出血，静脉曲张等。

三、头颈部检查

（1）头皮的外伤，血肿，出血，肿物，头发等。

（2）眼睑（水肿），角膜（混浊），结膜（苍白、充血、出血等），巩膜（黄染等），瞳孔（形状、大小、双侧是否等大）晶体（白内障等），虹膜等。

（3）鼻腔、外耳道分泌物、流出物的性质等。

（4）口腔，口唇（色泽、畸形），流出物（性质等），牙齿（数目、排列、义齿等）。

（5）腮腺、甲状腺。

（6）颅骨外伤等。

（7）其他异常。

四、胸腹部检查

（1）胸廓：形状（桶状胸、畸形等），是否对称等。

（2）乳房（重点女性）：大小、乳头（有无内陷），乳晕，有无出血、脓肿、囊肿、肿物等，乳头周围皮肤有无橘皮样变，有无切除和手术痕迹等。

（3）腹壁：形状（膨隆等），疝，静脉曲张，手术痕迹等。

（4）背、骶部：尸斑、压疮等。

（5）外生殖器：畸形，分泌物，瘢痕，男性隐睾等。

（6）肛门：粪便（性状等），痔，瘘管等。

（7）肢体：创伤，瘢痕，畸形，静脉曲张，水肿，坏疽等。

（8）全身浅淋巴结：肿大等。

（9）其他异常。

第六节　体腔检查

一、胸、腹壁皮肤切口

根据情况，选择 T 形切口、Y 形切口或 I 形切口切开皮肤。

1. T 形切口

先做连接两侧肩峰的横行弧线形切口，再自弧形切口中至耻骨联合做纵向切口（经脐凹时，由其左缘弯过）。

2. Y 形切口

自两叶前缘起始，沿两侧乳房下缘走行汇合于胸骨-剑突连接处，再由该处至耻骨联合做纵行直线切口（经脐凹时，由其左缘弯过）。适用于女性。

3. I 形切口

切口始于下颌骨内缘中点，止于耻骨联合（经脐凹时，由其左缘弯过）。体腔脏器暴露较充分。

二、腹腔剖检程序及检查要点

（一）剖检程序

（1）切开腹部皮肤、皮下组织和腹壁肌肉，暴露腹膜。

（2）先在上腹部腹膜做一切口，观察有无液体或气体由腹腔内逸出（气腹检查）。

（3）将左手示指和中指自腹膜小切口伸入腹腔并向上方轻提腹膜，一右手持剪沿左手食、中指间纵向剪开腹膜，暴露腹腔。

（二）检查要点

（1）腹腔内有无气体或液体（腹腔积液）。气量和气味；腹腔积液的数量和性状（颜色、清亮、浑浊、血性抑或脓性，是否有絮状物等），必要时取腹腔积液涂片或细菌培养。发现腹腔积血、积脓（腹膜炎）或气腹，应查寻其来源。

（2）腹膜厚度，是否光滑，有无出血点，与脏器有无粘连及部位和范围。

（3）腹膜表面有无肿物及其数量、大小、颜色、形状等。

（4）大网膜是否游离或向某处移位集中，脂肪含量和形状等。

（5）测量两侧膈肌高度。

（6）脏器位置是否异常，脏器之间有无粘连，有无腹内疝或腹股沟疝等。

（7）肝、脾位置、是否肿大及程度，有无破裂；有无副脾。

（8）肝外胆管和门静脉、门动脉。

（9）胃肠道有无胀气、穿孔，回盲部及阑尾情况等。

（10）肠系膜和腹膜后淋巴结是否增大。

（11）大血管有无堵塞（血栓）、破裂等。

（12）其他异常。

三、胸腔剖检程序及检查要点

（一）剖检程序

（1）经过胸壁中线切开皮肤、皮下组织和胸大肌，达胸骨表面。

（2）术者左手上提和外翻其同侧的皮肤、皮下组织和肌肉，手背面向皮肤，再以其右手执刀尽量贴近胸骨和肋骨将肌肉与胸骨和肋骨分离，分离时解剖刀的刃缘与骨面略垂直。术者对面的助手以同样的方法分离同侧胸壁肌肉等软组织。

（3）进行气胸试验。

（4）自第二肋骨起，于左右肋软骨距与肋骨交界 $0.5 \sim 1 cm$ 处，用软骨刀向下离断各条肋软骨。

（5）离断两侧胸锁关节。

（6）将胸骨和与其相连的离断肋软骨提起，离断与其内面相连的软组织。

（7）移去胸骨和与其相连的离断肋软骨，暴露胸腔。

（二）检查要点

（1）气胸试验，分离胸壁软组织后，形成一个凹形袋，并向其中注满清水，于凹形袋底面下的肋间隙处刺破肋间肌和胸膜，若有气泡冒出，提示存在气胸。

（2）胸腔内有无气体或液体（胸腔积液），胸腔积液的数量和性状（颜色、清亮、浑浊、血性抑或脓性，是否有絮状物等），必要时取腹腔积液涂片或细菌培养。发现胸腔积血、积脓（胸膜炎）或气胸，应查寻其来源。

（3）胸膜厚度，是否光滑，有无出血点，与脏器有无粘连及部位和范围。

(4)胸膜表面有无肿物及其数量、大小、颜色、形状等。

(5)胸腺、肺、心脏和大血管等一般外观和位置的关系。

四、心包腔剖检程序及检查要点

(一)剖检程序

在心脏前面自基底部向下"人"字形剪开壁层心包,暴露心脏位置。

(二)检查要点

(1)空气栓塞检查,将剪开的壁层心包提起形成袋状,并向其中注入清水,然后,在水平面以下刺破左心前壁或在左心房前壁剪一小口,观察有无气泡逸出。

(2)心包腔内有无气体或液体及其数量和性状(颜色、清亮、浑浊、血性抑或脓性,是否有絮状物等),必要时取材涂片或细菌培养。

(3)心包厚度,是否光滑,有无出血点,与脏器有无粘连及部位和范围。

(4)心包表面有无肿物及其数量、大小、颜色、形状等。

(5)心脏、血管是否破裂。

(6)肺动脉栓塞检查在离断心脏之前,原位剪开肺动脉主干及其左、右分支(直达肺门),检查其腔内有无血栓栓塞。

(7)其他异常。

五、盆腔剖检程序及检查要点

(一)剖检程序(男)

(1)划开膀胱周围的腹膜,将膀胱、前列腺和尿道后部整体游离。

(2)剥离直肠后方的软组织使直肠游离。

(3)于肛门-直肠联合线之上 2cm 处,用线绳间隔适当距离牢固地进行两道结扎,在该两道结扎线之间将直肠离断,遂将盆腔脏器一并取出待检。

(二)剖检程序(女)

(1)按上述男性尸体操作方法游离膀胱和直肠。

(2)切断子宫的固定韧带,分离圆韧带、阔韧带下缘和输卵管、卵巢周围疏松结缔组织。

(3)于子宫颈以下切断阴道,遂将女性生殖器官一并取出待检。

(三)检查要点

盆腔腹膜与脏器之间有无粘连(纤维素性粘连抑或纤维素性粘连)。

六、颈部剖检程序及检查要点

(一)剖检程序

(1)颈部结构的游离。

(2)垫高颈部,使其充分前突。

(二)T 型切口时

(1)将解剖刀自横切线中部(胸锁关节区域)朝头部方向伸入皮下,分别向左、右两侧剥离颈前皮肤和皮下组织(形成皮瓣)。

(2)将皮瓣上翻,原位检查甲状腺外观。

（3）用较细长的尖刀伸至下颌骨联合处,朝向舌尖直行刺入,割断舌下系带,再紧贴下颌骨左、右内缘分离软组织,达到咽腔最后部分。

（4）左手持镊子固定舌部,并向下拉动,将刀尖伸至硬腭后缘,割断软腭,至此,舌、腭扁桃体和软腭完全游离。

（5）整体游离喉、气管和食管。

（6）左手握住喉部,将舌、腭扁桃体、软腭、喉气管、食管和附着于喉下的甲状腺、甲状旁腺等一并拉出,也可连同胸腔器官一并拉出。

（三）Y 形切口时

从颈部正中切线,向两侧和上方将颈前皮肤和皮下组织剥离;其余步骤与 T 形切口者相同。

七、体腔脏器的取出

（一）各脏器分别取出法

按解剖学系统将各脏器逐一取出,参见下文"八、体腔脏器剖检程序和检查要点。"

（二）全部脏器一次取出法

（1）在完成腹腔、胸腔、盆腔和颈部剖检后,沿脊柱两侧用刀由头端至骶端划割软组织。

（2）离断膈肌,相继钝性分离后腹膜、膀胱、子宫和直肠等周围软组织。

（3）自舌至直肠肛端前将口腔、颈部、胸部、腹腔和盆腔内的全部器官一次性取出。离断直肠肛端前,应先用线结扎直肠。

（4）按解剖学系统将各脏器逐一解离。

（5）腹腔器官较多,其常规解离、取出的程序依次是:①脾;②肠和肠系膜;③胆囊;④胃和十二指肠;⑤胰;⑥肾上腺;⑦肾;⑧盆腔内器官。

八、体腔脏器剖检程序和检查要点

（一）胸腺

1.剖检程序

剖开胸腔后便在上纵隔前部发现胸腺,随即于原位剥离取出。

2.检查要点

胸腺的脂肪化程度、体腔和质量,有无结节、囊肿和肿瘤等。

（二）心脏

1.剖检程序

（1）左手托起心脏,右手持剪相继切断。

（2）上、下腔静脉进入右心房处。

（3）肺动、静脉(距肺动脉瓣约 2cm 处)。

（4）主动脉(距主动脉瓣约 5cm 处),遂将心脏取出(若有心血管畸形,则应将心脏连肺一并取出)。

2.右心剖检程序

（1）沿上下腔静脉断口连线剪(切)开,暴露右心房(如欲避免破坏窦房结,从下腔静脉向上,剖至房室间沟上 1cm 处,朝向右心耳剪开,保持上腔静脉口完整,上腔静脉至少要保留

1cm)。

(2)自上、下腔静脉断口连线中点起,沿右心室外缘(心锐缘)朝向心尖剪(切)开右心室,暴露三尖瓣(用手指检查肺动脉有无血栓或狭窄)。

(3)自心尖沿心室中隔朝向(与室中隔平行距离1cm)剪(切)开右心室前壁,暴露和检查肺动脉瓣。剖开有瓣膜病变的心脏时,应注意避免破坏有病变的瓣膜。

3.左心剖检程序

(1)将左心房的4个肺静脉断口呈"工"字形或"H"形剪(切)开,暴露左心房(以手指检查二尖瓣是否狭窄)。

(2)沿左心室外缘(心钝缘)朝向心尖剪开左心室,暴露二尖瓣。

(3)自心尖朝向主动脉口(与室中隔平行距离1cm)剪开左心室前壁,暴露和检查主动脉瓣。

(4)继续向上剪开主动脉(避开肺动脉)。剖开有瓣膜病变的心脏时,应注意避免破坏有病变的瓣膜。

4.检查要点

(1)心外膜是否光滑、有无渗出物附着或粘连;脂肪层厚度、浸润心肌厚度;心脏的大小(正常时如死者右拳大),质量(正常成人:男性250~270g,女性240~260g),形状(是否成靴形、梨形、球形等);心尖形状(圆钝、扩张等)。

(2)心腔有无扩张或相对缩小(向心性肥大),心内膜的厚度、色泽、是否光滑、有无破溃和血栓形成等,梳状肌、肉柱情况,有无心室壁瘤形成。

(3)各组瓣膜,瓣叶数目、厚度、色泽、有无缺损、纤维化、粘连、缩短、钙化和赘生物,有无畸形、瓣膜联合处融合、瓣膜口狭窄或瓣膜关闭不全,瓣膜口周径(正常人:三尖瓣口11~12cm、肺动脉瓣口8.5cm、二尖瓣口10.4cm、主动脉瓣7.7cm),腱索是否增粗、缩短、消失、伸长、融合等,乳头肌数目、瘢痕、肥大、伸长等。

(4)心壁,房、室间隔畸形;左、右心房壁和心室壁的厚度(正常成人:左、右心房壁0.1~0.2cm,右心房壁0.3~0.4cm,左心室壁0.9~1.0cm,心室壁厚度不包括乳头肌),肺动脉瓣游离以下2~2.5cm(动脉圆锥前壁)处右心室肌壁厚度(慢性肺源性心脏病时测量,正常成人参考值:厚3~4mm)心肌的色泽、纹理、质地(硬度)有无出血、坏死,瘢痕、断裂等。

(5)动脉导管是否闭塞。

(6)冠状动脉有无迂曲,管腔有无狭窄、闭塞、粥样硬化斑块、出血、血栓。

(7)其他异常。

(三)冠状动脉

剖检程序

(1)一般于心脏固定后进行。

(2)沿左右冠状动脉各主支走行,间隔为2~3cm,多个横切面(与动脉垂直)。

(四)主动脉

1.剖检程序

在胸、腹腔脏器取出后,主动脉、主动脉腔留于原位进行剖检。自主动脉根部的离断端沿前壁下行剪开主动脉及其主要分支达髂动脉处。

2.检查要点

(1)管径,有无狭窄或扩张(正常成人:心脏上部 7.4cm,胸腔部 4.5～4.6cm,腹腔部分 3.5～4.5cm),有无动脉瘤或夹层动脉瘤形成等。

(2)内膜有无粥样硬化病变(脂纹、斑块、斑块破溃、血栓形成等)。

(3)管壁厚度(增厚或变薄)。

(五)腔静脉

1.剖检程序

胸、腹腔脏器取出后,腔静脉遗留于原位进行剖检。上腔静脉自其下断端沿前壁上行剪开,下腔静脉自髂静脉沿前壁上行剪开。

2.检查要点

观察管腔是否扩张,内膜是否光滑,管腔内有无血栓形成等。

(六)胸导管

1.剖检程序

胸、腹腔脏器取出后,胸导管遗留于原位进行剖检。自下而上剪开前壁。

2.检查要点

观察其内容物性状和管壁情况。

九、喉和气管剖检程序及检查要点

1.剖检程序

(1)先将食管和气管剥离,暴露气管后壁的软骨环膜部。

(2)剪断喉部底后软组织,暴露喉腔。

(3)继续沿气管后壁软骨环膜部自下而上地剪开气管、主气管及其较大分支(达于第三级支气管)。

2.检查要点

会厌、声带、喉室和气管、支气管黏膜有无充血、水肿、出血、糜烂、溃疡、分泌物和肿物等,支气管腔有无狭窄和异物等。

十、甲状腺和甲状旁腺剖检程序及检查要点

1.剖检程序

(1)将甲状腺由喉下部和气管上部剥离。

(2)必要时,在甲状腺周围的脂肪组织中仔细寻找甲状旁腺。

(3)以与甲状腺长径垂直的方向,间隔 2～5mm 平行切开甲状腺,勿将底面切断(保留腺体完整性)。

2.检查要点

(1)甲状腺体积[正常成人:(1.5～2.5)cm×(3～4)cm×(5～7)cm],质量 30～70g,形状、色泽、质地,切面上胶质含量,有无结节、囊肿、出血、坏死、瘢痕和肿物等。

(2)甲状腺(必要时检查)数目,各自的大小(正常成人:每个 30～50mg)、色泽和质地,有无结节和肿物。

十一、肺剖检程序及检查要点

1.剖检程序

(1)使气管与食管等周围组织分离,确认左、右肺处于游离状态(肺与壁层胸膜粘连时,须用手进行钝性剥离)。

(2)将气管和肺一并拉出胸腔(连同或不连同舌,喉和心脏),在膈肌上方割断食管和胸主动脉等,遂将气管和两侧肺整体取出。

(3)也可将肺拉出胸腔后,割断其左、右主支气管和肺动脉分支,从而将两侧肺分别取出。

(4)肺的切开,用脏器刀从肺叶的外侧凸缘、沿其长轴并对准肺方向,由刀根部开始用力下拉刀刃,做出一个肺叶的最大切面,遂将肺内各支气管剪开。

2.检查要点

(1)肺表面胸膜是否光滑,厚度,渗出物,粘连等。

(2)肺的体积、质量(正常成人:左肺 325～480g,右肺 360～570g)、颜色、弹性、质地等,有无肺气泡,肺萎缩、肺水肿、实变区和肿物等。

(3)肺切面情况,轻压肺组织有无含气泡的血性液体流出及其程度,有无实性病灶、钙化灶、纤维等,以刀刃轻刮肺切面有无颗粒状物留置在刀刃上。

(4)肺门、气管和支气管旁有无肿大淋巴结。

(5)肺动脉及其各级分支有无血栓形成、栓塞等,肺动脉周径(正常成人:8cm)。

(6)支气管管腔内有无分泌物、异物、阻塞、扩张等;管壁厚度、有无肿物等。

十二、舌

黏膜有无糜烂、溃疡和出血,舌体是否增大、有无肿物等。

十三、食管剖检程序及检查要点

1.剖检程序

(1)在食管尚与气管相连状态下,沿食管后壁自下而上剪开。

(2)将食管前壁与气管后壁剥离。

2.检查要点

(1)长度(环状软骨至贲门,正常成人:26cm)。

(2)黏膜有无糜烂、溃疡、出血等。

(3)食管下段静脉丛有无曲张及其程度。

(4)管腔有无狭窄、扩张。

(5)管壁有无肿物。

十四、胃、十二指肠剖检程序及检查要点

1.剖检程序

(1)先进行排胆试验:在保持肝、胆、胰、胃和十二指肠等固有比邻关系情况下,在解离胃和十二指肠以前进行。先由十二指肠下部前壁正中处剪开,向上相继割开十二指肠降部和上部暴露十二指肠乳头,手压胆囊即有胆汁流出时,是为排胆试验阳性,直接证明肝外胆道通畅。也可根据十二指肠内容物是否呈现胆汁着色推断胆道通畅情况。

（2）完成排胆试验后，将与胃相连的大网膜和小网膜割断，以示指伸入幽门环探查（有无狭窄、溃疡、肿物等），进而继续由幽门沿胃大弯上行将胃剪开达于贲门。

（3）分别于贲门部和 Treitz 韧带处割断胃与食管和十二指肠与空肠的联系，从而将胃和十二指肠一并解离。

（4）对于胃与食管连接处的病变，应将胃和食管一并取出。

2.检查要点

（1）形状有无扩张、革囊胃或畸形等。

（2）胃底至大弯下端的长度（正常成人 25～30cm）。大、小弯长度；十二指肠的长度正常 30cm。

（3）胃浆膜面。

（4）内容物含量和性状，必要时取样进行毒物检测。

（5）胃黏膜皱襞走行、萎缩（分布、程度）、肥大等，厚度、弹性，有无充血、水肿、出血，有无糜烂、溃疡和瘢痕及其与比邻结构的关系、穿孔、肿物（大小、形状、颜色、质地，与周围组织的关系等）；十二指肠溃疡和瘢痕及其比邻结构（肝、胆、胰、网膜等）的关系；胆道是否通畅。

（6）胃大、小弯处有无肿大淋巴结。

（7）其他异常。

十五、肠和肠系膜剖检程序及检查要点

1.剖检程序

（1）将横结肠和大网膜提起，用两把肠钳（或用两段线绳）夹紧（或紧扎）Treitz 韧带处（即十二指肠与空肠交接处）的肠管，再由该两把肠钳（或用两段线绳）之间断肠管。

（2）术者以其左手从空肠断端提起（或由助手提起）肠管，用右手持长刃刀（如操小提琴弓样）拉锯式地沿近肠系膜附着处游离小肠。

（3）由回盲部起，分离大肠与腹膜后软组织的联系，达于乙状结肠与直肠交接处以上 4～5cm 处，用双线将该处紧扎并在双扎线之间割断肠管，遂将空肠至结肠整段解离。

（4）直肠仍留于原位，待与盆腔脏器一并取出。

（5）将游离肠管置于水槽中，用肠剪沿肠系膜附着线剪开小肠，沿游离结肠带或肠系膜对侧线剪开结肠，检查肠内容物的性（必要时采取肠内容物进行生物病原学检查或毒物检查），然后，以流水轻轻冲去肠内容物。

（6）阑尾，多面平行横断，近盲端处应予纵切，也可全长纵行剖开。

（7）肠系膜，于根部切断其与后腹壁的连接。

2.检查要点

（1）长度（正常成人：小肠 550～650cm，大肠 150～170cm）。

（2）浆膜面情况。

（3）肠腔有无扩张、收缩、狭窄、阻塞、寄生虫、结石、其他异物、肿物等，内容物的量和性状。

（4）黏膜有无充血、水肿、出血、糜烂、溃疡、淋巴小结增大、息肉、肿物等，皱襞情况，痔核（直肠下部）。

（5）肠壁厚度硬度（弹性）：有无扭转、套叠、坏疽、穿孔、瘘管等。

(6)阑尾长度、直径:有无炎症、结石(粪石)、穿孔、肿物(注意盲端)等。

(7)肠系膜淋巴结是否增大(质地、粘连、融合等),血管情况等。

(8)其他异常。

十六、脾剖检程序及检查要点

1.剖检程序

(1)剪开大网膜,暴露小网膜囊,检查位于胰体、尾上缘向脾门走行的脾动脉和脾静脉。

(2)左手提脾,右手割断脾门处的血管,将脾摘下。

(3)将脾的膈面(凸面)向上,用脏器刀(长刃刀)沿膈面长轴、自膈面对准脾门方向,做出一个最大切面,然后再做3～4个平行切面。

(4)在局部探查有无副脾。

2.检查要点

(1)体积[正常成人:(3～4)cm×(8～9)cm×(12～14)cm]、质量(正常成人:140～180g)、色泽、质地(正常时较柔软,是否硬、脆、柔韧感)等。

(2)包膜是否光滑、褶皱、破裂,附着物,厚度等。

(3)切面色泽,是否可见脾小结(密度、大小等),有无淤血、出血、烟叶样小结、梗死、瘢痕、结节和肿物,用刀轻刮是否有脾髓剥落(正常时不剥落)。

(4)副脾数目,体积,位置等。

(5)其他异常。

十七、肝和胆囊剖检程序及检查要点

1.剖检程序

(1)在原位完成排胆试验、胆总管和门静脉等检查后割断肝蒂(即肝十二指肠韧带和位于其中的胆总管、门静脉和肝静脉)。

(2)割断肝镰状韧带、三角韧带和肝静脉与下腔静脉的接合处,遂将肝摘下。

(3)将肝的膈面向上,用脏器刀(长阔刀)沿肝的左右长径、自膈面对准肝门方向,做出第一切面,然后再做若干平行切面(间隔1.5cm)。

(4)胆囊,先用镊子夹起胆囊。将其与肝膈面剥离。

2.检查要点

(1)体积(正常成人:左右径25～30 cm、前后径19～21cm、厚6～9cm)、质量(正常成人1300～1500g),形状、色泽(淤胆等)、质地、边缘(钝圆、锐利)等。

(2)表面:包膜是否光滑、增厚、皱缩、紧张、破裂,有无渗出物、粘连、隆起、结节(数目、大小、色泽等)。

(3)切面(沿与肝检材长径一致的方向间隔1～2cm做数个平行切面)有无慢性淤血(槟榔肝)、脂肪肝、纤维化、假小叶、囊肿、脓肿、结节(数目、大小、密度、分布、颜色等)、肿物及其卫星结节、出血、坏死或梗死、囊肿,血管和胆管情况等。

(4)肝门:胆总管、肝总管、门静脉、肝动脉、淋巴结等。

(5)肝静脉(肝外):管腔内有无瘤栓或血栓形成。

(6)其他异常。

(7)胆囊表面情况;体积,形状,囊壁厚度、硬度(弹性);胆汁量和性状;有无结石、寄生虫;黏膜是否光滑、有无渗出物和肿物等;胆囊情况等。

十八、胰腺剖检程序及检查要点

1.剖检程序

(1)先将胰腺与十二指肠分离,再分离其周围组织.取出胰腺做若干横切面,或是由胰头至胰尾做一纵切面;在切面上,向胰管内插入探针,并沿探针切开胰管。

(2)必要时,可在胰腺原位情况下,于胰头处做一横切面,找到胰管断面并将其剪开(可先向其中插入探针,再行剖开),直至十二指肠乳头处,检查胰管与胆囊管汇合处(肝胰壶腹)。

2.检查要点

(1)胰腺体积(正常成人:3.8cm×4.5cm×18cm)、质量(正常成人:140～180g)、色泽、质地、硬度等。

(2)胰固有无出血、大网膜脂肪坏死(钙皂沉着)等。

(3)胰管,内容物,管壁情况,有无扩张、结石、肿物等。

(4)切面,小叶情况,有无肿物、出血、结缔组织增生等,脾静脉(走行于胰体、尾状缘)内有无血栓形成。

(5)其他异常。

十九、肾上腺剖检程序及检查要点

1.剖检程序

(1)应在腹腔内原位情况下,未行肝、肾检查之前取出肾上腺。

(2)剪开左侧腰部腹膜,分开左肾上极周围的脂肪组织,细心解离左肾上腺。

(3)将肝向左上方推起,在右肾上极与肝之间细心暴露和解离右肾上腺。与肾上腺长轴垂直做数个横切面。

2.检查要点

(1)肾上腺的体积、质量(正常成人:两侧共重7.6～8.4g),形状(正常:左呈半月形,右呈三角形或椭圆形)等。

(2)切面:皮质、髓质的厚度、颜色(正常时,皮质呈黄褐色、髓质呈灰红色),皮、髓质分界是否清楚,有无出血、结节、肿瘤等。

(3)其他异常。

二十、肾和输尿管剖检程序及检查要点

1.剖检程序

(1)钝性分离双侧肾周脂肪囊,然后即可分别将左、右肾提起。

(2)左手握肾(肾门朝下),将肾门的血管和输尿管夹于示指与中指之间,右手持刀从肾外缘朝向肾门等份地切开肾脏,暴露皮质、髓质、肾盂和输尿管上端开口。

(3)剥离肾包膜。

(4)保持两侧肾和输尿管与膀胱的解剖学联系;或是剪断输尿管上端,使肾游离。

2.检查要点

(1)体积[正常成人：每个(3～4)cm×(5～6)cm×(11～12)cm]，质量(正常成人：每个120～140g)，色泽，质地等。

(2)表面是否光滑，包膜厚度、是否容易剥离。

(3)切面，皮、髓质的分界是否清楚，皮质、髓质的厚度、色泽、纹理，有无瘢痕、干酪样坏死、梗死、空洞、囊肿、肿物等。

(4)肾盂有无结石、扩张、积水、炎症渗出物(积脓)、肿物等，黏膜情况(充血、出血等)。

(5)肾动脉有无狭窄、粥样硬化、血栓形成、栓塞等。

(6)肾静脉有无血栓、瘤栓形成等。

(7)其他异常。

(8)输尿管的检查：有无狭窄、扩张、积脓、积水、结石、肿物等。

二十一、膀胱和尿道剖检程序及检查要点

1.剖检程序

(1)分离方法参见上文"五、盆腔剖检程序及检查要点"。

(2)由膀胱顶部朝尿道方向剪开膀胱前壁。

2.检查要点

(1)膀胱腔：尿液的量和性状，有无扩张、结石等。

(2)膀胱壁的厚度。

(3)膀胱黏膜：有无充血、出血、渗出物、溃疡、肿物等，皱襞情况(有无梁状膀胱)。

(4)尿道：有无狭窄、肿物等。

(5)其他异常。

二十二、睾丸、附睾和输精管剖检程序及检查要点

1.剖检程序

(1)先用示指扩大两侧腹股沟管内口。

(2)一只手经阴囊皮肤向上推挤睾丸和附睾，另一只手在盆腔内用适力向上牵引精管，将睾丸和附睾自阴囊拉出。

(3)割断睾丸与阴囊间的引带，将睾丸和附睾游离。

(4)剪开鞘膜腔。

(5)纵行剖开睾丸和附睾。

2.检查要点(用镊子上提细精管)

(1)鞘膜腔是否积液。

(2)睾丸：体积[正常发育期 1.6cm×2cm×3cm，成人(2～2.7)cm×(2.5～3.5)cm×(4～5)cm]，质量[正常成人(含附睾)20～27g]，形状、硬度，双侧是否对称，有无萎缩、梗死、肿物等，曲细精管是否可用镊子提起。

(3)附睾：有无小囊、坏死(干酪样坏死)、增大、肿物等。

(4)输精管：管壁和内容物情况，管周蔓状静脉丛内有无血栓和寄生虫等。

(5)其他异常。

二十三、前列腺剖检程序及检查要点

1.剖检程序

(1)分离方法参见上文"五、盆腔剖检程序及检查要点"。

(2)于原位,做多个矢状切面(间隔约 5mm)。

2.检查要点

(1)体积[正常成人:(1.4～2.3)cm×(2.3～3.4)cm×(3.2～4.7)cm]是否增大。

(2)质量(正常成人:51～60 岁 20g,70～80 岁 30～40g)。

(3)有无结节、肿物,是否压迫尿道等。

(4)其他异常。

二十四、子宫、输卵管和卵巢剖检程序及检查要点

1.剖检程序

(1)分离方法参见上文"盆腔检查"。

(2)将子宫与直肠和膀胱分离;从子宫颈朝向子宫底剪开子宫前壁,再分别朝向左、右子宫角成 Y 形剪开子宫底部;必要时在子宫后壁做数个平行的纵切面。

(3)输卵管:自伞端至子宫角做数个横断面(勿完全离断)。

(4)卵巢:从凸面朝向门部做一纵行切面。

2.检查要点

(1)子宫位置、形状、大小[正常:少女(1.8～2.7)cm×(3.4～4.5)cm×(7.8～8.1)cm 妊娠后(3.2～3.6)cm×(5.4～6.1)cm×(8.7～9.4)cm]、质量(正常:少女 33～40 g,妊娠后 102～117g)、硬度。

(2)子宫内膜:厚度,妊娠现象,有无出血、坏死、息肉、肿物等。

(3)子宫肌壁:厚度(均匀性、局灶性),有无出血、肿物等。

(4)子宫颈:大小[正常少女:(1.6～2)cm×2.5cm×(2.9～3.4cm)],外口形状,前、后唇黏膜情况(糜烂、溃疡、渗出或分泌物、囊肿、息肉、肿物等),子宫颈管。

(5)输卵管长度、直径。

(6)输卵管伞端情况。

(7)输卵管浆膜和黏膜面,有无炎症渗出物、粘连、出血、肿物等。

(8)输卵管腔,有无扩张、积水、积脓、出血、妊娠现象等。

(9)卵巢大小、形状,有无出血、囊肿、肿瘤。

第七节　头颅、脑、脊髓、脊柱、椎体和骨髓检查

一、剖检程序

(1)头颅、脑和脊髓的剖检可在体腔脏器一般性检查和取出后进行。

(2)尸体仰面,头部置于木枕上。

（3）切开头皮切线：由一侧耳后近于耳上极（乳突）起始，横跨头顶达于对侧耳后近于耳上极（乳突）处切开头皮（深至骨膜）。将切开的头皮分别向前、后翻转向前翻至眉上约 1 cm 处，向后翻至枕外隆凸处。

（4）锯开颅骨（先划锯线）。

前锯线：由前额中心（距眉弓 1～2cm）开始，分别向左、右侧延至乳突处。

后锯线：分别由左、右乳突处起始，斜上延至枕外隆凸。

（5）脑的取出锯开颅骨后，剪开硬脑膜、大脑镰和小脑天幕离断脑神经根，将截断刀从枕骨大孔前侧插入孔内。尽量深入椎管，斜行离断脊髓（获取尽量多的颈部脊髓），脑被游离、取出。继而由蝶鞍中取出垂体。将锯下的颅骨复置原位，细心缝合切开的头皮。

二、脑的固定

（1）于大脑胼胝体内侧切开两个侧脑室。

（2）在基底动脉环下方，穿入线绳。

（3）将脑底向上置于盛有 10％中性福尔马林液（约 10 倍于脑体积）的固定容器内，将脑悬吊于容器内，固定 7～10 天。

三、脑的切开

（1）经四叠体上缘和两侧大脑脚上方斜向切断中脑，将脑干和小脑与大脑分离，再将小脑与脑干分离。

（2）大脑的常规切开，将额叶朝上置于垫板（或台面）上，自额叶至枕叶每间隔约 1cm 平行切成数个额状断面，并将每片大脑断面顺序地平放于板（台）面上进行检查。

（3）大脑的非常规切开（举例）。

①对于脑底血管或炎性病变的病例，可在大脑做一个或多个水平切面；

②对于脑中线发生肿瘤的病例，应经大脑中线处做矢状切面，将大脑等分为左、右半球，再分别做额状和水平切面；

③对于脑膜炎、脑室扩张的病例，可经大脑额极和枕极的连线稍高处，做水平切面检查。

（4）经小脑蚓部做水平切面或矢状切面，检查小脑实质和第四脑室。

（5）分别沿丘脑（平上丘脑或下丘脑）、脑桥（平面神经丘）、延髓（平橄榄核中部做横切面）；疑有脑干出血者，应间隔 0.5cm 做连续切面。

四、脊髓剖检（非常规项目，必要时进行）

（1）尸体卧姿，自枕骨隆突起沿棘突至骶骨切开背部皮肤。

（2）剥离脊椎周围的软组织后，锯开并移去脊柱双侧的椎弓（第一颈椎应保持完整），暴露硬脊膜。

（3）剪断硬脊膜外的脊神经，切断马尾。

（4）将颈脊髓从椎沟内分离，全段脊髓及外被的硬脊膜一并取出。脊髓经 10％中性福尔马林液固定 7 天后，做若干横切面。

五、脊柱、椎体和骨髓剖检

（1）非常规检查项目。

根据尸检病例的特殊需要进行本项剖检。

(2)脊柱检查由上而下进行：注意有无畸形、骨折、炎症、肿物；椎间盘有无脱出。

(3)骨髓检查常规取腰椎椎体一片，也可取髂骨、胸骨作为检材。

六、检查要点

(1)头皮和皮下有无糜烂、出血外伤等。

(2)颅骨的完整性(有无骨折、缺损)，有无畸形等。

(3)硬脑膜的紧张度，静脉腔内有无血栓形成、炎症等，硬脑膜下有无渗出物、血肿。

(4)剪开下矢状窦、侧窦(有无血栓等)；化脓性中耳炎时，凿开颞骨岩部(检查中耳内有无脓液)。

(5)蛛网膜下隙有无出血、渗出物(色泽、性状、分布特点)；脑脊液含量、性状(清亮、混浊、脓性、血性等)。

(6)软脑膜的厚度，光泽，有无充血，血管中有无气泡(空气栓塞)。

(7)脑底动脉环的管径(有无动脉瘤形成)，内膜有无粥样硬化、血栓形成，管壁完整性(有无破裂)、厚度(增厚或变薄)，有无畸形。

(8)脑的体积，质量[正常成人(含蛛网膜和软脑膜)：男性 1300～1500g，女性 1100～1300g]，脑回宽度，脑沟宽度和深度，实质的硬度，有无软化区域。

(9)脑的双侧是否对称，有无脑疝(扣带回、海马沟回和小脑扁桃体处有无压迹)。

(10)各对脑神经的情况。

(11)脑实质切面的检查。

①一般应在固定 5～7 天后进行；

②皮质和髓质的厚度、色泽、两者的界限是否清楚；

③有无梗死(软化)灶、出血灶、脓肿、干酪样坏死灶(结核球)、瘢痕、囊肿、肿物(部位、大小、色泽、形状等)；

④各脑室是否扩张，脉络丛是否正常。

(12)垂体的体积、色泽、质地，有无出血、瘢痕、结节、囊肿、肿物等。

(13)小脑和第四脑室有无小脑扁桃体疝；小脑切面有无出血、肿物有无扩张。

(14)脑干有无梗死(软化)灶、出血灶、瘢痕、囊肿、肿物(部位、大小、色泽、形状)等。

(15)其他异常。

第八节 死胎和新生儿尸检注意要点

死胎和新生儿的尸检基本上与成人尸检相同，但应注意以下诸点。

一、估计胎龄

(1)1～5 个月胎儿的月龄=胎儿身长。

(2)6～10 个月胎儿的月龄=身长。

(3)胎儿发育期的参考标准见表 16-1。

表 16-1 胎儿发育期的参考标准

指标	流产	早产		足月产	过期产
		存活前期	存活期		
胎龄(周)	<22	22～29	29～38	39～42	>42
身长(cm)	<28	28～34	35～46	47～54	>54
体重(g)	<400	400～999	1000～2499	2500～4500	>4500

二、估计死亡时间

胎儿浸软(皮肤表皮与真皮分离)时提示胎死已久。

三、发育畸形

唇腭裂,闭肛,脊柱裂,脑积水,心血管畸形(先天性心脏病),胆总管闭锁,指趾畸形等。

四、检查脐带和胎盘

(1)脐带长度:是否过长、绕颈等;正常 50cm 左右。

(2)脐带断端:炎症(化脓,须做细菌培养),色泽(出生后 2～3 天后色黑、干枯)。其他异常。

(3)胎盘:早期剥离,发育异常。

五、黄疸

常见原因为胆总管闭锁、新生儿溶血病等。

六、产伤

胎头(皮下)水肿、头颅(颅骨与骨膜间)血肿、颅内出血(尤其注意大脑镰、小脑幕撕裂)。

七、淤点性出血

多见于胸膜、心包、胸腺、脑膜、脑组织等:提示窒息、缺氧。

八、肺充气试验

切取小块肺组织(或结扎了气管的全肺)置于水中,若下沉为阳性,说明肺未曾呼吸过。

九、相关疾病

维生素 D 缺乏症(佝偻病)、先天性梅毒、新生儿破伤风、新生儿败血症等发生于胎儿期、新生儿期的疾病。

十、开颅法

(1)首先检查颅骨骨缝和囟门的大小。

(2)自距冠状缝中线的中点左、右侧各约 1cm 处。

①向前剪开额骨 3～4cm;

②向后剪开顶后端并延续剪开顶、枕骨之间的人字缝(依此法以免破坏硬脑膜内的矢状窦)。

(3)将已经剪开的额骨、顶和枕骨外翻,检查大脑镰、小脑幕和大脑血管等。

(4)剪开小脑幕,使小脑、脑桥和延髓游离,将脑取出。

第九节 其他特殊检查

一、毒物检测

(1)根据推测的可能性毒物、采集足够量的多种有关样本(分泌物、排出物、组织等,包括胃内容物、心血、尿液、粪便、肝组织、脑组织等)。

(2)须用清洁的玻璃、陶瓷性容器置放样本(不可用金属容器),妥善封装,贴牢标签并如实注明尸检号、死者姓名、样本名称、采集时间、检测要求等。

(3)填写有关检测的申请表格,连同样本移送毒物检测部门。

(4)检测结果报告应贴附于有关尸检档案资料中。

二、微生物学检测

(1)死后尽早采集样本,一般在 6h 内(夏季应在 3h 内)。

(2)根据推测的可能性病原体,进行细菌培养或病毒分离。用于分离病毒的样本,应多处切取组织(肺、肝、肾等)。样本不小于 $2cm \times 1cm \times 1cm$,无菌冷藏,立即送检。

(3)样本包括脓液、脑脊液、胸腔积液、腹腔积液、心包积液、心血、骨髓、肠内容物和肺、肝、肾等有关组织。

(4)须用经严格消毒的无菌试管放置样本,妥善封装,贴牢标签并如实注明尸检号、死者姓名、样本名称、采集时间、检测要求等。

(5)检测结果报告应贴附于有关尸检档案资料中。

三、寄生虫学检测

(1)根据推测的可能性病原体,采集检测样本,通常包括心血骨髓、肝、脾、肠内容物、肠壁组织等。

(2)将检测样本妥善封装,贴牢标签并如实注明尸检号、死者姓名、样品名称、采集时间、检测要求等。

(3)检测结果报告应贴附于有关尸检档案资料中。

第十节 尸检的肉眼观察印象

一、尸检的肉眼观察印象

主持尸检的专业人员结束尸检操作、对肉眼检查所见进行综合分析后,提出的关于死者死因的初步印象,不是死因分析的依据。关于死者死因的分析,以最终提交的正式尸检报告为准。根据各例尸检的实际情况,有可能无法提出或是延迟提出尸检的肉眼观察印象。

二、病理剖检的肉眼观察印象

一般包括关于死者生前所患的主要疾病、并发症和伴随疾病,以及各种疾病的相互关系、死亡原因等。

第十一节　尸检标本的常规取材

(1)心脏左、右心各1块,每块各应包括心房、心瓣膜(左房室瓣或右房室瓣)和心室;必要时,左心室近心尖处1块,左冠状动脉前降支、窦房结和房室结各1块;心脏病变处酌情适量取材。

(2)主动脉升主动脉(距主动脉瓣约55cm处)1块。

(3)气管1块。

(4)肺各肺叶1块,或左、右下叶各1块;肺门(含肺门淋巴结)1块。

(5)消化管食管、胃体、胃窦、十二指肠壶腹部、空肠、阑尾、回盲部、乙状结肠、直肠等,各1块。

(6)肝左、右叶各取1块。

(7)胰腺1块,或头、体、尾各1块。

(8)脾1块(包括包膜、白髓、红髓)。

(9)肾左、右各1块(每块包括皮质、髓质的椎体和肾柱)。

(10)肾上腺左、右侧各1块(包括包膜、皮质、髓质)。

(11)脑非脑病变的病例:取顶叶(包括前后中央回)、基底核(包括豆状核、尾状核丘脑,内囊)、小脑叶各1块;明显局限性病变的病例,在病变处、病变与毗邻脑组织交界处取材;弥漫性病变病例,取额叶,顶叶、枕叶、基底核、海马旁回、中脑、脑桥、延髓、小脑,颈髓各1块。

(12)其他睾丸和卵巢各取1块,垂体、脾脏、甲状腺、子宫颈、子宫内膜各取1块,胸腺、胆囊、膀胱、输尿管、前列腺、睾丸、子宫(包括子宫颈、子宫内膜、子宫肌壁),输卵管,卵巢、甲状腺、垂体、骨髓、椎骨等,视需要各取1块。

第十七章 电子显微镜技术

电子显微镜的出现为认识组织细胞的微细结构开辟了极其广阔的前景。在生物医学领域中,使用电镜研究生物组织的超微结构,使人们对于机体的生理功能和疾病发生发展规律的认识,达到一个新的水平。电子显微镜技术已成为科学研究和临床疾病诊断的重要工具。在肿瘤病理诊断上电镜发挥着特殊的功能,通过观察肿瘤细胞的超微结构,有助于识别肿瘤的组织类型及细胞质中的细胞器与分泌颗粒的结构、数量及分布等情况,对于肿瘤的鉴别诊断有着重要的意义。

生物医学领域使用的电子显微镜,发展最早和应用最广泛的是透射电镜,其成像需要有一定强度的电子束透过样品。由于电子射线的穿透能力很低,普通光学显微镜观察用的样品厚度为 2.5μm,电子射线不能穿透,即使能穿透,细胞的微细结构势必互相重叠而无法观察其真相。因此必须设法将生物标本制成超薄切片,其厚度不超过 100nm,一般要求切片的厚度在 70nm 左右,称为超薄切片。制作超薄切片的方法称为超薄切片法。1939 年 Ardenne 建立了超薄切片技术,此后经过 Fullam、Pease、Bkor (1948)、Newman、Brysko 以及 Swerdlow(1949)等人的多次研究和实验,逐渐建立起现代超薄切片技术的基础。直至 1953 年瑞典人Sjostrand 制成了较完善的超薄切片机后,此项技术才获得了令人鼓舞的成就。此后的几十年中发展迅速,无论是超薄切片机的研制,或是在超薄切片的制备技术方面,都有了比较系统的发展且日趋完善。最近几年更有较大的进展。超薄切片技术是为透射电镜的观察提供极薄切片的专门技术,是生物医学电镜技术中的关键,大部分生物标本都是以超薄切片的形式在透射电镜下进行观察。超薄切片的制作原理及制作程序,大体上与光学显微镜的石蜡切片技术相仿,也分为固定、脱水、浸透、包埋、切片及染色等几个步骤。为了尽可能完整地保存细胞的超微结构和获得优良的超薄切片,电镜样品的制作从取材开始就有许多特殊的要求。

第一节 组织取材

一、取材的基本要求

组织从生物活体取下之后,如不立即进行适当处理,会使细胞内部各种酶发生作用,出现细胞自溶、污染、微生物在组织内繁殖、使细胞的微细结构遭受破坏。为了使细胞结构尽可能保持生活状态,取材操作应注意以下几点:

1.动作迅速

组织从活体取下后应在最短时间内(争取在 1min 内)投入固定液。

2.体积要小

一般不超过 1mm×1mm×1mm。组织块如果太大,影响固定剂的渗透,组织内部将不能得到良好的固定。

3.选择部位要准确

由于电子显微镜观察范围有限,要求在取材时注意选择适当部位,最好先用光镜进行检查定位。特别是膜样组织或上皮性组织,应注意它的方向性。如消化系统、气管、皮肤及黏膜等组织,可先将组织片伸展开,用大头针将其两端固定,再用刀片切成 $1mm \times 1mm \times 2mm$ 大小的组织小条或 $1mm^3$ 的小块。

4.低温下操作

固定液要预先冷却在 4℃冰箱中。

二、取材方法

(1)将取出的新鲜组织放在洁净的硬纸片上或石蜡板上,滴一滴冷却的固定液,用新的、锋利的刀片将组织块初步修成长 2~3mm,宽 1mm。

(2)用牙签或镊子将组织块移至预冷固定液内,如组织带有较多的血液或组织液,应先用固定液冲洗几遍,然后再固定。

第二节　组织固定

组织固定的目的是尽可能使细胞中的各种细胞器以及大分子结构保持生活状态,并且牢固地固定在它们原来所在的位置上。

固定的方法分为物理和化学两大类:物理的方法系采用冷冻、干燥等手段保持细胞的结构;而化学的方法是用特殊的化学试剂固定细胞的结构。现在通常使用化学方法对组织或细胞进行固定。

一、固定剂种类

1.戊二醛(醛基和氨基反应)2.5%~4%

分子量较小,渗透较快适合保存蛋白质,核酸,多糖。

不适合保存:脂类。固定效果戊二醛优于甲醛。

2.四氧化锇(锇与双键反应)

分子量较大,渗透能力弱,均匀快速的固定局限于厚度小于 0.25mm(块>0.5mm³),长时间固定组织易脆。

适合保存:脂类(蛋白质也可以)。

不适合保存:核酸,多糖。

二、固定液浓度

(1)戊二醛(GA)2.5%~4%,(0.1mol/L PB)。

(2)四氧化锇(锇酸):1%,(0.1mol/L PB)。

(3)多聚甲醛(FA):4%,(0.1mol/L PB)。

(4)2.5%戊二醛+2%多聚甲醛(0.1mol/L PB)。

三、固定液配制

1.3％戊二醛固定液的配制(表 17-1)

表 17-1 3％戊二醛固定液的配制

需配量(mL)	20	40	60	80	100
0.2mol/LPB(mL)	10	20	30	40	50
25％GA(mL)(市售)	2.4	4.8	7.2	9.6	12
双蒸水(mL)	7.6	15.2	22.8	30.4	38

2.四氧化锇固定液的配制

市售的四氧化锇一般用安瓿包装,0.1,0.5,1.0g。遇光遇热会使其氧化,需避光和冷藏保存。

配制时先将安瓿上的标签撕掉洗净,用小砂轮在安瓿一侧轻划几道,注意不要划破。用棕色玻璃细口瓶泡入洗液 24h。流水冲洗 4h,双蒸水洗涤数遍,滤纸吸干。用清洁玻璃棒在棕色瓶中将安瓿敲碎,按照比例将其配制成 2％四氧化锇溶液(例 1.0g 加双蒸水 50mL)后封口膜封闭置冰箱冷藏。一周后完全溶解再配制成 1％浓度使用。

四、固定时间与温度

(1)组织在戊二醛固定液置 4℃冰箱中 2～4h(中间 0.5～1h 可取出修块)。

(2)组织在锇酸固定液置 4℃冰箱 1～1.5h。

第三节 组织冲洗

一、冲洗目的

生物样品经固定后,在细胞和组织内都会残留少量的固定剂。冲洗的目的就是要把残留在组织和细胞内的固定剂祛除,以保证脱水环节中不产生化学反应和沉淀。特别是戊二醛固定后更要冲洗充分,以免影响锇酸的固定效果。

二、冲洗液及程序

组织经戊二醛固定后用 0.1mol/L 磷酸缓冲液洗涤 3 次,每 30min,换洗 1 次,定时晃动、在 4℃冰箱内进行。

三、常用缓冲液的配制

(1)磷酸盐缓冲液 0.2mol/L 原液的配制(表 17-2)。

(2)0.1mol/L 磷酸缓冲液的配制。0.2mol/L 磷酸缓冲液 100mL：去离子水 100mL 混合＝0.1mol/L 磷酸缓冲液。

表 17-2　0.2mol/L 磷酸盐缓冲液的配制

A 液	KH_2PO_4	分子量	(136.09)			
体积	(mL)	25	50	100	200	250
用量	(g)	0.680	1.361	2.722	5.444	6.805
B 液	Na_2HPO_4	分子量	$12H_2O$			
			(358.17)			
体积	(mL)	100	200	250	500	1000
用量	(g)	7.163	14.372	17.909	35.817	71.634

A∶B＝1∶5, pH7.2～7.4

第四节　组织脱水

一、脱水的目的及脱水剂

组织脱水是指用一种脱水剂置换取代生物样品中的游离水。脱水剂不仅能与样品中的水混合,还能与组织包埋剂混合,这样才能将组织中的水分脱干净并保证包埋剂充分渗透到组织中。

最常用的脱水剂有两种,乙醇和丙酮。这两种脱水剂都具有很好的脱水能力。

二、脱水过程

生物样品经固定,漂洗后进入到脱水环节。为了充分保证组织尽可能地把水分脱净,脱水时要不断地震荡,加快组织与脱水剂作用。脱水的过程是由低浓度到高浓度进行,为了避免脱水不充分,在每一级脱水剂中停留 10～15min,在湿度大时,同一梯度的脱水剂需更换 2～3次,时间也要适度延长。具体操作如下:

50％乙醇(丙酮)15min

70％乙醇(丙酮)15min

90％乙醇(丙酮)15min

无水乙醇(丙酮)10min(第 1 遍)无水乙醇∶无水丙酮 1∶110min(第 2 遍)无水丙酮 10min
(第 3 遍)(均在室温进行)

第五节　浸透与包埋

一、浸透目的

组织脱水后到浸透环节,其目的是为了把包埋剂充分填充到组织和细胞内的各个部分,使包埋剂浸透样品后,固化成硬块。

二、浸透方法

组织块经梯度酒精或丙酮脱水后按下列方法进行浸透:

(1)组织块经丙酮脱水,浸入无水丙酮与混合包埋液1:1比例的浸透液中。

(2)组织块用乙醇脱水,浸入无水乙醇与混合包埋液1:1的比例浸透液。

三、浸透时间与温度

(1)组织在浸透液中浸透1～2h,37～40℃孵育箱内。(若置室温2～3h)。

(2)再将组织块置入纯包埋液中浸透2～3h,37～40℃,中间更换一次包埋液。(若室温浸透时间延长或过夜)。

四、浸透效果

浸透的效果与浸透时间的长短、浸透的温度高低、浸透液的黏稠度、组织块的种类及大小有密切关系。

(1)浸透液的黏稠度高则浸透时间要适当延长,黏稠度低则浸透时间可缩短。

(2)如果组织块较大,或组织密度大,浸透时间就要延长。

(3)浸透温度对浸透剂黏稠度也有一定影响,温度高黏稠度降低,浸透速度加快,则可缩短浸透时间。冬季温度较低,浸透剂黏稠度增大,浸透速度减慢,则时间延长。

五、包埋

1.目的

主要目的是用硬度一致的包埋介质取代组织内的水分,使包埋剂填充到组织间隙,经加热聚合后形成一个能支持整个组织结构的聚合体,具有特定的硬度和韧性,有利于超薄切片。只有制作出硬度适宜的包埋块,才能获得高质量的、连续的超薄切片。

2.包埋剂的基本要求

(1)易渗透。

(2)可在适宜条件下固化。

(3)固化收缩率小、均匀,硬度适合。

(4)包埋剂本身无结构,耐电子轰击。

3.常用包埋剂配方

(1)环氧树脂(Epoxy resin):812:EPON812:16mL;DDSA:十二烯基琥珀酸酐 18mL;MNA:甲基内次甲基四氢苯二甲酸酐 2.6mL;DMP30:二甲氨基甲基苯酚 0.6mL。以上 4 种单体混合在一起匀速搅拌,不低于 30min。

(2)环氧树脂(Epoxy resin)815:EPON 815:5mL;EPON 812:5mL;DDSA:十二烯基琥珀酸酐 18mL;DMP30:二甲氨基甲基苯酚 0.3mL。以上 4 种单体混合在一起匀速搅拌,不低于 30min。

4.包埋与聚合时间

(1)将一滴包埋液注入特定包埋胶囊底部,将浸透充分的组织块移入胶囊底部中心,然后注满包埋液。

（2）将包埋好的胶囊放入 45℃温箱中聚合 4h 后，温度升至 70℃12h 聚合。

第六节　修块与切片染色

一、修块

将聚合好的包埋块夹在特制的夹持器上，在立体显微镜下用双面刀片先修去表面的包埋剂，露出组织，然后（按图所示），将组织四周修成 45°倒角，使之呈锥形。

二、半薄切片

将修好的组织块在超薄切片机上进行半薄切片，厚度 0.5～2μm，捞至普通载玻片上烤干。甲苯胺蓝或甲基蓝＋碱性复红染色。光镜下定位，确保所需观察部位（如肾小球）留在半薄切片上。

三、制刀

半薄切片、超薄切片都需玻璃刀或钻石刀。前者需专用制刀机制作。后者市场购买。

四、铜网与支持膜

两者都是用于载乘超薄切片所需。由于超薄切片太薄，要经住电子束的穿击，又必须适合电镜观察，所以必须有特制的支持物和支持膜，支持物有铜网、镍网及不锈钢网。最常用的是 200 目的铜网。支持膜即是覆盖在铜网上的一层薄膜，厚度在 10nm 左右，常用的是聚乙烯醇缩甲醛膜。它透明度好且耐受电子束的轰击。

五、超薄切片

在半薄切片定位的基础上，将包埋块上机修去多余部分，保留所需观察部位（如肾小球），用超薄切片机切片。先要调整刀与组织切面的平行距离，手动进刀切出一片后，加水至刀的水槽中调整液面高度、加热电流及切片速度进行超薄切片，控制切片厚度在 50～70nm，然后将切片捞至覆有支持膜的铜网上。

六、染色

不经染色的超薄切片反差弱，不易电镜观察。为了增强反差强度，要用重金属盐与组织和细胞中的成分结合和吸附，重金属的原子对电子束形成散射，从而形成反差，便于观察。常用的染色剂是醋酸铀-枸橼酸铅。

1.染液的配制

①4％醋酸双氧铀溶液：4g 醋酸双氧铀，50％乙醇 1000mL；②枸橼酸铅染液：枸橼酸钠 1.76g；硝酸铅 1.33g；去离子水 30mL。

将①②两种试剂倒入去离子水中，充分摇动 30min，使之呈乳白色枸橼酸铅液后，加入 8mL，1mol/L 的氢氧化钠，液体顿时清亮透明，再加去离子水至 50mL。染液配好后吸入注射器中，排出气泡 4℃冰箱备用。因染液易与空气中的二氧化碳结合形成碳酸铅颗粒而污染切片，所以保存和使用时，要减少与空气的接触。

2.染色时间

(1)醋酸铀染色 10min,去离子水冲洗潮干。

(2)枸橼酸铅染色 5min,去离子水冲洗晾干。

3.染色结果

醋酸铀能与细胞内多种成分结合,形成黑白反差,尤其对核酸、核蛋白结合能力更强。但对膜结构染色较差。铅盐可以浸染膜结构和免疫复合物,两者相互弥补,从而明显提高切片的反差便于电镜观察。

第七节　石蜡包埋组织透射电镜标本的制作

一、光镜下定位

某些石蜡包埋的病例需要电镜观察进行鉴别诊断。以肾穿为例,在光镜切片定位下,将蜡块含有肾小球的部分,以薄而快的双面刀片将其切下放入小瓶中。

二、脱蜡及制作程序

所取小的蜡块,用二甲苯脱蜡至水,之后按上述的超薄切片制作方法进行固定、脱水、浸透、包埋、切片及染色。

第八节　免疫电镜标本包埋后的染色

(1)固定液的选择及固定时间 4%多聚甲醛 2~4h,保存抗原。

(2)按上述方法用环氧树脂 812 包埋的标本切成 70nm 的超薄切片捞至 200 目镍网上。将镍网放置蜡板上滴入所用液体。

(3)TBS(pH 7.4)缓冲液室温孵育 5min。

(4)10%H_2O_2 处理 10min。

(5)TBS (pH 7.4)缓冲液洗涤 3 次,每次 5min。

(6)含 0.05% TritonX-100(含 2% BSA)的 TBS 缓冲液室温孵育 10min。

(7)加用 1% BSA 稀释的一抗,4℃过夜。

(8)TBS(pH 7.4)缓冲液洗涤 5 次,每次 5min(室温)。

(9)用含 2% BSA 的 TBS(pH 8.2)缓冲液封闭 5min。

(10)加胶体金耦联的二抗,室温 1~2h。

(11)TBS(pH 7.4)缓冲液洗涤 5 次,每次 2min。

(12)蒸馏水洗涤 5 次,每次 2min。

(13)干燥后,醋酸铀复染 5min。电镜观察。

第九节 培养细胞电镜标本的制作

细胞是生物体形态结构的基本单位,观察细胞的超微结构是细胞生物学、病理学的重要部分。因此,用细胞培养的样品制作超薄切片,是非常普遍而实用的技术方法。

(1)细胞数量:一般要求细胞数量应该是(10^5)。细胞的数量是制作标本的基本保障,如果细胞数量不够,经过十几次换液程序最后很难取得预期的结果。

(2)细胞的处理:细胞从培养基上消化下来后,缓冲液反复冲洗两遍后移至离心管中离心 4000 转/(8~10)min,倒掉培养液,沿管壁轻轻加入固定液,固定 2~4h。其间用细针把细胞团块轻轻挑起移动脱离管壁使固定液更好地浸入。注意不要把团块打散。

(3)以下步骤同组织处理。

第十节 注意事项

(1)电镜标本制作中要注意室内的温度,特别是湿度不能超过 40%。湿度大了,直接影响标本的质量。

(2)在配制环氧树脂包埋液时,MNA 根据季节的变化从 2.6mL 增加至 3.6mL(MNA:调节包埋块的软硬度。夏季量大;冬季量小)。

(3)电镜标本制作所用液体,需 4℃冷藏。

(4)在进行超薄切片时,要保持周边安静、防止震动,以免影响切片质量。

(5)要注意生物安全。电镜所用固定液、染液均含有毒物质。操作时,佩戴手套等。

(6)四氧化锇固定剂需专人负责保管、登记。

第十八章　核酸原位杂交技术

第一节　概况

一、核酸杂交原理

原位核酸分子杂交(in situ hybridization,ISH)是应用特定标记的已知核酸探针与组织或细胞中待测的核酸按碱基配对的原则进行特异性结合,形成杂交体,杂交后的信号可以在光镜或电镜下进行观察。由于核酸分子杂交的特异性强、敏感性高、定位精确、并可半定量,因此该技术已广泛应用于生物学、医学等各个领域的研究之中。原位杂交是在分子生物学领域应用极为广泛的实验技术之一。

二、原位杂交应用

1.RNA 检出

由于易受 RNase 的影响,因此,避免 RNA 的降解极为重要。另外组织细胞不宜用过度酶消化以防细胞内 RNA 的遗漏。切片无须热处理变性,除 RNA 病毒外,mRNA 检出信号应在细胞质内。应用:基因表达检出 mRNA;RNA 病毒检测如 HCV,HIV,HTLV-1,EBV 等。

2.DNA 的检出

由于 DNA 位于核内,并且基因组的复杂性,因此,目前的原位杂交无法检测拷贝数较少的基因,仅对扩增的基因或 DNA 病毒有用。并且应充分地用蛋白酶或其他化学剂处理以提高渗透性,让探针进入核内。其二,探针应在 200～300bp,不宜过长,必须充分使组织变性,除 DNA 病毒外,杂交信号在核内。应用:基因扩增;染色体倍体;性染色体;DNA 病毒:HBV,HPV,EBV 等。

3.染色体原位杂交

其成功取决于探针的总长度,一般应在 4kp 以上,用 YAC 或 cosmid(粘粒)探针最好,主要有足够长的靶序列(如端粒,着丝点之序列,或重复序列等),染色体铺片的烘烤程度至关重要,其温度和时间的掌握还可有助杂交后的显带,由于多用荧光标记,所以应尽快观察,记录。应用:基因扩增;倍体,核型;染色体畸变,尤其移位;基因定位。

4.细胞间期核原位杂交

将细胞或用蛋白酶消化组织块制成的游离细胞制备细胞涂片后进行杂交。优点是细胞未经促分裂可避免培养引起的人工改变。应用:除基因定位外同染色体原位杂交。

5.组织块原位杂交

即将全部组织不经切片直接杂交,其优点是具有立体感。主要用于膜样组织或极少的胚胎组织。

6.耦联原位杂交

可与免疫组化或原位 PCR 结合。

第二节 原位杂交技术要点

一、组织、细胞固定及处理

1.新鲜组织或细胞的处理

新鲜的组织在清除多余的组织后尽可能于低温储存,液氮(−120℃)、低温冷冻(−70℃)或冷冻(−20℃)。为了良好地保存细胞组织形态,应用 OCT 包埋后储存。胸、腹腔积液及脱落细胞则应离心沉淀制成切片干燥后,4℃或−20℃保存,也可经丙酮 4℃10min 或 4%多聚甲醛固定后保存。

2.新鲜组织的固定、包埋

一般将取下的新鲜组织用 10%中性福尔马林液或 4%多聚甲醛液固定过液,然后以70%、80%、90%、100%系列乙醇脱水(各 1h,4℃),然后于无水乙醇脱水过液,移入玻璃容器60℃浸蜡,2h 60℃保温,重复 3 次,包埋。

二、切片前处理

1.陈旧性石蜡块

在回顾性研究中不可避免要用陈旧的石蜡切片,一般检出的敏感性较新鲜差,尤以 RNA明显。2 年内的石蜡块可以达到新鲜组织检出水平。

2.冷冻切片

冷冻切片尽管组织新鲜,对核酸的保存性好,但组织及细胞结构有时保存性差。操作同一般冷冻切片。切片风干后 4%多聚甲醛液 10min 室温下固定或丙酮 4℃10~20min 固定后使用,由于未经有机物处理,所以在增加组织渗透性主要依靠蛋白酶的消化,因此,应加大浓度或延长处理时间。

3.载玻片的处理

将购买的或用于普通染色的洗净的在载玻片于稀释的中性洗涤剂中 30~60min 浸泡,自来水冲洗、180℃高压灭菌,3h 烤片,2%APES(丙酮稀释)中浸泡 10s,用丙酮轻洗后,DEPC 水洗,风干,可以在半年内使用。

4.切片

同一般切片厚度 3~6μm,检测 RNA 时则需戴手套和使用 DEPC 处理水,切片后 37℃中4h 以上干燥,然后于 4℃保存。

5.器具、试剂等 RNA 灭活处理

(1)将 DEPC 以 10%浓度溶于乙醇后,以 1∶100 的比例加入蒸馏水,室温下放置 2~3h,即可灭活 RNase。用此溶液将玻璃器具、金属用具等处理后于 60~80℃2~3h 干燥,将 DEPC失活。

(2)DEPC 处理水制作:以 0.1%浓度将 DEPC 加入蒸馏水、混匀,2~3h 放置,然后 120℃

20min 高压消毒后即可。

6.组织前处理

(1)将石蜡切片从冰箱取出,用吹风机(冷风)吹干。

(2)二甲苯:10min×3 次(如为陈旧组织则可延长脱蜡时间至数小时)。

(3)乙醇:100%、95%、80%,各 2min(冷冻切片时用 4%多聚甲醛室温固定 10min 后进入以下步骤)。

(4)PBS(0.1mol/L、pH7.4)5s×2 次(如为过氧化酶显色,组织切片需经含 3% H_2O_2 PBS溶液,室温 30min 处理)。

(5)蛋白酶 K(100μg/mL 溶于 PBS 缓冲液):37℃,15min(最适浓度因组织切片而异)。

(6)4%多聚甲醛-PBS 溶液 10min。

(7)1×PBS 洗 5s×3 次。

(8)0.1mol/L HCl:10min。

(9)1×PBS 洗 5s×3 次。

(10)0.1mol/L 三乙醇胺(pH8.0):1min。

(11)0.1mol/L 三乙醇胺,0.25%无水乙酸 10min。

(12)1×PBS 洗 5s×3 次。

(13)100%、90%、80%、70%乙醇,各 15s,风干。

如为 DNA 检出或染色体及间期核原位杂交则需经过以下变形处理:70%甲酰胺,1×SSC中,70℃10min 保温后于 80%冷乙醇 30s,风干。

注意事项:如果检测 RNA 时则戴手套防止 RNA 酶的污染。无水乙酸的半衰期约 5min,所以一定使用前配制。

三、杂交

即将制备的探针滴加在前处理的切片上,孵育过夜,使探针与对应的基因的核酸形成复合体,称为杂交。

1.杂交液组成

50mol/L DTT,50%甲酰胺,200μg/mL tRNA(无 RNA 酶)或 200μg/mL ssDNA,1×Denhardt 液,10% Dextran sulfate,1×SSC。

2.杂交条件

将探针用杂交液 10 倍稀释,混匀,于 85℃10min 加热变性,将含探针的杂交液 20μL 滴加前处理后的切片,用封口膜覆盖,含 50%甲酰胺与 2×SSC 湿盒中 37℃,42℃或 50℃,16~20h以上保温。

四、杂交后洗涤

将杂交切片上的多余探针除去,并除去非特异结合探针。

(一)操作程序

(1)将切片浸泡于 50℃预热的 5×SSC 中,并揭下封口膜。

(2)将切片置于 2×SSC 与 50%甲酰胺溶液,50℃孵育 30min。

(3)于 2×SSC,50℃ 20min;0.2×SSC,50℃ 20min×2 次洗净。

(二)注意事项

(1)碱性磷酸酶催化所形成沉淀溶于有机物,因此不能用乙醇二甲苯脱水、透明,用水性封片剂封片,并尽快照相留档。

(2)荧光易淬灭,尽快观察。

五、杂交后显色及观察

1.杂交显色

目前均为非同位素标记物,如生物素、地高辛、荧光素、化学发光、胶体金等。显色剂常用为过氧化酶和碱性磷酸酶。

以过氧化酶为例。

(1)PBS 1min 1 次。

(2)血清(1∶100)或 3％BSA,室温 30～60min。

(3)ABC 复合物或 strepavidin(HRP 标记),37℃ 60min。

(4)PBS 2min×3 次。

(5)1mg/mL DAB,0.06％ H_2O_2 显色液,显微镜下观察。

(6)自来水终止。

(7)复染,常规脱水封固。

2.染色结果

过氧化酶显色为黄褐色,碱性磷酸酶显色为蓝紫色。

3.原位杂交

对照设置主要为阴性对照设置,对检测 RNA 杂交可用与待测序列相同探针或用 RNA 酶处理切片。

第三节　原位杂交基本程序

以碱性磷酸酶显色为例:

(1)切片脱蜡二甲苯 1(1h)→二甲苯 2(过夜)→二甲苯 3 (1h)。

新鲜二甲苯可缩短脱蜡时间:二甲苯 1h×3 次。

(2)水化 100％→95％→80％乙醇,各 2min。

(3)水洗 5s。

(4)1×PBS 洗 5s→2 次。

(5)0.1mol/L HCl 处理,室温 10min。

(6)1×PBS 洗 5s×2 次。

(7)擦干后,滴加 PK(1∶10 PBS 稀释),37℃,10～20min。

(8)1×PBS 洗 5s×2 次。

(9)4％多聚甲醛后固定,室温 10min。

(10)1×PBS 洗 5s×3 次。

(11)90％乙醇脱水 15s。

(12)将探针用杂交液 10 倍稀释,混匀,于 85℃ 10min 加热变性,将含探针的杂交液 25μL 滴加前处理后的切片,用封口膜覆盖,含 50％甲酰胺与 2×SSC 湿盒中 37℃,42℃或 50℃, 16～20h 以上保温。

(13)将切片浸泡于 50℃,2×SSC 中揭下封口膜。

(14)2×SSC 37℃洗 15min×3 次。

(15)1×PBS 洗 5s。

(16)Buffer Ⅰ洗 5s。

(17)马血清(1∶100 Buffer Ⅰ稀释)封闭,室温 30～60min。

(18)Anti-Dig-AP(1∶500)Bufferl 稀释,室温 1h。

(19)Buffer Ⅰ洗 15min×3 次。

(20)BufferⅢ洗 1min×2 次。

(21)NBT-BCIP(1∶100 BufferⅢ稀释)显色,显微镜下观察。

(22)自来水终止。

(23)甲基绿复染,水性封片剂封片。

第四节　原位杂交易出现的问题及处理

一、原位杂交的关键问题是提高检测的敏感性

如何提高其敏感性可以从以下几个方面着手:

(1)提高探针的标记效率,并根据杂交的类型,选择合适的探针。

(2)提高组织和细胞的渗透性,但不致使核酸流失。

(3)尽可能保存好组织和细胞,防止核酸的破坏和流失。

(4)建立良好的阳性对照样本,以摸索到最适条件,及探针标记效率。

二、背景防止和去除

可用下列方法:

(1)Tween-20:尤其在抗体反应后洗净液中 0.2％ Tween-20 的加入。

(2)标准血清、正常 IgG 的使用。

(3)抗体吸收将抗体预先用同样切片吸收再回收使用。

(4)表皮细胞,大脑的海马、小脑的影核细胞、小肠微绒毛、软骨细胞较易出现非特异信号。

(5)防止过度的蛋白酶消化。

三、注意区别非特异信号

可根据阳性与阴性的对照比较以及对信号存在部分的准确认识。具体到实验室要取得原位杂交的成功关键是建立阳性的标准片,并以此为实验的参照。

第五节　原位分子杂交的影响因素

原位分子杂交的基本过程即是带标记的核苷酸探针与相互补的核苷酸序列复性而形成杂交体的过程。复性的效率和杂交体的稳定性受到以下因素的影响,调节下列因素可以对杂交的严格度进行控制,促进复性过程或反之以清除非特异信号。

一、温度

在不考虑其他条件下,最适的温度一般为杂交体双链的解链温度 Tm 以下 25℃ 左右。愈高于 Tm 值,则杂交体愈不易形成或不稳定。温度在控制杂交的严格度方面最易调整,且效果良好。因此,调整杂交或洗净温度为控制杂交的有效手段。

二、盐浓度(或离子强度)

其浓度与复性和稳定性成正比,一般标准为 $0.18mol/L Na^+$。

三、变性剂

常用的有甲酰胺(Formamide),甲醛,尿素,SDS,Triton X-100 等,复性效率与稳定性与其浓度成反比。其作用:①可以降低杂交的温度,尤其在原位杂交人 50% 甲酰胺,可以降低杂交温度至 37~42℃,以保存细胞组织结构;②降低非特异杂交,减少背景。

四、碱基组成

GC 较多的序列其 Tm 值,复性及稳定性高。

五、硫酸葡聚糖钠(dextran sulfate)

化学性惰性的硫酸葡聚糖钠可增加杂交的有效反应空间,提高杂交效率。但易使杂交液变稠而增加非特异信号。

六、其他

如反应长度,序列的不同(错配)等。

但必须注意的是,在原位杂交时上述条件对杂交的影响远不如在液相杂交、固相杂交时敏感。并且因细胞、组织或处理不同,效果也不一致,但趋向性是存在的。

第十九章　荧光原位杂交技术

第一节　FISH 技术的基本原理及优势

荧光原位杂交(fluorescence in situ hybridization,FISH)是近些年较为常用的分子细胞遗传学技术,该技术通过已知的核苷酸片段与靶 DNA 形成靶 DNA 与核酸探针的杂交体,可直接在组织切片(冷冻切片或石蜡切片)、细胞涂片、染色体制备标本或培养细胞玻片上杂交。该技术操作简单、快速、直观、灵敏度高,目前广泛应用于医学研究及某些遗传疾病和肿瘤的临床诊断。

一、原理

FISH 是以荧光素标记已知序列的核苷酸片段(探针)与荧光素标记的特异亲和素之间的免疫化学反应,经荧光检测体系在显微镜下对待测 DNA 进行定性、定量或相对定位分析。具有敏感、快速、能同时显示多种颜色等优点,不但能显示中期核分裂象的染色体,还能检测间期细胞核的 DNA。

二、优势

自 20 世纪 80 年代末,Pinkel 和 Heiles 将 FISH 技术引入染色体检测领域后,FISH 技术就在临床诊断及科研工作中得到了广泛的运用,显示出与一些传统技术相比的明显优势。与传统的免疫组织化学法(IHC)相比,FISH 技术具有良好的稳定性和可重复性。此外,荧光原位杂交结果的判定借助于对荧光的颜色判断和信号计数,客观地量化了检测结果。FISH 的另一个特点是可以联合应用多种标记系统,在一次杂交中可检测多种探针在染色体上的位置及探针间的相互关系,即多色 FISH 或多靶 FISH。与其他分子生物学检测手段相比,FISH 可以在组织和细胞结构相对完整的前提下,在癌细胞原位分析单细胞核内基因的变化,同时又排除了其他非癌细胞的干扰,所以已广泛应用于肿瘤研究中的基因扩增、易位重排及缺失等的检测,在肿瘤诊断和鉴别诊断、预后和治疗监控等方面都有重要意义。

第二节　荧光原位杂交的实验操作

一、探针标记

FISH 探针一般采用随机引物法或切口翻译法,如将 PCR 技术引入 FISH 探针标记,可使其灵敏度提高到 0.25kb。应用 TSA 系统(tyramide signal amplification)能将杂交信号再放大 1000 倍,可用于单拷贝基因的定位。FISH 分辨率为 1～3Mb,如果应用强变性剂处理染色体,让 DNA 分子从蛋白质中分离出来,使双 DNA 完全伸展并黏附在玻片上,经预处理后,分辨率可达 1~2kb。还可采用对分裂中期染色体进行显微解剖(microdissect)法以提高分辨率。

探针的荧光素标记可以采用直接和间接标记的方法。间接标记是采用生物素标记 DNA 探针,杂交之后用耦联有荧光素亲和素或链霉亲和素进行检测,同时利用亲和素—生物素—荧光素复合物,将荧光信号放大,从而可以检测 500bP 的片段。直接标记法是将荧光素直接与探针核苷酸或磷酸戊糖骨架共价结合,或在缺口平移法标记探针时将荧光素核苷三磷酸掺入。

由于间接法的操作步骤较为烦琐,所以目前直接法的使用更为广泛。

二、实验相关设备

(1)荧光原位杂交成像系统,包括荧光显微镜及相应的滤光片组、分析软件。

(2)42℃恒温孵箱或杂交仪,立式染缸(考普林瓶)、计时器、水银温度计。

(3)恒温水浴箱、旋涡混合器、离心机、烤片机、移液器。

(4)pH 计或精密 pH 试纸、载玻片、盖玻片、0.5mL 离心管。

三、实验操作

荧光原位杂交技术总体上分为:预处理阶段,变性杂交阶段,玻片后洗阶段,复染阶段,镜检结果阶段。检测试剂盒应该使用国家食品药品监督管理局(SFDA)认可的产品。

不同公司生产的探针试验方法略有不同,由于采用不同的探针试剂,诊断技术操作方法会有差异,所以本文以 Her-2 探针为例,讲解其实验步骤,各实验室要开展荧光原位杂交技术应结合说明书进行操作,现介绍两种操作方法:

(一)操作步骤(以金菩佳试剂盒为例)

1.组织预处理

(1)组织经 10% 中性福尔马林固定,石蜡包埋,切片 4~5μm,置于防脱载玻片上。

(2)将组织切片置于 65℃烤箱内过夜。

(3)切片脱蜡至蒸馏水。

(4)30% 酸性亚硫酸钠(sodium bisulfite)。50℃处理组织切片 20~30min;或用 90℃去离子水处理组织切片 20~30min。

(5)室温下于 2×SSC 溶液中漂洗 2 次,每次 5min。若用 90℃去离子水则省略此步骤。

(6)切片浸泡在蛋白酶 K 工作液(终浓度 200μg/mL)中,37℃孵育 5~30min。

(7)切片经蛋白酶 K 消化后,于 2×SSC 溶液中漂洗 2 次,每次 5min。

(8)室温下将切片依次置于 70% 乙醇、85% 乙醇和无水乙醇中各 2min 脱水。

(9)自然干燥切片。

2.变性杂交

(1)荧光原位杂交有杂交仪变性杂交和甲酰胺变性杂交两种方法。前者是用杂交仪对样本和探针进行共变性,减少人为因素的影响;后者是样本和探针分别进行变性。

(2)杂交仪变性杂交(自动操作):设置杂交仪器共变性条件:83℃ 5min,杂交条件:42℃,16~18h(不同公司探针请参考说明书)。

将探针(2.0μL)、杂交缓冲液(7.0μL)和去离子水(1.0μL)加入 EP 管(依据试剂说明书推荐使用),涡旋混匀后短暂离心 1~3s,滴加于切片杂交区域,加盖盖玻片,用橡皮胶封边,避免产生气泡。放入杂交仪中杂交。

3.杂交后洗涤

(1)将切片置于室温 50%甲酰胺/2×SSC 溶液中移去盖玻片。

(2)将切片置于(46±1)℃ 50%甲酰胺/2×SSC 溶液中,漂洗 55min×3 次。

(3)将切片置于(46±1)℃ 2×SSC 溶液漂洗 4min。

(4)将切片置于(46±1)℃0.1% NP-40/2×SSC 中,漂洗 5min。

(5)将切片置于 2×SSC Ss 后迅速将其置于 70%乙醇中,漂洗 3min。

4.复染

暗处自然干燥切片后,将 15μL DAPI 复染剂滴加于杂交区域,立即盖上盖玻片。放置 10~20min 后,在荧光显微镜下选用合适的滤光片组观察切片。

(二)操作步骤二

现介绍 Abbott 公司的 PathvysionHer-2 DNA Probe Kit 的操作方法,预处理的试剂盒为 Abbott 公司的 Vysis Pareffin Pretreatment Reagent kit。

1.组织杂交前处理

(1)组织经 10%中性福尔马林固定包埋,切片 4~5μm,置于防脱载玻片上烤片 60℃过夜。

(2)切片脱蜡至蒸馏水。

(3)预处理液(pretreatment solusion):80℃处理切片 10min 后蒸馏水洗 3min,室温空气中干燥 2~5min。

(4)放入 37℃水浴预热的消化液(protease buffer+ pepsion)中孵育 10~60min 后蒸馏水洗 3min,室温空气中干燥 2~5min。

(5)将切片梯度脱水,空气中干燥。

2.变性杂交

加适量探针于组织上盖玻片封片,用橡皮胶封片放入杂交仪中杂交过夜。设置杂交仪器共变性条件:75℃ 5min,杂交条件:37℃,16~18h。

3.杂交后洗涤

(1)从杂交仪中取出昨日玻片,去掉封片胶。

(2)准备两缸 wash buffer 备用,在第一缸洗脱液(wash buffer)中去掉盖玻片。

(3)74℃水浴预热的第二缸洗脱液(wash buffer)中漂洗 2min。

(4)空气中干燥。

4.复染

加适量 DAPI 复染剂十杂交区域,盖上盖玻片,置于荧光显微镜下观察。

四、镜检结果

荧光显微镜观察,通过专用软件合成彩色图像,摄影保存 FISH 结果,进行结果判定:

随机计数 20 个细胞,统计 Ratio 值(Ratio 值=20 个细胞核中红信号总数/20 个细胞核中绿色信号总数):

Ratio<1.8 为阴性结果,提示样本无 Her-2 基因扩增。

Ratio>2.2 为阳性结果,提示样本存在 Her-2 基因扩增。

Ratio 介于 1.8~2.2 时为临界值,可增加计数细胞至 60~100 个,或重做 FISH 实验来判断最终结果。

计数细胞必须是各通道信号均清晰可辨的细胞,细胞核轮廓不清或有重叠的不要分析。

杂交不均匀的区域不要分析。

背景深影响信号判断的区域不要分析。

在分析石蜡切片时,分析的区域应在肿瘤细胞集中的部位(需由病理科医师认定)。

如果超过 25%的细胞核内信号太弱,则该区域不要进行分析。

如果超过 10%的细胞质内有信号,则该区域不要进行分析。

五、FiSH 检测操作注意事项

(1)组织处理须标准化,应尽可能缩短取材到固定的时间。在观察完大体标本特征后,将组织每隔 5~10mm 呈书页状切开充分固定,组织固定液为 10%中性福尔马林缓冲液,最佳固定时间 6~48h。有的公司探针超过 6 周的石蜡切片不宜再用于 Her-2 检测,有的公司探针对几年或几十年的蜡块仍可用于 Her-2 检测。

(2)实验程序必须标准化。任何检测结果的偏差均需报告,并重新进行确认调整。

(3)实验室在每一轮检测中均应使用标准化对照材料(阳性、阴性)。

(4)切片在后洗液中应严格掌握温度和时间,可降低背景。

(5)杂交后的玻片应注意避光,尽量不要暴露于日光灯和阳光下,存放于避光玻片盒内。根据荧光染料的不同,选择相应的荧光显微镜滤色片。

(6)荧光信号容易淬灭,染色后应及时在荧光显微镜下观察结果,同时摄影保存图像。如果当时不观察,可将切片放入－20℃避光的盒内保存,两个月或更长时间仍可保持良好。

(7)试剂不宜反复冻融。

(8)探针使用前应先混匀后离心,注意避光。

(9)报告 Her-2 结果的医生应相对固定。

(10)在乳腺癌 Her-2 结果判断时,应选择浸润性病变部位。

(11)在进行细胞计数信号时,应至少 2 个人随机判读肿瘤细胞信号,至少计数 20 个细胞。

第三节　FISH 技术的发展和应用

FISH 技术与多种学科和技术相互结合,方法上逐步形成了从单色向多色、从中期染色体 FISH 向粗线期染色体 FISH 再向 fiber- FISH 的发展趋势,灵敏度和分辨率也有了大幅度的提高。目前,FISH 技术的衍生技术有在多彩色 FISH(MFISH:"M"分别代表"Multicolor"、"Multiplex"和"Multitarget"3 种类型)基础上发展起来的应用于检测特异性 α 卫星序列在染色体和间期核内的定位染色体描绘(chromosome painting)技术,检测染色体异常的比较基因组杂交技术,应用于染色体核型排序的光谱染色体自动核型分析(spect ral karyotyping, SKY)和用于人类染色体的核型分析交叉核素色带分析(cross- species color banding,Rx-

FISH)技术;在染色体图谱绘制,基因重组研究以及临床染色体基因序列检测工作中应用的DNA 纤维荧光原位杂交技术(DNA fiber- FISH);组织微阵排列技术(tissue microarray);荧光免疫核型分析和间期细胞遗传学技术(fluorescence immunopHenotyping and interpHase cytogenetics,FICTION)等,方法上的进展加快了 FISH 技术的广泛应用。

目前,FISH 技术及其衍生技术应用于临床和科研中,取得了极大的进展。现就主要应用方面简要介绍:

FISH 作为一种新型荧光技术,也逐渐广泛应用于实体瘤诊断中。例如,诊断肺癌的LAVysion 是一种用于肺癌的多色检测 DNA 的 FISH 试剂盒,共包含 4 种探针,分别结合于Sp15、7p12(EGFR)、8q24(C2MYC)和 6 号染色体,这些探针检测到的异常细胞通常表现为四倍体或多倍体等杂交信号,有利于肺癌的及早发现。状态方面有良好的一致性。

HER- 2/neu 位于 17 号染色体 q21 上,编码具有细胞内跨膜酪氨酸激酶活性的跨膜蛋白P185,在人类乳腺癌中过表达率为 10%～34%,其过表达与肿瘤细胞的耐药、复发、转移以及不良预后有关。P185 的单克隆抗体赫赛汀(Herceptin)是以 HER-2 受体为乳腺癌特异性治疗靶向而研制出的一种人源化单克隆抗体,已通过美国 FDA 认证并用于临床。但是由于该药物价格昂贵,并且针对 HER-2 阳性患者的治疗效果相对较好,因此准确检测 HER-2 基因至关重要。目前,Her- 2/neu 扩增是决定使用药物治疗乳腺癌的关键指标,而检测 Her- 2/neu 的金标准即为 FISH。乳腺癌的 PathVysion 诊断试剂盒应运而生,已经通过美国 FDA 认证和中国药检局认证,广泛应用于临床检测。

膀胱癌是泌尿系统最常见肿瘤,治疗后复发率较高。FISH 由于快速、无创、敏感性和特异性高,以及在间期和中期细胞可检测 DNA 序列变化等优点,近年来被应用于膀胱癌诊断。UroVysion 探针盒于 2001 年经美国 FDA 认可用于检测膀胱癌患者的复发情况,2005 年又被授权用于诊断血尿(镜下,肉眼)患者的膀胱癌分期。FISH(UroVysion)可用于各种尿标本,如尿、导管尿、膀胱或尿道冲洗液等。使用这种 FISH 的关键是 UroVysion 探针的嵌入,目前该技术被进一步改进,正趋于完善,由实验室逐渐走向临床应用。

淋巴瘤的诊断和鉴别诊断是病理医师面临的最大挑战之一,虽然有免疫组织化学技术的不断进步和各种淋巴细胞分化抗体的面世,但一些交界性病变或一些特殊类型淋巴瘤仍然难以区分,而 FISH 技术却在一定程度上弥补了这一不足。CCNDl/IGH 融合基因检测试剂盒可以检测 CCND1 基因中 t(11;14)(q13;q23)和(或)高表达,有效地诊断套细胞(mantle cell)淋巴瘤。FISH 技术具有极高的灵敏性和特异性,检测的样本种类多样(外周血、骨髓、体液、各种肿瘤组织),因此被广泛地用于白血病和淋巴瘤方面的检测。

宫颈癌是妇女常见的恶性肿瘤之一,发病率在女性生殖道恶性肿瘤中居首位。目前宫颈癌筛查主要依靠细胞学检查,但该检查存在一定的误、漏诊率。宫颈细胞由非典型发育异常向宫颈癌转变的过程中几乎都伴有人类染色体末端酶(TERC)基因扩增。因此,检测(TERC)基因在组织中表达尤为重要。TERC 探针试剂盒是应用 GLP TERC/CSP3 探针的 FISH 试剂盒,可以敏感特异的检测 TERC 基因扩增,为子宫颈细胞高度癌前病变与低度癌前发育异常的鉴别诊断提供参考。

此外,应用 FISH 技术的其他恶性肿瘤的诊断试剂盒,如食管癌等还在进一步的研究实验中,有望在不久的将来应用于临床诊断检测,更准确的检测相关基因的表达,服务于广大的患者。

第四节 FISH 技术在临床病理诊断中的意义

荧光原位杂交(FISH)是一种检测速度快、敏感度高、特异性强分子细胞遗传学技术。这项技术很好地将荧光信号的高灵敏度、安全性和原位杂交的高准确性有机地结合起来,在分子细胞遗传学领域占有重要地位。FISH 探针可对组织、细胞或染色体中的 DNA 进行染色体及基因水平的分析,样本既可以是中期染色体,也可以是间期核。弥补了传统显带技术仅能用于分析中期分裂象的不足,在检测肿瘤染色体畸变或确定畸变染色体断裂点等方面具有重要价值,因此 FISH 技术在临床应用前景非常广阔。

目前临床应用的 FISH 探针主要类型可以分为:染色体计数探针(chromosome enumeration probe,CEP)、位点特异性探针(locus specificindicator probe,LSI)。CEP 用来检测异倍体,LSI 探针通常用于检测缺失、重复或特定基因的扩增、易位。该技术敏感性高,它的临床运用填补了经典核型分析与分子技术之间的空白;其相对于传统遗传学诊断的优势在于,FISH 是通过对间期细胞的分析检测染色体数目改变与结构畸变,因而避免了经典遗传学分析要求提供形态较好的中期分裂象的技术难点,具有更大的临床应用前景。

Abbott(Vysis)一直以来致力于 FISH 探针的研发和应用,是目前全球公认的最权威的 FISH 探针供应商。其产品种类丰富(达 200 多种)、配套试剂齐全,涉及领域包括遗传学、血液学、病理学等多方面。目前,通过 FDA 认证的探针产品包括 24 个种类,主要有乳腺癌 HER2 诊断产品 PathVysion,膀胱癌早期诊断复发监测产品 UroVysion 产品,遗传学诊断产品 AneuVysion 等,其中 PathVysion、AneuVysion 产品也已通过 SFDA 认证。除了以上探针产品外,Abbott 还提供全自动(Xmatrx 原位杂交系统)、半自动 FISH 实验的解决方案(VP2000/原位杂交仪),为 FISH 技术全面应用临床提供了全面可靠的技术保障。

为肿瘤患者提供准确的诊断及预后信息具有重要的临床意义。随着分子生物学技术的进步,分子探针及其标志物在其中发挥的作用越来越明显。

一、疑难肿瘤的诊断

针对恶性肿瘤所具有的特异性染色体畸变的鉴定,能够有效提高疑难肿瘤诊断的准确性。以畸胎型神经外胚层肿瘤(AT/RT)为例,这是一种对治疗不敏感且死亡率极高的颅内肿瘤,在形态学方面它与中枢型外胚层肿瘤(MB/PNET)很难区分,尤其是发生在婴儿的 AT/RT 很容易被误诊为 MB/PNET。但是在分子遗传学方面,其具有典型的染色体变异,有近 90% AT/RT 具有染色体 22q11.2 的丢失。利用 22q11.2 的 FISH 探针可以有助鉴定 AT/RT,降低误诊率。

二、复发肿瘤的监测

通过对残留肿瘤细胞检测,监测肿瘤复发情况是当前临床迫切需要解决的课题,FISH 技术临床推广有可能解决这一难题。利用肿瘤细胞具有染色体数目或结构异常的特点,人们已经通过使用 FISH 技术检测膀胱癌尿脱落细胞中的肿瘤细胞检测,实现了对膀胱癌的复发的监测。

三、手术切缘的判断

目前,研究者们正在探讨 FISH 技术在判断手术切口边缘的应用可能性。研究发现,镜下诊断为癌旁正常组织的细胞中,有可能已经具备的染色体失衡性改变。某些肿瘤患者中,病理诊断为阴性的手术切缘依旧存在异倍体现象;在随访过程中这部分患者在 3 年内复发或死亡。

四、淋巴瘤审的诊断

众所周知,近 80％的淋巴瘤有某种染色体结构和数目的异常,50％左右有某种染色体易位,因此染色体是很好的诊断标志。世界卫生组织 2000 年发布的白血病和淋巴瘤诊断标准已经将染色体易位作为最重要的指标之一。核型分析虽然被认为是检测染色体异常的标准,但其检测需要新鲜标本且受到细胞的低分裂指数和(或)肿瘤细胞核比例影响。核型分析的复杂性、工作流程的漫长等缺点也使其不宜成为常规检测技术。FISH 分析使染色体核型的分辨和鉴别能力有了很大进步,因此也提高了异常染色体核型的鉴别能力。

用 FISH 技术发现 B 细胞主要基因改变为:13q14、14q32、2q11 及 22q13,并发现有诊断意义的染色体异型,如滤泡型 NHL 中 t(14；18)(q32；q21),边缘带型 NHL t(11；14)(q13；q32);若有 t(8；14)(q24；q32),则是 Burkitt 淋巴瘤的特异性诊断。T 细胞的主要异型为 14q11、7p 或 7q。

五、预后的判断

染色体不稳定性与临床参数的相关性已经被大量研究所证实。乳腺癌肿 HER2 扩增与生存期缩短相关,就是一个很好的例证。儿童转移性视网膜母细胞瘤中 N-myc 基因异常也可以提示预后的不良。大范围基因组水平的分析还确定了其他的预后相关因子,更具有意义的是这项工作将有助于细化肿瘤治疗的策略。

第二十章　EBER检测(原位杂交)技术

第一节　检测原理和意义

EBER是EB病毒编码的小RNA,是EB病毒的表达产物,在EB病毒感染的细胞核中以高拷贝数存在。根据EBER的特有序列设计的EBER单链DNA探针能特异地与EBER靶序列互补、杂交,从而检测EB病毒是否存在。此方法检测石蜡组织切片中的EB病毒具有极高的特异性和灵敏性。目前EBER原位杂交已成为组织和细胞中EB病毒的标准检测方法,在国际上广为使用。

第二节　操作步骤

一、切片处理
10%中性福尔马林固定后的组织蜡块,切片厚度4μm,载玻片要求:用于免疫组化的APES处理的载玻片,烤片温度:60~70℃,烤片时间:60min以上。

二、脱蜡及水化
二甲苯脱蜡3次,每次10min;100%乙醇1次3min;95%乙醇1次3min;80%乙醇1次3min;蒸馏水1次3min。

三、蛋白酶K消化
将切片组织周围液体擦干,在切片组织上滴加适量蛋白酶K工作液(约50μL)使液体完全覆盖住组织,放入湿盒中室温孵育5min。蒸馏水洗涤1min。

四、杂交
(1)将上步切片组织周围液体擦干,滴加适量杂交液10~20μL(根据组织大小增减),加盖大小合适的盖玻片(可用玻璃刀剪裁),用橡胶水泥将盖玻片周围封住。

(2)放置55℃杂交仪中(或用烤箱代替)60~90min。

(3)调至37℃孵育4~16h,建议过夜,注意小于16h,以保证低拷贝样本的杂交效果。

(4)将封盖片的胶去掉,48℃PBS浸泡切片,小心移去盖玻片,浸泡5min。

(5)480CPBS洗涤3次×5min(轻微震荡容器)。

五、信号放大与显色
(1)小心擦去组织周围液体,滴加适量一抗(约50μL)使液体完全覆盖住组织,37℃,孵育30min(注意保持切片湿润);37℃PBS浸泡3次×2min(轻微震荡容器)。

（2）小心擦去组织周围液体，滴加适量二抗（约 50μL）使液体完全覆盖住组织，室温，湿盒中孵育 20min；室温 PBS 浸泡 3 次×2min（轻微震荡容器）。

（3）小心擦去组织周围液体，滴加适量 DAB 显色液（约 50μL）使液体完全覆盖住组织，室温，水湿盒中孵育 10min（不同样本的显色时间可能有所差别，建议镜下观察显示过程）。

（4）自来水冲洗，苏木精复染 1～2min，盐酸酒精分化，氨水返蓝，梯度酒精脱水，中性树胶封片。

第三节　结果判读

阳性结果的判断标准：仅为细胞核着色。胞质和包膜着色不能视为阳性，只有当核分裂时可以出现胞质阳性着色。

第四节　注意事项

（1）载玻片的选择务必选择质量好的防脱玻片，否则容易脱片。

（2）烤片温度不能高于 70℃，否则影响杂交。

（3）脱蜡和复染后脱水应与其他种类染色分开，以免影响本实验。

（4）整个实验中应避免干片。

（5）杂交过程尽量使用杂交仪，使用烤箱时一定要控制好温度及防止干片。

第二十一章　基因重排检测技术

基因是 DNA 双螺旋链的一段，它负载着一定的遗传信息（是遗传的基本功能单位），在特定条件下表达这种信息，产生特定的生理功能。真核生物基因的表达可随细胞内外条件的改变和时间的程序，在不同表达水平上加以精确调节；而基因重排则是在基因转录前在 DNA 链上发生重新组合的一种调节方式，是永久性变化；它既可以是生理性的（如胚原性基因组转化为分化的、具有表达活性的基因组），也可以是病理性的（通过染色体异位等融合形成新的病理性基因）。

第一节　基因重排检测的概念及淋巴组织重排检测原理

一、概念

基因重排检测即是通过特殊手段来检测基因是否发生了重排，或者确定发生了基因重排的细胞是否来源于同一始祖细胞；我们可以通过检测来确定特殊的肿瘤类型或疾病，判定细胞的单克隆性，从而帮助我们理解疾病的发生和诊断疾病。

二、淋巴组织基因重排检测原理

在日常工作中淋巴造血系统的肿瘤诊断是一大难题，检测淋巴细胞生理性重排的单克隆性，可以为我们诊断淋巴瘤提供重要的参考指标。在此我们以淋巴瘤的基因重排检测为例，进行基因重排检测介绍。淋巴组织由 T、B 淋巴细胞和组织细胞等免疫活性细胞组成。正常或反应增生的淋巴组织往往是混杂的、多克隆的，而淋巴瘤则是单克隆的，因此检测到淋巴组织单克隆增生则有助于淋巴瘤的诊断。由于淋巴组织结构和功能特殊，当它受到抗原刺激时能产生不同程度的反应性增生，淋巴结正常结构紊乱，免疫母细胞增生，核分裂象增多等假恶性图像。因此仅凭形态学观察，有时很难确定其良、恶性。目前，一般病理科大约有 80％左右的淋巴组织增生性疾病，凭常规切片可以明确诊断，约 20％的病例诊断比较困难，需借助免疫组化、基因重排检测等特殊手段。免疫组化对于无表面标志的早期未成熟细胞，或失去表面标志的异常细胞却无能为力；对反应性增生细胞成分较多的病例，瘤细胞即使有免疫表型也可能被掩盖；由于操作等原因造成抗原扩散也可能造成假阳性；另外免疫组化也不能准确判断淋巴组织的单克隆性。近年发展起来的克隆性基因重排检测技术为疑难、早期或微量标本确定诊断提供了手段，是对形态学检查和免疫组化方法的重要补充。淋巴细胞表面具有与抗体或抗原特异性结合能力的（免疫球蛋白轻链）有多个亚单位组成的糖蛋白，包括 B 淋巴细胞产生的 IgH 与 IgL（免疫球蛋白重链）和 T 细胞产生的 TCR（T 细胞受体）。两者的基因编码相似，一般由可变区（v 区）、多变区（D 区）、连接区（J 区）及恒定区（C 区）构成。胚系状态下，这些区域在染色体上的分部是不连续的。V、D、J、C 基因从 5′端到 3′端呈线状排列在 DNA 单链上,尚有长度不等的插入序列将其分开。当淋巴细胞发育到一定阶段,在特别的重组酶作用下,有选择地将它们连接起来(即基因重排),才能构成一个有表达功能的基因。淋巴细胞从母细胞分化到成熟需要经过多次基因重排。由于 V、D、J 区均有多个可供选择的基因片段,使基因重排的自由度可达 $10^6 \sim 10^7$ 之多。从个体上看,每个淋巴细胞的抗原或受体基因编码均有特定的基因重排形式,即独有的基因编码结构。

如果 T 或 B 淋巴细胞在重排的某一阶段产生单克隆性增生即可能成为淋巴瘤。也就是说淋巴瘤细胞克隆性增生,会使其特殊的基因重排形式占一定的数量优势,从而成为细胞克隆性的检测指标。这就是淋巴瘤基因诊断的理论基础。目前,用于淋巴瘤基因重排检测的方法主要有两种:聚合酶链反应(PCR)扩增技术和 Southern 印迹杂交法。

第二节　淋巴组织基因重排检测的操作步骤

一、聚合酶链反应扩增技术

(一)PCR 及 PCR 基因重排检测方法简介

此方法首先由美国 Mullis 等设计成功(1985 年)。在 1989 年即有用于淋巴瘤基因诊断的报告。其原理是:以重链重排为例,选取 IgH 的 V、D、J、C 区基因编码中 20 个左右的保守核苷酸序列,人工合成一对或多对(家族基因)引物,与待测因变性而解链的模板 DNA 单链碱基互补结合,在 DNA 聚合酶的作用下,利用外源核苷酸,通过退火、延伸等步骤,反复 30~35 个循环,扩增目的 DNA 序列片段(能将 1 个细胞的 DNA 扩增至 10^8 个)。如果是淋巴瘤,因大量淋巴细胞来源于同一祖细胞,则扩增出来的 DNA 片段大小一致,电泳后出现单克隆性条带。而良性增生性淋巴组织,则因每次退火时引物与不同祖细胞来源的淋巴细胞 DNA 模板结合,因此扩增出来的 DNA 片段大小不一样,电泳出现弥漫涂片状(smear),不形成单一条带。文献报告 PCR 基因诊断淋巴瘤,具有特异、敏感、快速等优点,且可用于新鲜组织和石蜡包埋组织。PCR 检测结果判定单克隆条带的标准:

(1)电泳条带不超过 1mm 宽,边缘整齐。

(2)条带在期望的分子量范围以内。

(3)如果背景上无 smear,也无引物二聚体则为 PCR 扩增失败,而非阴性。

(4)如果出现期望大小之外的其他条带,均应视为人工假象,不能作为判断结果的依据。

基因重排的 PCR 检测方法也同样存在着一些的问题:①影响因素多,稳定性欠佳;②仍有 20%~30% 的假阴性,灵敏度有待提高;③检测结果必须结合 HE 图像,没有 HE 镜下图像的支持,单一的克隆性增生不能诊断淋巴瘤。

(二)淋巴造血组织 PCR 基因重排检测的具体操作步骤

首先是实验室必须具备做 PCR 的相关条件,到试剂公司合成重排检测所需要的引物、购买 PCR 相关试剂(DNA 聚合酶等),然后是根据病理医师在 HE 下对切片进行观察后开出的重排检测清单(免疫球蛋白重链或轻链,T 细胞受体等)。

DNA 提取：

1.石蜡组织 DNA 的提取

(1)每例切取石蜡组织切片 6μm,按组织大小不等适当取 5～10 片。每例之间必须用酒精擦洗切片机及刀片 2～3 次,且取中间的几片用,以防污染。

(2)每管中加入 1mL 二甲苯,震摇后放置 5min,后离心 10000 r/min,1min,去上清,重复该步骤,共 3 次。

(3)用无水乙醇洗涤后离心 10000r/min,每次 1min,每次离心后去上清,重复该步骤 3 次,抽真空离心机中离心 10～20min,使其充分干燥。

(4)按 DNA 提取试剂盒操作(详见 DNA 提取试剂盒说明书)。

2.从新鲜组织中提取基因组 DNA

(1)新鲜组织一小块,先将组织放入 1.5mL 的 EP 管中,捣碎。

(2)按 DNA 提取试剂盒操作(详见 DNA 提取试剂盒说明书)。

3.从新鲜血液及骨髓液中提取基因组 DNA

(1)建议临床采用紫头的采血管,采血 1mL.及时送检,该实验标本可 4℃存放 1 星期或−20℃更长时间。

(2)按血液专用 DNA 提取试剂盒操作(详见说明书)。

4.不用试剂盒采用传统方法的 DNA 的提取

(1)取血 2～3mL 或组织一小块。

若标本为血,先加容血液至 12mL,摇匀后冰中孵育 1～2h。

若标本为组织,先将组织捣碎,生理盐水洗离心 2000 转 10min。

(2)弃上清,用蒸馏水清洗管壁。

(3)依照白细胞的量加入下列液体:

SE	3mL	2mL	1mL
prok(10μg/μL)	20μL	20μL	10μL
10% SDS	300μL	200μL	100μL

(4)37℃水浴过夜。

(5)第 2 日取出离心管,加 1/3 体积的饱和 NaCl,颠倒混匀,2000r/min 离心 10min。

(6)看沉淀实不实,若有飘起或絮状物,则再加 1mL SE 和 300μL NaCl 摇匀再离心。

(7)将上清移入另一新管中,加等体积三氯甲烷,摇匀后,2000r/min 离心 10min。

(8)重复第 7 步。

(9)将上清移入另一新管中,加等体积冰冷的无水乙醇,慢慢混匀,直至 DNA 慢慢析出。

(10)用枪头挑出 DNA 移入 Eppendorf 管中,用 75%乙醇洗 3 遍,晾干,加入 TE 溶解。

二、PCR

以下两种 PCR 任选其一。

1.PCR 扩增

PCRmix 反应体系,0.5 薄壁管,20μL 反应体系,添加得到的 DNA 模板 1μL 和合成的上下游引物(为试剂公司合成)各 2μL。

94℃,预变性,3min
94℃,变性,1min
55~65℃.退火,1min } 134 个循环
72℃,延伸,1min
72℃,末次延伸,10min

2.PCR

按符合 BIOMED-2 标准的 IdentiCloneTM 基因克隆性检测试剂盒说明操作。PCR 反应体系 20μL,其中 PCRmix18μl,酶 0.1μL,模板 DNA2μL。

PCR 反应程序

95℃　　7min
95℃　　45 s } 34 个循环
60℃　　45s
72℃　　90s
72℃　　10min
15℃　　forever

三、电泳

(1)8%的聚丙烯酰胺凝胶电泳,电压 80V,1h。

(2)电泳加样与加 PCR 反应体系分开,包括实验台加样器,tip 头。

(3)6μL PCR 反应产物,2μL 上样缓冲液,电泳槽缓冲液 1×TBE。

四、结果分析

(1)凝胶成像。

(2)结果保存。

(3)结果判读。

电泳观察结果:8%非变性聚丙烯酰胺凝胶电泳,取 PCR 产物 8μL,加 2μL 6×上样缓冲液(含荧光染料),上样,以 DL2000 为核酸分子量 Marker,80V,1h,电泳液为 1×TBE,将电泳后凝胶放在紫外灯下观察并照像。

五、溶液的配制

1.10×Tris-EDTA(TE),pH8.0

1000mmol/L Tris-Cl(pH8.0),10mmol/L EDTA(pH8.0)。可高压灭菌,室温保存。

2.Tris (1mol/L)

用 800mL 3dH₂0 溶解 121.1 gTist 碱,加浓盐酸调 pH 至所需 pH8.0 HCl42mL,冷却至室温后调 pH,加水定容至 1L。

3.Loading Buffer 的配制

40%的溴酚蓝蔗糖溶液,4g 蔗糖(sucrose)定容到 10mL 3dH₂O 中,再加入微量溴酚蓝,充分摇匀,4℃保存,每 1mL 加 3μL 荧光染料,蔽光保存。

4.TBE 的配制

10×TBE500mL:54g Tris;27.5g 硼酸;20mL0.5mol/L EDTA(pH0.8)。

5.10％过硫酸铵(ammonium persulfate)的配制

lg 过硫酸铵定容于 10mL 3d H$_2$O。

6.8％的聚丙烯酰胺凝胶的配制

见表 21-1。

表 21-1　8％的聚丙烯酰胺凝胶的配制

溶液	一块胶(mL)	二块胶(mL)	三块胶(mL)
3D 水	5.27	7.905	12
5×TBE	2.0	3.0	4.5
10％过硫酸铵	70μL	105μL	158μL
30％丙烯酰铵	2.66	3.99	6
TEMED	10μL	20μL	30μL

第二十二章　PCR 技术

聚合酶链反应(polymerase chain reaction)简称 PCR,是由 Mulis 在 1983 年发明,自从该方法建立以来,广泛应用于各个领域,例如法医判定,产前诊断,基因突变,序列分析,各种传染病、性传播疾病的诊断等等,这个技术可以将微量的靶 DNA 特异性地放大几百万倍,从而提高对目的 DNA 的检测能力。尤其在感染性病原体的临床检测中,已经为临床的工作所接受,因为这个方法具有敏感性高,特异性强,快速,简便等优点。但是,此技术所涉及的过程不少,其中标本的收集,仪器设备的使用和维护,试剂的质量,核酸的提取、扩增,结果报告等步骤中,实验操作人员的操作会直接影响结果的可靠性,因此我们根据多年临床工作的实践,简述 PCR 过程中应该注意到的方面。

建立一个 PCR 实验室主要有如下几个方面:规范化实验室布局;规范化的操作规程;规范化的结果判断。

第一节　引物的选择

一般来讲,如果引物设计得好,PCR 就成功了一半,由此可见,引物的设计是很重要的,在这里,我们主要阐述一些关于引物设计的要点,具体到每个实验,就要具体问题具体分析。第一,引物的长度最好在 $18\sim30$bp,而且最好能一样长,这样退火的温度的差异不会超过 ±5℃。第二,G-C 含量最好能在比较理想的 $50\%\sim60\%$。第三,结合的位点要选择在基因的保守区。第四,两个引物之间不应该发生互补,避免发生"引物二聚体"。第五,引物浓度不能过高。容易产生非特异性产物。

第二节　规范化的实验室布局

为了能长期并且较好地完成 PCR 实验,建立一个规范化的实验室至关重要,无论是在临床还是科研工作中,实验室布局合理不仅可以使工作方便快捷,更重要的是预防实验中可能出现的假阴性及假阳性,使工作少走弯路。

规范化临床 PCR 实验室布局包括合理安排实验房间和主要仪器设备。

一、实验室布局

实验室分为试剂准备区,标本制备区,扩增区以及产物分析区,最理想的临床基因扩增实验室的设置,按照实验顺序实验室的安排应该是单一走向,4 个区很规范地排列在一起,前 3 区应各有一个缓冲间,用于更换工作服,最好能设为负压状态,使得这 3 个区域的空气能从实验区域向外流动,产物分析区可以不要缓冲间但需设为负压,使得空气从外向内流。每个区域都应该有专用的设备以及工作服、鞋、笔和实验记录,甚至消毒用品也不得混淆。

能做到如此理想的临床 PCR 实验室并不容易,在因地制宜的情况应注意下列几点。

(1)每个区域一定要独立。

(2)各区域物品一定要专用。

(3)缓冲间是必要的。

(4)抽排风装置必不可少。

(5)操作人员的高素质。

二、仪器设备(每种设备使用前一定要认真阅读说明书)

1.PCR 仪

普通 PCR 仪,可以做一些有关遗传基因及感染性疾病的定性实验。实时荧光定量 PCR 仪,用于临床 HBV DNA,HCV RNA 等的定量实验。

2.低温高速离心机

由于分子生物实验最好能在低温下进行,因此低温的高速离心机还是必需的,尤其是 RNA 的提取过程,温度过高会影响实验的结果。

3.可调式移液器

这一设备在实验过程中使用频率最多,因此它的可靠性,精确度,是很重要的,需要定期进行维护、检修和校准,而且要在它的使用范围内应用,如 $10\sim100\mu L$,$200\sim1000\mu L$。

4.冰箱

冷冻部分一定要达到 $-20℃$ 及以下,要配备有温度计定期调试温度,放置标本的冰箱要专用。

5.生物安全柜

在生物安全柜中处理样本及提取核酸,是对操作人员的保护和预防样本之间的交叉污染。

6.排风扇和空调

排风扇对实验室空气的单一走向是有帮助的。每个区域也应装有空调,保证实验室的恒温和恒湿。

7.电泳仪和电泳槽

能保持恒压 100V 的电泳仪即可,电泳槽的大小规格可以根据实验结果的多少选择不同型号。

8.耗材

包括塑料离心管;加样器头;一次性乳胶手套。

9.紫外消毒灯

各个分区要安装专用紫外消毒灯,进行定期消毒。

10.高压消毒锅

用于实验用品的消毒灭菌。

11.干浴和烤箱

干浴用于 DNA 的消化,烤箱用于烤干用品。

第三节　规范化的操作规程

一、样本前处理

1.石蜡组织

当实验室和设备都安排好之后,即可进行 PCR,建在病理科的 PCR 实验室,石蜡标本用得最多。脱蜡:先用切片机切下 3,4 片的石蜡包埋组织并放入 1.5mL 的离心管,这个过程要注意每个蜡块都要更换新的刀片,根据蜡块组织的大小,切片数要相应地增加或者减少,注意不宜过多。通常加入 1mL 的二甲苯进行脱蜡,充分混匀后放置 30min 左右,然后低速离心弃掉上清,再加入 1mL 的二甲苯,混匀放置 20min,一直到离心管里的切片全部变为透明为止,离心弃上清,然后加入 1mL 无水乙醇并充分混匀,放置 20min(这一步是要去除二甲苯),离心后弃上清,随后再重复一次无水乙醇及二次 75% 乙醇的步骤,再次离心后要尽量吸干上清,晾干沉淀物,加入 $100\mu L$ 的 $1\times TE$ 溶解备用。

2.新鲜组织

首先用生理盐水洗二次,然后尽量切碎,加入 1mL 生理盐水混匀离心后弃上清,再加入 $100\mu L$ 的 $1\times TE$ 溶解备用。

3.临床体液标本

包括胸腔积液,腹腔积液,脑脊液,尿液等,可离心取沉淀后备用。

4.血清及全血标本

由于 RNA 测定时严禁使用肝素抗凝(肝素对 PCR 扩增有抑制作用且不易在核酸提取的过程中去除),因此 PCR 的临床测定中最好使用 EDTA 抗凝。抗凝后 6h 内分离血浆,血清分离应在 2h 内。短期(1～2 周)保存于 -20℃冰箱中,长期保存应在 -70℃冰箱中。

二、核酸的提取

1.DNA 提取

酚氯仿抽提法是经典的核酸提取方法,具有效率高,纯度好等优点,但是步骤比较烦琐,因而对操作者的要求比较高,一定要避免标本间相互污染。

步骤如下:

(1)血清 $50\mu L$ 或溶解好的石蜡标本,及其他标本 $50\mu L$;$10\times TES$ $25\mu L$;蛋白酶 K(1mg/mL)$25\mu L$;三蒸水 $150\mu L$。以上全部混匀到一个 1.5mL 离心管中并稍离心,放入 55～60℃干浴器中消化 1h。

(2)将消化好的离心管稍离心并小心打开盖子,再加入:三蒸水 $250\mu L$,Tris 饱和酚(pH8.0)$250\mu L$,氯仿:异戊醇(24:1)$250\mu L$,2mol/L 的醋酸钠(pH4.0)

$50\mu L$,混匀,12000r/min 离心 5min。

(3)取一新的 1.5mL 离心管,预先加入氯仿:异戊醇 $500\mu L$,将上一步离心过的上清吸入其中,并再次 12000 r/min 离心 3min。

(4)预冷的无水乙醇 1mL 加入一个新的离心管中,将步骤"(3)"离心过的上清吸入其中

(注意不要带入下层液体)混匀后放入－20℃冰箱中,至少30min。

(5)13000r/min离心15min,弃上清(尽量吸干),室温下晾干20min左右。

(6)1×TE 50μL溶解沉淀物至少1h,放入－20℃冰箱中保存。

2.RNA的提取

(1)血清或其他标本100μL加入300μL的RNA提取液,(试剂公司有售)充分混匀并稍离心,室温放置10min。

(2)小心打开盖子,加入400μL异丙醇,充分混匀,13000r/min离心15min。

(3)弃上清加入500μL的75％乙醇(DEPC水配制)充分混匀,13000r/min.离心5min。

(4)弃上清(尽量吸干),空气中干燥(20min左右)。

(5)100μL的DEPC水溶解至少1h。

三、核酸扩增

PCR的扩增过程很类似于天然DNA的复制过程,但是特异性要依赖于与目的扩增产物互补的引物序列,再加入合适的TaqDNA聚合酶,dNTP,缓冲液等,一般有:变性-退火-延伸这3个基本反应步骤:

1.变性

温度加热到90℃以上的时候,模板DNA双链会解离成单链。

2.退火

在55℃左右,引物与DNA单链按照互补配对原则结合。

3.延伸

在72℃左右,这个结合物可以沿着5′端到3′端延长到下游引物的位置,从而合成出一条新的与模板DNA链互补的半保留复制链。

重复以上3步骤25～35次,就可以将目的基因片段扩增上百万倍。

如果是RNA样本,就要在上面的步骤之前进行反转录的过程,就是先将RNA的模板加入反转录酶反转录成cDNA,再进行PCR扩增反应。这个过程对实验的成败非常关键。

四、规范化结果判断

正确的对扩增产物的电泳结果判断必须满足3个条件:

(1)在紫外灯下观测到的应该是橙黄色的条带。

(2)片段的大小应该与事先设计好的引物之间的长度相符。比如,设计好的HBV的扩增大小是595bp,那么扩增产物的电泳结果也应该在595bp大小的位置处有亮带出现。

(3)边缘是锐利的,与电泳加样孔的形状相符。

这个步骤很关键,容易因人为的原因造成结果的不准确,不能把引物二聚体或者拖尾现象也当作阳性结果来进行判断,当认为有必要的时候应该重复进行实验过程。

五、注意事项

(1)按照单手操作原则进行实验的整个过程,即,右手持移液器,左手打开离心管的盖子。

(2)一定要戴手套,不仅是对实验者的保护,也能防止样本中的核酸降解。

(3)尽量做到先加入试剂,后加入样本。

(4)实验完毕后务必消毒和清洁实验台。

(5)废弃物必须按照医疗废物处理。

(6)阴性对照和阳性对照同样重要。

(7)各分区的用品必须专用,不得混用。

(8)试剂和标本一定要分开存放。

(9)各种试剂要分装成小包装保存。

六、假阳性及假阴性的发生及处理

PCR 是一项主要以人工操作为主的技术,而且过程比较复杂,它的敏感性很高,很少量的目的 DNA 都可以放大几百万倍,在多达 30 次的反复变性,退火,延伸的过程中,势必造成它的特异性相对降低,从而容易发生假阳性,再者,这个实验对样本的要求也比较高,样本发生了溶血,常温下放置了过长的时间等都会造成假阴性的结果。因此,我们为了结果更高的可靠性,在各个环节都要非常的注意。比如临床检测中所用到的血样,应该是用 EDTA 抗凝的,而不能用肝素抗凝(肝素会抑制 PCR 的扩增过程);样本应尽快处理,尤其是 RNA 的提取,最好能在当天提取(防止 RNA 的降解,造成假阴性);PCR 试剂应该放在合适的温度下,一般扩增所用到的试剂短期内应该保存在 −20℃冰箱中,而且注意避免反复冻融(最好是小包装保存);还有些试剂注意应保存在棕色瓶中(一般是有机溶液);所有的耗材必须是一次性的;手套要适时更换(最好是一次性的乳胶手套,而不要用一次性的塑料手套);装有样本的离心管(任何一步骤)在必须打开盖子之前一定要离心!尽量不要将装有样本的离心管长时间暴露于空气中;离心管一定不要漏;不要在放置 PCR 仪的房间中打开离心管的盖子;无论 PCR 仪是否有热盖,都要在离心管中加液状石蜡;电泳缓冲液要适时更换;总之,PCR 虽然过程复杂,但是如果用心操作,假阳性及假阴性是可以避免的。

(1)发现假阳性的标本必须要重新检测。

(2)试剂有污染要更换新的试剂。

(3)所有的工作环境、仪器设备等都要进行消毒和清洁,查找污染源。

(4)假阴性的发生会比较复杂,人员操作不当,试剂过期,仪器设备不够准确,样本保存不得当等很多因素都会造成结果的不理想。如果发现假阴性,应该逐项查找原因,以确保结果的正确。

七、消毒程序

(1)实验台面,物体表面,仪器,器械,地面等,使用 0.5%～0.6%84 消毒液擦拭,3～5min 晾干后,75%酒精擦拭。

(2)过氧乙酸 A 液、B 液(1∶1)熏蒸空气。

(3)消毒后通风换气。

(4)各区工作服专用,分别高压灭菌,清洗。

(5)实验后紫外灯照射灭菌至少 1h。

(6)定期清扫。

八、以石蜡中人乳头瘤病毒的检测为例,实际操作过程如下:

(1)首先将所有的耗材都进行高压灭菌消毒。

(2)取新的一次性切片刀切下 3～5 片蜡块组织,放入 1.5mL 进口离心管中,并加入 1mL 二甲苯,充分混匀,放置 30min 脱蜡至透明。

(3)2000r/min 离心 5min,并弃掉上清。再加入 1mL 二甲苯,放置 20min,并离心 5min,弃掉上清。

(4)加入 1mL 无水乙醇,并充分混匀,放置 20min,离心 5min,弃上清。

(5)重复步骤 41 次,再分别加入 2 次 75％乙醇 1mL,混匀放置 5min 并离心弃上清,最后空气中晾干沉淀物。

(6)加入 100μL 的 1×TE 溶液中溶解至少 1h 备用。

(7)取 50μL 溶解好的样本加入 10×TES 25μL,蛋白酶 K(1mg/mL)25μL,三蒸水 150μL,混匀放入 1.5mL 离心管中于 55～60℃的干浴锅中消化至少 1h 至组织松散消失。

(8)将离心管稍微离心,小心开盖,并加入三蒸水 250μL,Tris 饱和酚(pH 8.0)250μL,氯仿:异戊醇(24:1)250μL,2mol/L 的醋酸钠(pH4.0)50μL,混匀后,12000r/min 离心 5min。

(9)取新的 1.5mL 离心管,先加入 500μL 的氯仿:异戊醇(24:1),再加入离心过的上清液,混匀后 12000r/min 离心 3min。

(10)再取新的 1.5mL 离心管,先加入 1000μL 的预冷的无水乙醇,加入离心过的上清液,混匀放入低温冰箱至少 30min(可以过夜)。

(11)13000r/min 离心 15min,弃上清,尽量吸干,室温下晾干 20min,1×TE50μL 溶解沉淀物至少 1h。

(12)在 0.5mL 的离心管中依次加入 2.5μL 的 buffer,0.5μL 的 dNTP,1μL 的引物,0.1μL 的 Taq 酶,15.9μL 的三蒸水,再加入 50μL 的液状石蜡,最后再加入 5μL 溶解好的沉淀物,放入 PCR 仪进行扩增。

(13)配制 1.2％的 1×TBE 电泳缓冲液,100V 电压下进行 1h 的电泳,最后在紫外灯下观察结果。

第二十三章　突变检测技术

第一节　突变的概念

突变指基因内部可以遗传的结构的改变,通常可引起一定的表型变化。广义的突变包括染色体畸变,狭义的突变专指点突变。实际上畸变和点突变的界限并不明确,特别是微细的畸变更是如此。野生型基因通过突变成为突变型基因。突变型一词既指突变基因,也指具有突变基因的个体。基因突变可以发生在体细胞中,也可以发生在生殖细胞中。发生在生殖细胞中的突变,可以通过受精作用直接传递给后代。发生在体细胞中的突变,一般是不能传递给后代的。

基因突变在生物界中是普遍存在的。无论是低等生物,还是高等的动植物以及人,都可能发生基因突变。基因突变的发生和脱氧核糖核酸的复制、DNA 损伤修复、癌变和衰老都有关系,基因突变也是生物进化的重要因素之一,所以研究基因突变除了本身的理论意义以外还有广泛的生物学意义。

突变特性:不论是真核生物还是原核生物的突变,也不论是什么类型的突变,都具有随机性、稀有性和可逆性等共同的特性。

突变种类:基因突变可以是自发的也可以是诱发的。根据基因结构的改变方式不同,可将基因突变分为 4 种类型:

1.碱基替代

真正的点突变,只涉及一对碱基的改变,一个嘌呤(或嘧啶)被一个嘧啶(或嘌呤)替代,称为颠换,一个嘌呤(或嘧啶)被另一个嘌呤(或嘧啶)替代,称为转换。点突变的效应为:①同义突变;②错义突变;③无义突变;④终止密码突变。

2.移码突变

某位点增添或减少 1~2 对碱基造成的。

3.缺失突变

基因内部缺失某个 DNA 小段造成的。

4.插入突变

基因内部增添一小段外源 DNA 造成的。

突变应用:对于人类来讲,基因突变可以是有用的也可以是有害的。

第二节　突变检测的方法

基因突变检测方法主要包括两方面的内容：①在基因组范围内或某一特定的片段搜寻未知位置的分子多态；②对已知序列特征的分子多态，确定其在若干群体（或某种疾病人群）中的分布范围和分布频率。

突变检测常用方法：

(1)PCR-SSCP 法。

(2)异源双链分析法（HA）。

(3)突变体富集 PCR 法（mutant-enriched PCR）。

(4)变性梯度凝胶电泳法（DGGE）。

(5)化学切割错配法（CCM）。

(6)等位基因特异性寡核苷酸分析法（ASO）。

(7)DNA 芯片技术。

(8)连接酶链反应（LCR）。

(9)等位基因特异性扩增法（ASA）。

(10)RNA 酶 A 切割法。

(11)染色体原位杂交。

(12)荧光原位杂交技术（FISH）。

(13)寡核苷酸引物原位 DNA 合成技术（PRINS）。

(14)DNA 序列分析。

下面介绍以下两种常用方法：

一、测序方法

(一)原理

利用一种 DNA 聚合酶来延伸结合在待定序列模板上的引物，直到掺入一种链终止核苷酸为止。每一次序列测定由 1 套 4 个单独的反应构成，每个反应含有所有 4 种脱氧核苷三磷酸（dNTP），并混入限量的一种不同的双脱氧核苷三磷酸（ddNTP）。由于 ddNTP 缺乏延伸所需要的 3-OH 基团，延长的寡聚核苷酸选择性地在 G、A、T 或 C 处终止。终止点由反应中相应的双脱氧而定。每一种 dNTPs 和 ddNTPs 的相对浓度可以调整，使反应得到一组长几百至几千碱基的链终止产物。它们具有共同的起始点，但终止在不同的核苷酸上，可通过毛细管凝胶电泳进行检测。

ARMS 技术用于等位基因的鉴定，附加错配突变被设计在 3′ 端引物序列中，从而实现特异性的扩增。Scorpions 为蝎形结构的特异性探针，探针中 5′ 端的荧光基团与 3′ 端的淬灭基团相互作用，降低荧光度。Scorpions 包含一个与 3′ 端共价相连的 PCR 引物，引物仅识别突变序列，而不识别正常序列，Taq DNA 聚合酶极为有效地区分 PCR 引物 3′ 端是否匹配，只有当引物完全匹配时，扩增才可达到最高效率。在即时 PCR 反应中，当探针与扩增子（即突变序列）

连接进行扩增时,荧光基团与淬灭基团分离,反应试剂中的荧光度增强。Scorpions 与 ARMS 技术联合应用(Scorpions ARMS)可检测单个突变,对于已知基因的检测,Scorpions ARMS 方法具有很高的敏感性和特异性。

(二)操作流程

组织切取 5～6μm 厚度,大手术标本 7 张,穿刺及活检标本 10～15 张。常规脱蜡 3 缸,每缸 10min,梯度酒精入水。染色缸中放入自来水把标本放在染色缸中,为避免污染每个标本一个染色缸。所有手术及穿刺切除标本均按标本质量控制内容操作,由病理医师阅片后划出肿瘤组织的部位,用 1mL 注射器刮取组织。应用 QIAGEN DNA 提取试剂盒具体操作步骤如下:

(1)切割组织入 180μL ALT buffer,加 20μL 蛋白酶 K 消化,振荡混匀。

(2)56℃孵育过夜。

(3)DNA 抽提,DNA 定量,PCR 扩增、鉴定与纯化,测序反应与纯化,电泳测序反应产物与数据分析。

(三)结果

数据分析的过程需要两位经验丰富的实验人员,一位进行原始数据分析产生数据报告,之后由另一位在此基础上进行质控。

若发生分歧,应由两位一起讨论决定或重复实验。

二、ARMS 方法

(一)ARMS 原理

Amplification refractory mutation system(ARMS)技术用于等位基因的鉴定,附加错配突变被设计在 3′端引物序列中,从而实现特异性的扩增。Scorpions 为蝎形结构的特异性探针,探针中 5′端的荧光基团与 3′端的淬灭基团相互作用,降低荧光度。Scorions 包含一个与 3′端共价相连的 PCR 引物,引物仅识别突变序列,而不识别正常序列,Taq DNA 聚合酶极为有效地区分 PCR 引物 3′端是否匹配,只有当引物完全匹配时,扩增才可达到最高效率。在即时 PCR 反应中,当探针与扩增子(即突变序列)连接进行扩增时,荧光基团与淬灭基团分离,反应试剂中的荧光度增强。Scorpions 与 ARMS 技术联合应用(Scorpions AEMS)可检测单个突变,对于已知基因的检测,Scorpions ARMS 方法具有很高的敏感性和特异性。

(二)操作流程

组织切取 5～6μm 厚度,大手术标本 7 张,穿刺及活检标本 10～15 张,常规脱蜡 3 缸,每缸 10min,梯度酒精入水。染色缸中放入自来水把标本放在染色缸中,为避免污染每个标本一个染色缸。所有手术及穿刺切除标本均按标本质量控制内容操作,由病理医师阅片后划出肿瘤组织的部位,用 1mL 注射器刮取组织。应用 QIAGEN DNA 提取试剂盒具体操作步骤如下。

(1)切割组织入 180μL ALT buffer,加 20μL 蛋白酶 K 消化,振荡混匀。

(2)56℃孵育过夜。

第 2 天早晨:

(1)标本孵育 90℃ 1h,离心 30s。

(2)加 200μL ALT buffer,振荡混匀,然后加 200μL 纯酒精,彻底振荡混匀,离心 30s。

(3)转移上清到吸附柱中后置入收集管中,离心 1min;丢弃收集管,重新套上新的收集管。

(4)加 500μL AWl buffer 入吸附柱中,离心 1min;丢弃收集管,重新套上新的收集管。

(5)加 500μL AW2 buffer 入吸附柱中,离心 1min;丢弃收集管,重新套上新的收集管。

(6)再次离心 5min,丢弃收集管,重新套上新的 EP 管。

(7)加入 $20\sim100\mu$L ATE buffer 放入吸附柱的膜中间,盖上盖子,室温放置 5min,离心 2min。

进行 qPCR 定量 DNA。

意义:排除 DNA 质量不符合要求的样品,节省成本和时间。

RT-PCR 检测:

根据试剂盒说明书检测 EGFR 第 18、19、20 和 21 外显子突变以及 K-ras 基因 12、13 密码子突变。总反应体系均为 25μL,其中包括模板 DNA 5μL,反应混合液 20μL(含 Taq 酶,Scorpions 引物及反应缓冲液等);每次反应均设置阳性及阴性对照。所有的反应试剂均由此试剂盒提供。荧光即时定量 PCR 仪型号为 ABI 7500。EGFR 与 K-ras 基因突变检测的 PCR 反应条件分别为 95℃ 10min;95℃ 30s,61℃ 1min,共循环 40 次;95℃ 10min;95℃ 30 s,60℃ 1min,共循环 40 次。反应结束后即时 PCR 仪自动以扩增曲线的形式输出结果。突变结果根据 DxS EGFR、K-ras 突变检测试剂盒使用说明书判读原则进行判读。

(三)结果

ARMS 技术的特点:由于肿瘤细胞存在遗传异质性并常混有正常细胞,所以对检测方法的敏感度有较高要求,其灵敏度高(1% mutation DNA in normal DNA);由于结合了 ARMS 和 Scorpions 两种技术,检测方法具有高度选择性和特异性、操作简便、快速,此外,应用显微切割技术获取肿瘤细胞,保证了提取 DNA 的高纯度。没有应用套式 PCR,避免了其反应过程中的污染,是严格控制 PCR 的反应条件,达到较高的扩增效率;还由于其具有实时检测的功能,实验可以完全控制在我们可知的范围内,适用于已知突变的检测(表 23-1)。

表 23-1　测序法与 ARMS 法的比较

检测方法	测序法	ARMS
敏感度	20%～30%	1%
FFPE 标本成功率	低	高
检测流程	复杂漫长	简单快速
数据分析要求	高	低
假阳性机会(交叉污染)	多	少
假阴性机会	多	少
仪器成本	高	低
商用试剂盒	无	有
试剂成本	低	略高

第三节　突变检测的流程及质控

一、突变检测的流程(图 23-1)

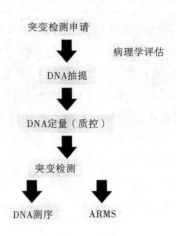

图 23-1　突变检测的流程

二、突变检测的质量控制

在长期的实践中我们总结出为了达到满意的检测结果,有必要进行病理质量控制和标本质量控制(SOP)。

(一)病理质量控制的内容

确保用于突变检测的组织是癌组织。

确保有足够的肿瘤组织用于突变检测。

活检标本:确保肿瘤细胞的数量足够用于突变检测(高倍镜下 200 个肿瘤细胞)。

标志肿瘤丰富的区域用于突变检测。

(二)标本质量控制的内容

1.组织固定

肿瘤标本在离体后 15min 内固定在 10％中性缓冲福尔马林溶液中,福尔马林溶液的体积必须是肿瘤组织体积的 10 倍以上,固定时间至少要达到 24h,且在 48h 内组织要进行处理(24～48h)。

2.组织包埋

组织包埋在 58℃熔化的石蜡中。如果组织太小,建议处理时用纸包住防止丢失。

3.组织切片

每次切片前更换新刀片防止交叉污染。用于突变检测的切片厚度 5～6μm。切片上要有清楚标记。

4.HE 染色和封片

切片经苏木精-伊红染色和封片后交由病理医师阅片。

第四节 突变检测的影响因素

影响突变检测结果的主要因素有两个,即患者的生物样本特征及所用的技术方法。从生物样本角度来看,肿瘤组织的取材是影响个体化检测的基本因素。由于肿瘤组织中肿瘤细胞及非肿瘤细胞并存,且突变基因往往只存在于其中的部分肿瘤细胞,所以突变基因的数量或浓度在不同的肿瘤中变化较大。肿瘤细胞与非肿瘤细胞的并存及比例变化可称作肿瘤的"细胞异质性",而突变基因与野生型基因的并存及其在各种细胞中的分布可称作突变基因的体细胞遗传异质性,即"分子异质性"。由于这种细胞或分子异质性的差异,不同取材方式获得的癌组织对突变等分子检测可能会产生影响。

另外,组织样本的处理方法在一定程度上也影响基因突变的检测。冷冻新鲜组织中 DNA 保持完整,适用方法比较广泛,而经甲醛浸泡等方法固定包埋的组织中 DNA 断裂较多,片段化明显,适用检测方法受限。在临床应用中,福尔马林固定石蜡包埋(FFPE)的组织最常见。由于肿瘤组织存在上述基因突变分子的体细胞遗传异质性,可以预测在临床有一定比例的患者可能只有低于 10% 的细胞具有基因突变,因此试剂应用中对检测方法的敏感度有较高的要求。目前有 PCR 直接测序法、DH-PLC、TaqMan 探针实时荧光定量法、ARMS 法等。各种方法均有使用条件难易、敏感度、费用等方面的优缺点。敏感度高的方法检出率会相对较高。针对临床常见的 FFPE 样本,组织 DNA 片段化严重,敏感性更高的 PCR 技术更适用于进行检测,如扩增阻滞突变系统(ARMS),检出率会高于传统测序法。

目前国内有很多机构和人员从事基因突变的检测,对标本的要求各不相同,所取标本的正确性、质量和数量都没有保障。由于肿瘤组织类型很多,并且肿瘤中有一些间质、坏死和炎细胞等成分,只有病理医师才能保证获取正确的肿瘤类型,确保肿瘤细胞的数量和质量。因此,我们建议检测标本的获得应在有经验的病理医师指导下进行。

第五节 突变检测的临床意义

一、两种常见突变基因 K-ras 和 EGFR 基因的结构、作用及与癌症的关系

K-ras (K-ras,p21)家族与人类肿瘤相关的基因有 3 种:H-ras、K-ras 和 N-ras,分别定位在 11、12 和 1 号染色体上。K-ras 基因因编码 21kD 的 ras 蛋白又名 p21 基因。它参与细胞内的信号传递,当 K-ras 基因突变时,该基因永久活化,不能产生正常的 ras 蛋白,使细胞内信号传导紊乱,细胞增殖失控而癌变。对治疗有意义的结直肠癌突变主要指 KRAS 的基因突变,主要发生在第一外显子的第 12,13,61 密码子。其中第 12,13 密码子的突变占了 95%。作为原癌基因的 ras 基因被激活以后就变成有致癌活性的癌基因。Ras 基因的激活方式有 3 种:

①基因点突变;②基因大量表达;③基因插入及转位。其中 ras 基因被激活最常见的方式就是点突变,多发生在 N 端第 12,13 和 61 密码子,其中又以第 12 密码子突变最常见,而且多为 GGT 突变成 GTT。K-ras 对人类癌症影响最大,它好像分子开关:当正常时能控制调控细胞生长的路径;发生异常时,则导致细胞持续生长,并阻止细胞自我毁灭。这种异常在胰腺癌、大肠癌、肺癌等发生率较高。突变型 K-ras 不依赖刺激信号的激活,始终处于激活状态,即突变型 K-ras 基因不受上游 EGFR 基因状态的影响,只有野生型 K-ras 基因受上游 EG-FR 信号刺激的影响,这也是具有突变型 K-ras 基因患者对抗 EGFR 药物无效的理论基础。

EGFR 是原癌基因 c-erbB1 的表达产物,是表皮生长因子受体(HER)家族成员之一。该家族包括 HER1 (erbB1,EGFR)、HER2 (erbB2,NEU)、HER3(erbB3)及 HER4 (erbB4)。HER 家族在细胞生理过程中发挥重要的调节作用。

EGFR 广泛分布于哺乳动物上皮细胞、成纤维细胞、胶质细胞、角质细胞等细胞表面,EGFR 信号通路对细胞的生长、增殖和分化等生理过程发挥重要的作用。EGFR 等蛋白酪氨酸激酶功能缺失或其相关信号通路中关键因子的活性或细胞定位异常,均会引起肿瘤、糖尿病、免疫缺陷及心血管疾病的发生。

EGFR 位于细胞膜表面,靠与配体结合来激活,包括 EGF 和 TGFα(transforming growth factorα)。激活后,EGFR 有单体转化为二聚体-尽管也有证据表明,激活前也存在二聚体。EGFR 还可能和 ErbB 受体家族的其他成员聚合来激活,例如 ErbB2/Her2/neu。EGFR 二聚后可以激活它位于细胞内的激酶通路。包括 Y992,Y1045,Y1068,Y1148 and Y1173 等激活位点。这个自磷酸化可以引导下游的磷酸化,包括 MPAK,Akt 和 JNK 通路,诱导细胞增殖。受体激活对于皮肤的免疫来说很重要。研究表明在许多实体肿瘤中存在 EGFR 的高表达或异常表达。EGFR 与肿瘤细胞的增殖、血管生成、肿瘤侵袭、转移及细胞凋亡的抑制有关。

原癌基因突变在肿瘤组织中是一种常见现象。对肿瘤组织进行基因突变检测,有助于了解肿瘤的产生、发展过程,判断肿瘤的类型和预后。有助于预测原癌基因相关抗肿瘤药物的疗效。

二、检测 K-ras 及 EGFR 进行个体化治疗的临床意义

肿瘤的靶向治疗是近年来肿瘤治疗领域的新热点,尤其是针对表皮生长因子受体(epidermal growth factor receptor,EGFR)的药物更是被广泛应用,并且还有一大批相关药物在研发之中。

检测 K-ras 基因突变,对判断这些肿瘤的发生发展、预后判断以及了解肿瘤的治疗效果具有一定意义。K-ras 基因突变检测已被写入最新版《美国国立癌症综合网络(NCCN)结直肠癌临床实践指南》。新指南传递给广大医师和患者两条重要的信息,一是所有转移性结直肠癌患者都应检测 K-ras 基因状态,二是只有 K-ras 野生型患者才建议接受 EGFR 抑制剂如西妥昔单抗和帕尼单抗(包括单药或与化疗联合)治疗。K-ras 基因突变检测是医师了解大肠癌患者癌基因状况最直接、最有效的方法,通过检测不仅可以深入了解癌基因的情况,更重要的是筛选出针对抗表皮生长因子受体靶向药物治疗有效的大肠癌患者,帮助医师选择对肿瘤患者最有效的治疗方法。目前在欧美等发达国家,K-ras 基因检测已经成为大肠癌患者内科治疗前的必做常规检查,通常情况下,60%左右的结直肠癌患者的 K-ras 基因都是野生型的,此时如

果做了 K-ras 基因突变检测,通过个体化的综合治疗方案,在化疗基础上加靶向药物,有效率可以达到 60% 左右。所以,越早做突变检测对治疗越有利。

EGFR 酪氨酸激酶抑制剂(EGFR-TKI),吉非替尼和厄罗替尼已被 FDA 批准用于治疗晚期非小细胞肺癌(NSCLC)。这些靶向药物已应用于晚期和不适宜传统化疗方案的 NSCLC 患者的临床治疗。但是,临床运用结果表明这些靶向药物仅对部分患者有效。进一步的研究发现 EGFR 基因外显子 19 和 21 的突变(体细胞突变)是患者对此类靶向药物有效的必要前提。然而,大部分对 EGFR-TKI 治疗有效的患者最终都会对 EGFR-TKI 产生耐药性。进一步临床研究还表明,EGFR 基因外显子 20 的体细胞突变是 EGFR-TKI 继发耐药的主要机制之一。TKIs 对 EGFR 野生型和 T790M 突变患者无效。国家癌症综合网络(NCCN)2010 年中国版的临床指南中明确指出:EGFR 突变,尤其是外显子 19 缺失突变与肿瘤对 TKI 如吉非替尼的敏感度有重要关系。所以 EGFR 的活化突变能够被用来为这些患者选择最好的治疗方法。

第二十四章　细胞病理学技术

第一节　简述

细胞学起源于妇科,发展到细胞病理学。首先应用的范围是肿瘤,并对癌前病变的发现、癌瘤治疗的随诊观察、利用涂片诊断某些良性疾病、观测卵巢功能以及指导内分泌的治疗,起到不可低估的作用。

一、细胞学的应用范围

细胞学根据标本的来源不同,分为脱落细胞学和细针穿刺细胞学。

脱落细胞学:细胞来源于生理或病理情况下自然脱落下来的细胞。如:痰、乳溢、鼻咽分泌物、胸腹腔积液、尿、宫颈、食管等。

细针穿刺细胞学:利用细针吸取病变部位的少量细胞,如乳腺、淋巴结、甲状腺、体表的各个部位;以及在影像学检查引导下,对腹腔、胸腔的肿块穿刺。

二、对细胞学的评价

细胞学的取材方法简便、快捷。患者痛苦少乐于接受。

取材方便、制片简单、检出率高,为临床早期诊断提供依据。

更适合开展防癌普查,为降低癌前发病率提供治疗的基础。

三、细胞病理学的检查程序和标本送检的基本要求

标本采集制片→固定染色→封片贴标签→阅片发报告→登记归档。

细胞学的标本与临床送检单的编号必须经过核对后方可制片。

制片时玻片的编号与送检单一致,绝对避免颠倒错号。

细胞学的标本采集的原则是:标本新鲜。分泌物的标本取出后立即制片。体液的标本抽出后加10%的抗凝剂(标本应不低于1000mL)。尿液以收集晨起后的二次尿为最佳。所有体液标本以2500r/min,离心10~20min后制片。

第二节　传统制片技术

传统制片从希腊医师Papanicolaou的阴道涂片,发展到非妇科涂片。巴氏技术几乎一成不变的沿用了几十年,也是病理细胞技术的基础。因为简便、快捷、经济、低廉,是一种比较容易推广的制片技术,现被广泛应用。在传统制片中又分成直接制片和离心制片。

一、直接制片

应用于妇科、痰、乳溢、鼻咽、食管、穿刺等。

1.宫颈涂片

先用棉签拭去多余的黏液,用取样器伸入颈口内,作圆周形搜刮后均匀地涂在玻片上固定。检查内分泌水平须做阴道壁上 1/3 处涂片,均由妇科医师操作完成。

2.痰涂片

取出痰液中有效部分,即血丝或灰白黏液的痰液,放在玻片上,用另外一张玻片轻轻摩擦,固定,痰液不宜过多,也不易两张玻片反复摩擦,常规 3 次送检。

3.食管拉网

病人当天早晨禁食,用拉网器置入病人口中,缓缓插入胃内,大约 40cm 后即可,充气 20～30mL 后,把拉网器徐徐拉出,保持拉网器与食管壁的摩擦,立即涂片固定。此检查法有两点禁忌:食管静脉曲张近期活动性出血;与钡餐造影后 24h 内,是绝对不可拉网;心脏病、高血压可酌情处理。

4.乳溢

沿着乳头分泌物的导管上方,均匀用力,挤出适量的分泌物涂片,潮干后及时固定。

5.鼻咽

需由头颈科的医师操作完成,取出分泌物,涂在玻片上后固定。

二、普通离心制片

处理液体标本需要经过离心后涂片,一般应用于胸腹腔积液、心包积液、尿、脑脊液、穿刺液等。

(1)标本不少于 50mL(脑脊液与穿刺液除外)一般采用离心 600Yzb 5min 或 2500r/min,5min。

(2)离心后弃上清液,取出沉淀物中白膜层用吸管置于玻片上,从左到右用推拉法制片。

(3)涂片制作后,一定要潮干固定以防脱落。

(4)实验室制备细胞块,也需要细胞离心技术(参见细胞块技术部分)。

三、注意事项

(1)涂片时要注意避免来回反复摩擦,否则可能将细胞破坏。

(2)涂抹尽可能均匀,太厚太薄,都不能满足镜下阅片的要求,以至无法做出明确的诊断。

(3)标本不宜放置时间过长,体液标本保存时可置入 4℃冰箱冷藏,但不宜超过 48h。

第三节　离心涂片技术

细胞离心涂片机是细胞学实验室必备的仪器设备。外形很像一台微型离心机,实际上是兼有离心、过滤、旋转、转送等综合功能的制片机。

细胞离心制片机的最主要功能:制备细胞含量很少的样品。如脑脊液、尿液和穿刺液。

将针吸材料用离心制片机制片,主要是用于免疫组化实验,也可巴氏染色,有诊断价值。

一、细胞离心机的主要结构

1.转子

8个转子,可同时做多个标本。

2.金属载板

将制备细胞的玻片放在金属载板上,载板两侧的沟槽恰好将玻片固定卡住。玻片上放细胞漏斗。漏斗的一侧是平面,与玻片相贴合。与玻片相贴的漏斗腹侧面有3个直径约0.5cm的圆孔,金属载板将玻片和细胞漏斗夹紧后插入转子中。向漏斗中加入已离心过的样品数滴。机器旋转后,漏斗中的浓缩样品通过圆形小孔转移到玻片上,制片即告完成。

3.一般染色

可用95%乙醇固定,如做免疫组化可用其他固定液。

二、制片注意事项

(1)针吸完毕,用生理盐水冲洗针和针库的标本。如果含血多,应该进行皂化处理;如果样品浑浊,应用盐水稀释,直至略呈浑浊为止。

(2)用于离心涂片机制片的标本,先经离心2500r/min,5min后,弃上清液,取沉淀物中白膜层部分。

(3)为了判断细胞浓度,加样品和甲苯胺蓝各1滴放在玻片上,用高倍镜(×40)观察,每个视野5~10个细胞,如果细胞太多,应用盐水稀释。

(4)离心500r/min,5min,快速染色,检查细胞数量,细胞在玻片上不要重叠,按检查效果调整样品的滴数。

第四节　细胞团块制备技术

细胞团块制备是将穿刺液、体液中的细胞通过离心成团状,固定、脱水,石蜡包埋。

细胞穿刺标本,直接冲洗针头和针库,冲洗液离心后做细胞团块。如有组织碎片可以进行组织学检查。

(1)体液标本离心2500r/min,5min,弃上清液。

(2)在离心管内缓慢沿壁加入固定液(如细胞量少可加入少量蛋清和无水乙醇混匀离心),混匀后离心2500r/min,5min。

(3)将沉淀物用滤纸包裹放入包埋盒中即可进行脱水处理。

第五节　膜式薄层制片技术

机器制片保留了巴氏传统的取材方式,更新了细胞制片方法,适用于各种细胞标本的制作。使得细胞涂片更科学更规范化,是细胞学技术发展的方向,为细胞学的准确诊断奠定了基础。当今国内应用的机器制片是膜式薄层制片技术(TCT)和 Prep Stain 离心沉淀式液基薄层检测技术(LCT)两种方式。

膜式薄层制片技术(TCT)是指近年发明膜式薄层制片机制备的细胞制片的一种先进技术。这种新技术是将细胞学材料放进以甲醇为主的细胞保存溶液中,并配以清洗液,适用于细胞学检测的各种标本。这种膜式薄层制片机制备出的制片,均匀地分布着很薄的一层细胞,克服了传统细胞制片技术上存在涂片太厚,细胞重叠,炎症细胞和细胞堆积造成的模糊不清,染色不佳,诊断困难等问题。膜式薄层片使细胞分布较为均匀,不重叠,细胞核仁、核质更为清晰,缩短了阅片时间,减少了假阳性,提高了诊断准确率。

膜式薄层制片机是一种利用负压将悬浮在保存液里的细胞通过过滤膜制备细胞薄层涂片的自动装置。

一、制片步骤

1.细胞混匀

在细胞标本瓶内置入一个顶端有过滤膜的过滤器,并一起被置于机器上;机轴带动过滤器在瓶内自转促使液体旋动,以分散黏液,混匀细胞,但真正的细胞簇却保持完整无损。

2.细胞的收集

细胞混匀后,过滤器停止转动,负压管开始抽吸,液体从滤膜进入过滤器。细胞附在过滤膜的外表面。当滤膜上的细胞密度合适时,机器停止过滤。然后过滤器就会从细胞瓶中自动移出,稍倾斜把滤液回抽到废液瓶中。

3.细胞转移

当过滤膜被细胞覆盖后,过滤器自动提起并翻转180°,与其上方预置的玻片相对。依靠过滤器内微弱的正压和玻片的静电作用,依靠细胞的自然吸附性,滤膜上的细胞被转送到玻片上。

二、妇科标本的前期处理

妇科标本的取材由妇科医师完成,用采集器按通常的方法采集标本后,将采集器置入盛有保存液的瓶中刷洗,一般是上、下、左、右的充分刷洗,不可用采集器沿着一个方向搅动,避免含有细胞的黏液附着采集器上。

大部分妇科标本不需要重新处理,标本直接置入保存液小瓶中即可。有 10%～15% 的标本因血或黏液过多,影响阅片诊断,需要再处理。

(一)方法一

(1)将标本瓶内的标本全部倒入离心管内。

(2)离心(2500r/min,5min)。

(3)弃去上清液。

(4)取 25～30mL 含 DDT 的消化液加入剩下沉淀物的离心管中。

(5)放在振荡仪上振荡(1500～2000r/min,10min)。

(6)第二次离心(2500r/min,5min)后弃去上清。

(7)将样本混合 20mL 保存液移至标本瓶。

(8)静置至少 15min 后,使用新柏 2000 处理器制片。

妇科消化液(清洗液)的配制:冰醋酸:清洗液=1:9。

(二)方法二

(1)将标本瓶内的标本全部倒入离心管内。

(2)离心(1000 r/min,离心 5～20min)。

(3)弃去上清液。

(4)加入 30mL 的清洗液(含有冰醋酸)。

(5)放置振荡器中 1000r/min,运行 15～20min。

(6)再次 1000r/min,离心 15～20min。

(7)弃去上清,留下约 2mL 的沉淀物。

(8)加入 20mL 的保存液倒入原小瓶中,静置 20min 后,使用新柏 2000 处理器制片。

妇科清洗液(消化液)的配制:冰醋酸:清洗液=1:9。

三、非妇科标本的前期处理

非妇科标本包括穿刺液(FNA)、尿液、胸膜腔积液、渗出液以及呼吸道、胃肠、乳腺等分泌物及各种体腔刷取物的标本;根据处理方法的不同将其分为 4 类:表层刮取标本、体液性标本、穿刺液(FNA)标本和黏液标本。其各项处理方法如下:

(一)表层刮取标本

口腔表层标本、眼表面刷取物、皮肤、乳溢液等。采集标本后直接放入盛有细胞保存液的标本瓶中。

(1)轻轻振荡标本瓶,使内容物均匀。

(2)标本瓶静置 15min 后,使用新柏 2000 制片。

(二)体液性标本

1.尿、脑脊液(标本细胞量少)

(1)收集适量标本,离心(1500～2000r/min 离心 5～10min),弃去上清液。

(2)将沉淀倒入盛有细胞保存液的标本瓶中。

(3)将标本瓶静置 15min 后,使用新柏 2000 制片。

2.胸腹腔积液、心包积液等浆膜腔积液

(1)收集适量标本放入离心管内,1500～2000r/min 离心 5～10min,弃去上清液。

(2)加入 30mL 清洗液(如果标本带血,可用 30mL 消化液取代清洗液)。

(3)放在振荡仪上振荡 1500～2000r/min,10min。

(4)以 1500～2000r/min 离心 5～10min。

(5)弃去上清液(如果样本仍带有血或黏液,重复步骤 3 至 6)。

(6)将沉淀物倒入细胞保存液小瓶。

(7)静置最少 15min 后,使用新柏 2000 处理器进行制片。

对于胸腹腔积液标本应在取样时加入抗凝剂,若标本量较多在前期处理时应取标本自然沉淀后底部的 10～15mL,离心沉淀后(1000～1500r/min,10min)弃去上清,取沉淀物,继续按第二步骤继续做。要进行手工涂片进行对照。

(三)穿刺液(FNA)

(1)所取标本放入 30mL 清洗液(若所取标本含血较多,可加入含 10％冰醋酸的消化液 20～30mL)的离心管内,1500～2000r/min 振荡 10min。

(2)以 1500～2000r/min,离心 5～10min,弃去上清液,(观察细胞层若肉眼仍可见血或黏液则重复步骤 1)。

(3)弃去上清后将沉淀倒入盛有细胞保存液的标本瓶中。

(4)将标本瓶静置 15min 后,使用新柏 2000 制片。

(四)黏液性标本(如呼吸道和胃肠道标本等)

1.痰标本

(1)取适量标本(黄豆粒大小)放入 30mL 清洗液(若所取标本含血较多,可加入含 10％冰醋酸的消化液 20～30mL)离心管内并加入适量 DTT 溶解液,1500～2000r/min 振荡 10min。

(2)离心,1500～2000r/min 离心 5～10min,弃去上清液(观察细胞层若肉眼仍可见血或黏液则重复步骤 1)。

(3)弃去上清后将沉淀倒入盛有细胞保存液的标本瓶中。

(4)将标本瓶静置 15min 后,使用新柏 2000 制片。

注:①DTT 溶解液的配制:10mL 的清洗液加 1g 的 DTT(1,4-二硫代苏糖醇)冷藏保存;②痰标本可手工涂片 1～2 张,用于对比实验。

2.支气管镜涮液

(1)将支气管镜刷放入 30mL 清洗液中涮洗(若所取标本含血较多,可加入含 10％冰醋酸的消化液 20～30mL),1500～2000 转振荡 10min。

(2)以 1500～2000r/min 离心 5～10min,弃去上清液(观察细胞层若肉眼仍可见血或黏液则重复步骤 1)。

(3)弃去上清后将沉淀倒入盛有细胞保存液的标本瓶中。

(4)将标本瓶静置 15min 后,使用新柏 2000 制片。

胃肠道和呼吸道标本与胸腹腔积液标本的处理方法相同。

(五)标本移至细胞保存液瓶操作(表 24-1)

表 24-1　判断细胞小团的大小并进行相应处理

细胞小团大小	处理方法
细胞小团清晰可见并且体积<1mL	使用振荡器或用滴管手工操作使细胞小团重新形成悬液取 2～3 滴悬液加入细胞保存液瓶中
未见细胞小团或其体积明显偏小	将 20mL 细胞保存液加入离心管中,充分摇动形成细胞悬液后,再将其全部倒入细胞保存液瓶中
细胞小团体积>1mL	将 1mL 细菌清洗液加入离心管充分振荡形成悬液取 1 滴样品加入到细胞保存液瓶中

四、注意事项

(1)制片过程中更换滤膜时避免污染,污染环节主要出现在制片后的下膜和制片前上膜这一过程。

(2)标本过量造成机器制片效果不佳,取材时应注意适量。标本置入保存液瓶中以微透明为佳,如果混浊,应重新稀释。

(3)标本从离心管置入保存液小瓶时,需要用保存液反复冲洗离心管。尤其少部分标本离心后,肉眼观察不到的沉淀,更需要反复冲洗。

(4)标本从消化液清洗后,离心沉淀物控制在 2mL 内,带有过多消化液的标本制片后影响染色,尤其是妇科重新处理的标本。

(5)标本在保存液瓶中需静置 20min 方可上机制片。

(6)所有非妇科标本在标本量允许的情况下,应制作常规涂片可进行对比镜检。

(7)如果用转速 1000r/min,应运行 15～20min。

第六节　离心沉淀式薄层细胞学技术

液基制片机制作出来的涂片和前面介绍的 TCT 采用了不同的制片技术,即离心沉淀式薄层细胞学技术,简称为离心沉淀技术。该技术可同时处理同类多份标本,样品制作完成后可同时染色,是一种类似机器人式的自动仪制片机。

一、沉淀式薄层制片功能特点

能自动完成标本的混悬并将移入盛有比重液的试管中以便进行梯度离心,除去样本中非诊断性细胞碎片、黏液、过多的炎细胞和血细胞,使有诊断价值的细胞富集于试管底部。

试管底部的细胞经机械手装置重新悬浮混匀并被转移到 Autocyte 沉降管中,由直径 1.3cm 塑料环围成,由金属夹将其固定于涂有黏附剂的载玻片上。在沉降管中细胞由于自然重力作用,而沉降并黏附在玻片上,形成了一个直径 1.3cm 的细胞薄层,并直接在操作平台上自动染色。可同时处理 48 份标本。

二、Prep Stain 妇科标本处理步骤

1.接收标本

要详细核对病人资料和标本,然后贴好条形码。

2.助手转移标本

向每个试管里加入 4mL 的密度梯度液,再将试管放入相对应的转移架上。然后手工振荡每个标本,放入和试管相对应的转移架,在转移架上放入移液器,然后放入助手转移标本。

3.离心

标本装移到试管后,将每个相应的试管放入离心机,用 1 号秤序离心,2 分钟 15 秒即可(离心力为 200,离心完后,用真空抽吸泵吸取上清液,试管内只留有 4mL 液体,再用离心机的 2 号程序离心 10 分钟 15 秒,离心力为 800)。离心完成后倒掉上清液,将聚集在试管底部的细胞充分振荡、散开。

4.上机

将染色的试剂放入相对应的机器容器中,试管架放入相对应的制片机上,将载玻片放入染色架,拧紧染色塞,标记条码号。

5.制片染色

打开 Prep stain 系统,于 C:/提示符下输入 GYN,进入主菜单。从主菜单中选择 1:Slicle Preparatinon andstaing 按照提示操作(每天的第一次开机均要先冲洗管道)。

6.制片

染色完成后,从 Prepstain 系统中移出染色架,倒掉残余液体,去掉染色塞,将载玻片取出放入 95%酒精Ⅰ中,再放入 95%酒精Ⅱ.二甲苯透明要 3 个步骤,浸泡 5min 后封湿片。

7.清洗机器

每天操作完成后必须清洗机器,从主菜单中选择 3:Dean up systen,按照提示清洗即可。

三、Prep Stain 非妇科胸腔积液、腹腔积液和尿标本处理步骤

(1)将标本混匀,取 50mL 标本加入 50mL 离心管中。

(2)用离心机以 600rzb 离心 10min。

(3)迅速地将管架倒置 180°倾出上清液。

(4)加入红色固定液 20mL,静置 30min。

(5)用离心机以 600rzb 离心 10min。

(6)迅速地将管架倒置 180°倾出上清液。

(7)用涡旋混合器中振荡混匀。

(8)加入 10mLTris 缓冲液,混匀,转移到 12mL 的离心管中。

(9)用离心机以 600rzb 离心 5min。

(10)迅速地将管架倒置 180°倾出上清液。用涡旋混合器中振荡(15±5)s。将管架放在制片机上,静置 10min,等待上机。

(11)打开 Prep Stain 系统。于 C:\提示符下输入 APS260 以进入主菜单。

(12)将标记好的试剂导入管插入相应的试剂容器中,检查试剂是否充足。

(13)从主菜单中选择 1:Transfer and Stain 并且按照提示操作。

(14)每一染色架完成染色后有提示音提示染色完成。

(15)从 Prep Stain 系统中移出染色架,倒掉残余液体,移去染色室,将玻片取出,放入酒精中,再转入二甲苯中透明,封片。

四、Prep Stain 非妇科痰、支气管刷片标本处理步骤

(1)将支气管刷片标本全部倒入 50mL 离心管中,或选择含血丝的痰液标本黄豆粒大小加10mL 红色固定液和 20mL 消化液,充分混匀。

(2)用涡旋混合器充分振荡,静置 30min。

(3)用离心机以 600rzb 离心 10min。

(4)迅速地将管架倒置 180°倾出上清液。

(5)加入 10mLTris 缓冲液,用涡旋混合器充分振荡。

(6)用纱布过滤,转移到 12mL 的离心管中。

(7)用离心机以 600rzb 离心 5min。

(8)迅速地将管架倒置 180°倾出上清液。用涡旋混合器中振荡(15±5)s。将管架放在PreP Stain 系统上,静置 10min,等待上机。

(9)打开 Prep Stain 系统。于 C:\提示符下输入 APS260 以进入主菜单。

(10)将标记好的试剂导入管插入相应的试剂容器中,检查试剂是否充足。

(11)从主菜单中选择 1:Transfer and Stain 并且按照提示操作。

(12)每一染色架完成染色后有提示音提示染色完成。

(13)从 Prep Stain 系统中移出染色架,倒掉残余液体,移去染色室,将玻片取出放入酒精中,再转入二甲苯中透明,封片。

第七节　病理细胞学穿刺技术

针吸细胞学为近 20 年发展起来的一种简便、快速、准确、新的诊断方法,该方法通过穿刺针吸取采集细胞标本,观察人体实质性器官的肿瘤及非肿瘤性的细胞异常变化。确定细胞性质,及可能的组织类型,为临床提供一种快速可靠的诊断依据。在许多医院,尤其肿瘤专科医院已成为常规的检查方法,常用的穿刺技术有以下 3 种:

一、徒手牵拉式穿刺法

细针采用 7 号针头,10mL 注射器,常规局部消毒,左手示指、拇指固定肿块,右手持注射器,经皮肤斜行进入后,用 5mL 左右负压,朝不同的方向抽吸数次,消除负压,拔出针头。将注射器与针头分离,注射器内吸入 3～5mL 空气,再接好针头,将针库内的组织液推出,喷涂在玻片上,立即固定。也可将注射器吸取的细胞打入液基制片的消化液中,经过振荡后去除血细胞离心制片。此种方法在国内被广泛应用。

二、持笔式穿刺法

细针采用 6～7 号针头,10mL 注射器常规局部消毒,用拇指、示指固定也可单指固定。以右手持笔姿势进入肿块的穿刺点,并凭借腕关节的运动调节穿刺针的提插力度和深度,凭借拇指示指的触觉在确定穿刺针已进入病变的肿块基本不改变穿刺方向。提插穿刺针数次后,消除负压,拔出针头。用加大力度快速将针库的吸出物涂置玻片上。此种方法在国外被广泛应用。

三、夹持式穿刺法(专门用于穿刺的一种夹持式注射器)

夹持式注射器手握长柄可拉回针栓,加大拉吸力度,此装置最大的优点,操作者在穿刺过程中变换方向时可保持负压。因手柄过长,操作者会感觉灵活度欠佳,不便准确断定针头所在肿物的位置。操作过程与徒手牵拉式基本相同。

四、细针穿刺针吸法的适应证

(1)肿大的淋巴结与皮肤和皮下可触及的包块。

(2)各部位的肿块。

五、细针穿刺针吸法的禁忌证

(1)肿块过小,直径小于 0.5 cm。

(2)肿块过深,固定性差,活动性大。

（3）动脉瘤和有严重出血性疾病的病人。

（4）肿块邻近为生命重要器官。

六、穿刺步骤

（1）病人取坐位或卧位。

（2）常规消毒。

（3）进行局麻，能不用局麻的尽量不用，如一定要用的，则应避免麻醉药注入肿块内，造成标本稀释和自溶。

（4）操作者以左手拇指与示指固定淋巴结或肿块及邻近皮肤，右手持针与体表垂直或成45°，由皮肤进针，再进入淋巴结或肿块内。应尽量避免刺入淋巴结髓质和肿块中心。

（5）在穿刺过程中若无吸取物出现，可通过加大负压，针轻轻转动方向或进退，但深部组织或质地较脆弱的重要脏器不宜反复转动，以防止内出血及其他并发症出现，穿刺吸出物应立即放入清洗液中进行处理。若量太少，则直接注入保存液中。

第八节　细胞学的固定

一、固定原理

立即固定和适宜的固定方法是细胞学准确诊断的基础。细胞固定中特别值得推荐的是乙醇，可使细胞内的酶失去活性，防止蛋白质分解和自溶，保持与组织生活状态相仿的成分和形式。乙醇对细胞学制片过程中的作用极为重要。所以，乙醇固定就是巴氏染色的首要步骤。

二、固定方法

1.湿固定法

细胞涂片制备完成后，标本潮干时，立即放入95％乙醇中固定10min。如干燥后固定则影响染色效果。如需送至它处染色，可在固定后，把涂片取出立即放入密封的容器中或浸入甘油片刻，防止涂片干燥。

2.喷雾固定法

涂片制备完成后，将成膜固定剂喷在涂片上。这种成膜固定剂由乙醇和蜡样物质配制而成。乙醇能固定细胞，而蜡样物质能在细胞上形成保护作用的薄层外膜。

该方法简便，染色前需入95％乙醇中浸泡15min溶解蜡膜，入蒸馏水中10min后即可染色。

3.空气干燥固定法

涂片制备完成后，在空气中自然干燥。

空气干燥使细胞核肿胀，染色质的清晰降低，其核明显变大，相当于乙醇固定核的4～6倍。细胞质呈现密度降低，不适宜巴氏染色。

这种空气干燥固定法在针吸细胞学中却特别有用。适用于针吸中的Diff-Quik快速染色法和MGG染色法。

不同染色需要不同的固定法。在片子中要标明干燥固定法，并与湿固定的片子明确区分，做不同染色。

三、常用固定剂的种类

1.95％乙醇

是常规涂片首选固定剂，兼有脱水作用。

2.甲醇

固定作用比乙醇效果好，核结构清晰，适用于各种染色方法，但有毒性。

3.丙酮

使蛋白质沉淀，渗透力强，对核的固定欠佳，广泛应用于组织化学中酶的固定及染色。

4.10％中性福尔马林

适用于细胞团块标本的固定。

5.carnoy 液

涂片做特染时常用的固定剂。

四、注意事项

1.固定液的过滤

使用过的固定液，必须滤过后才能再行使用。使用过长的固定液必须保持其浓度。

2.固定的时间

标本在新鲜湿润时立即固定，体液标本要等片子潮干时固定，穿刺标本要立即固定，固定时间不低于 15min。

3.涂片标本的递送

标本在固定 15min 后取出，立即加甘油数滴于涂片上，防止干燥。在收到标本后，先浸入95％乙醇中，去除甘油，再进行染色。

第九节 细胞学的染色

一、常规染色法——巴氏染色法

巴氏染色共有 3 种染液：

(1)苏木精(hematoxylin)，用于细胞核染色。

(2)橙黄 G (orange)是单色染料，专染完全角化的细胞。

(3)EΛ 是两种染料，伊红(eosin)专染成熟的鳞状上皮细胞；亮绿(light green)专染代谢活跃的细胞。

(一)染色步骤

(1)将涂片从固定液取出后置入水中，3～5min。

(2)苏木精液(新方法)，2min。

(3)水中清洗，2～3 次。

(4)在分化液中(在1000mL蒸馏水中加饱和碳酸锂1滴),1～2min。

(5)水中清洗,2～3次。

(6)95％乙醇,30s。

(7)橘黄G液,0.5～1min。

(8)95％乙醇Ⅰ、Ⅱ,1次。

(9)EA50,2min。

(10)95％乙醇Ⅰ、Ⅱ、Ⅲ、Ⅳ,各30s。

(11)无水乙醇Ⅰ、Ⅱ,各30s。

(12)二甲苯Ⅰ、Ⅱ,各30s。

(13)中性树胶封固。

(二)注意事项

(1)苏木精染液每日用前需过滤。

(2)苏木精染液本身的pH偏酸(pH2.95)故染色后,必须用水冲洗,再用弱碱氢氧化胺蓝化液或用碳酸锂液进一步碱化。

(3)橘黄G和EA是用乙醇配制的染液,需在染色前后在乙醇中浸泡。

(4)橘黄G易着色,根据染液配制的情况,掌握染色时间。

(5)EA的染液以500mL染500张片子为宜。

(6)由于染液所处环境不同,随环境确定具体时间。

(7)气温低,染液陈旧时,染色时间需要长一些,夏天需时间短些。

(8)各步骤水洗要充分,用流水冲洗最为理想。

(9)无水乙醇脱水时间要充分,保证乙醇浓度,经常更换。

(三)染液的配制

1.苏木精的配制(两种方法)

(1)新配方(1000mL):苏木精2.36g,碘酸钠0.2g,硫酸铝17.6g,乙二醇250mL,冰醋酸20mL,蒸馏水730mL。

将以上染料溶于蒸馏水中,加入乙二醇后,将容器放在搅拌器上匀速搅拌,一般搅拌2～3h后再加入冰醋酸。

此法配制操作简单、安全、染色时间短,不需过酸分化,尤其用于机械制片后的染色效果最佳。

(2)传统配方(1000mL):苏木精5g,95％乙醇50mL,硫酸铝铵100g,蒸馏水1000mL,黄色氧化汞2.5g。

将苏木精完全溶解于95％乙醇中,同时将硫酸铝铵溶于蒸馏水中,徐徐加热至沸使之完全溶解。然后将苏木精溶液缓缓加入,加热至沸,立即挪开火焰,再将氧化汞粉末均匀加入,同时搅拌。当溶液变成深紫色时,迅速将盛有溶液的器皿置于冷水中冷却,以免苏木精过度氧化而出现棕色沉淀。

配制完毕,将溶液置入棕色小口瓶中,瓶口塞棉花或纱布,暂不封闭,以便溶液内剩余的苏木精慢慢氧化。

此种方法的配制过程需特别提醒注意的是:配制的容器不要用小口烧瓶,防止加热过程中,溶液喷出。加入氧化汞时容器一定要离开火源。氧化汞要成粉末状时徐徐加入,并充分搅拌溶解为止,配制后避光保存,放置一个月后使用效果好。

2.橘黄 G 的配制(1000mL)

橘黄 G 5g,溶解于 50mL 蒸馏水中,完全溶解后再加入乙醇至 1000mL,加入 0.15g 磷钨酸,过滤后使用。

配制注意:橘黄 G 易着色,可根据情况酌情减量。磷钨酸需要用少量蒸馏水溶解后放入染液中。

3.EA 溶液的配制(分两种)

(1)改良 EA50 配制方法:有 2 种染料,先配制原液。后调配染液。

原液配制:将 3g 亮绿完全溶解于 1000mL 的蒸馏水中,倒入磨口瓶中。将 20g 伊红 Y(水溶性)完全溶解于 1000mL 的蒸馏水后倒入磨口瓶中。

配制染液:(1000mL)3％的亮绿储备液 10mL,20％的伊红 Y 储备液 20mL,甲醇 250mL,乙醇 700mL,冰醋酸 20mL,磷钨酸 2g(需少量蒸馏水溶解后加入)。

(2)EA36 (1000mL)的配制方法:有 3 种染料,先配制储备液,后调配染液。

储备液配制:将 5g 的亮绿溶于 50mL 的蒸馏水中,完全溶解后加入纯乙醇到 1000mL。将 5g 的伊红溶于 50mL 的蒸馏水中,完全溶解后加入纯乙醇至 1000mL。将 5g 的俾斯麦棕溶于 50mL 的蒸馏水中,完全溶解后加入纯乙醇至 1000mL。在配方中俾斯麦棕用量少,储备液可按比例少配。

调配染液(1000mL):亮绿储备液:450mL,伊红储备液:450mL,俾斯麦棕储备液:1000mL,磷钨酸 2g(需少量蒸馏水溶解后加入)。染液调配完毕后加入一滴饱和碳酸锂。

现在首推 EA50 染色液,该染液含有甲醇涂片颜色鲜艳、背景清晰、着色持久。

配制注意:

(1)配制过程中亮绿遇水容易凝结,不易打散,需加热,但不要至沸,用热水浴的方法为好。

(2)储备液可调配染液多次,储存时需封口保存,尤其是乙醇溶液,防止挥发。

(3)在配制过程中,染料溶解要充分,否则影响染色效果。

(四)巴氏染色可能出现的问题及解决方法(表 24-2)

表 24-2 巴氏染色可能出现的问题及解决方法

问题	可能原因
核染太深	1.苏木精溶液染色时间过长
	2.水洗不充分
	3.碱化时间过长
核染太浅	1.苏木精溶液染色时间不足
	2.染色前未控干玻片
	3.固定不佳,固定液清洗不充分
	4.苏木精染色力降低

问题	可能原因
细胞质染色不均匀	1.固定前涂片被空气干燥 2.橘黄 G 和 EA 染色后,在乙醇中停留时间过长 3.气溶胶未从细胞除去 4.玻片进橘黄 G 和 EA 前未将多余苏木精清洗干净 5.玻片从染液中取出后水洗不充分
细胞质绿色太强	1.EA 染液中伊红与亮绿比例失调 2.在 EA 液中染色时间可稍短一些,达到理想的染色效果 注意:细胞质绿色或蓝绿色是测定 EA 功效的方法,一旦细胞质的绿色消失,表明 EA 已耗竭需要更换 EA 染料
细胞表面呈现浑浊	1.无水乙醇,二甲苯含有水分 2.用涂层固定剂的涂片在染色前未将涂层除去,浸在 95％乙醇时间不够
细胞核浆缺乏对比度	苏木精和 EA 染色能力降低,应更换新的染液

二、苏木精—伊红染色

染色步骤

(1)玻片从固定液中取出后置入水中 3～5min。

(2)苏木精染液,2min。

(3)自来水冲洗,2～3 次。

(4)0.25％～0.5％盐酸水溶液,2～3s。

(5)自来水冲洗,3 次。

(6)碳酸锂溶液,1min(蒸馏水 1000mL 中加入饱和碳酸锂 1～2 滴)。

(7)自来水冲洗,5 次。

(8)95％乙醇Ⅰ、Ⅱ,各 30s。

(9)伊红染液,1min。

(10)95％乙醇Ⅰ、Ⅱ、Ⅲ、Ⅳ,各 30s。

(11)无水乙醇Ⅰ、Ⅱ,各 30s。

(12)二甲苯Ⅰ、Ⅱ,各 30s。

(13)中性树胶封固。

巴氏染色和 HE 染色的涂片在诊断价值上没有根本区别,但巴氏染色能提供非常清楚的细胞核细微结构,使胞质透明、多彩,对产生角质蛋白的癌和其他一些癌较易鉴别,脱落细胞学中巴氏染色是首选。针吸细胞学的取材方式不同,形态更接近于组织学,所以习惯用 HE 染色。

HE 染色是两种染液:苏木精的配制和巴氏的配制相同。

伊红染液的浓度 0.5％,配制的方法和巴氏染液中的伊红储备液的配制相同。

HE 的染色过程和巴氏染色过程基本相同,所以注意事项也相同。

三、May Griienwald Giemsa(MGG)染色

MGG 染色法用于染空气干燥过的涂片。适用于淋巴系统的细胞标本,尤其对鉴别恶性淋巴瘤的类型更为重要。

(一)染液配制

1.A 液的配制

储备液:曙红亚甲蓝 1g,甲醇 1000mL。

(1)在研钵中用少量甲醇将染料研磨成均匀一致悬液。

(2)加入其余的甲醇置 37℃温箱 4~6h,每隔 0.5h 不断研磨 0.5h。

(3)放入深色瓶中,室温避光保存,2 周后使用。

工作液:储备液 40mL,甲醇 20mL。

2.B 液的配制

姬姆萨染料 0.6g,甘油 50mL,甲醇 1000mL。

(1)将姬姆萨染料溶于甘油中,在研钵中研磨 3~4h。

(2)加入甲醇后搅拌,直至均匀。

(3)常温下避光保存,2 周后即可使用。

(二)染色步骤

(1)涂片空气干燥固定。

(2)将 A 液(先用蒸馏水 5~10 倍稀释)滴盖在涂片上染色 10~30min。

(3)弃去涂片上的 A 液,自来水冲洗干净。

(4)立即滴盖 B 液(先用蒸馏水 5~10 倍稀释)在涂片上染色 10~30min。

(5)弃去涂片上的 B 液,自来水冲洗干净。

(6)空气干燥,可不用树胶封固涂片。

四、快速染色法

针吸细胞活检不仅要准确,并且要求迅速。需要在短时间内以明确取材是否准确。快速染色在针吸活检中显得特别重要。

1.Diff-Quik 染色法

Diff-Quik 染色法的最大优点是步骤简单、迅速,一般在 1~2min,甚至 0.5min 就可完成,并可永久保存,也可直接用巴氏法重复染色。这种染色要求涂片在固定之前,先在空气中干燥。

Diff-Quik 染色法只需要固定液和两种染液,通称三步法。固定液是甲醇水溶液,每升甲醇溶液中含有纯度 100% triarylmethane 1.8mg 染料;第一种染液是伊红(eosin)Y 的缓冲液;第二种染液是亚甲蓝(thiazine dye methylene blue and azume)的缓冲液。

染色方法:固定 20s,第一种染液(染液Ⅰ)5s,第二种染液(染液Ⅱ)5s,水洗后立即趁湿显微镜下观察。诊断后如认为有诊断价值,可将此涂片带回实验室.再用二甲苯透明,中性树胶封固。

2.甲苯胺蓝染色法(tolUidine blue statin)

甲苯胺蓝是一种可用于评价针吸活检材料的快速染色法。固定液仍为95％乙醇。染料只有一种,即甲苯胺蓝。

方法步骤简单:涂片制好后立即放入95％乙醇溶液中固定,15s后取出放在纸巾上,加1～2滴甲苯胺蓝染液,加盖片,让染料渗透到细胞中,10～15min后将玻片立起,稍加压力,使多余染料被纸巾吸去,趁湿即可镜检,判断取样材料是否足够;也能检查恶性肿瘤细胞及细胞类型(Holmquise,1994)。显微镜诊断后,将此涂片重新浸入乙醇中,盖片会自动脱落,乙醇能将甲苯胺蓝从细胞中除去,然后可用巴氏染色法重新染色。

染液配制:0.05g甲苯胺蓝粉末,加入20mL 95％乙醇和80mL蒸馏水,混合,用前过滤。

参考文献

[1]赵成海,于艳秋.病理生理学[M].上海:上海科学技术出版社,2011.

[2]张薇.临床病理检验技术[M].安徽:安徽科学技术出版社,2010.

[3]沈晓君,彭新.病理病原学[M].郑州:河南科学技术出版社,2009.

[4]唐忠辉,周洁,杨少芬.病理学与病理生理学[M].武汉:华中科技大学出版社,2012.

[5]金咸瑢,张珍祥,王迪祥.实用呼吸系统病理生理学[M].武汉:华中科技大学出版社,2007.

[6]肖献忠.病理生理学[M].北京:高等教育出版社.2004.

[7]殷莲华,钱睿哲.病理生理学[M].上海:复旦大学出版社,2005.

[8]邹万忠,谌贻璞,刘瑞洪.肾脏病理与临床[M].湖南:湖南科学技术出版社,2010.

[9]步宏,李一雷.病理学[M].9版.北京:人民卫生出版社,2018.

[10]来茂德,申洪.病理学[M].9版.北京:高等教育出版社,2019.

[11]李素云,张悦.病理学实验指导[M].北京:科学出版社,2018.